ベーシック
心理学 第2版

編著 二宮克美
著 山田ゆかり
　　譲　西賢
　　山本ちか
　　高橋　彩
　　杉山佳菜子

医歯薬出版株式会社

●編　集
　二宮　克美　愛知学院大学名誉教授

●執筆者
　二宮　克美　愛知学院大学名誉教授
　山田ゆかり　名古屋文理大学副学長／健康生活学部長・教授
　譲　　西賢　岐阜聖徳学園大学名誉教授
　山本　ちか　名古屋文理大学短期大学部教授
　高橋　　彩　三重短期大学教授
　杉山佳菜子　愛知みずほ短期大学現代幼児教育学科教授

This book is originally published in Japanese
under the title of :
Bēsikku Shinrigaku
(Basic Psychology)
Editor :
Ninomiya, Katsumi
Emeritus Professor, Psychology
Aichi Gakuin University

© 2008　1st ed.
© 2016　2nd ed.

ISHIYAKU PUBLISHERS, INC
　7-10, Honkomagome 1 chome, Bunkyo-ku,
　Tokyo 113-8612, Japan

第2版の序

「心理学」は人のこころを理解する学問です．人のこころを理解しようとする学問は，心理学だけにとどまりません．多くの学問分野（宗教学，文学，社会学，教育学など）が，人のこころを理解しようとしています．「心理学」の目的は，「人間が外界からの情報を取り入れ，理解し，最終的に適切な行動を取るにいたる過程を現象的に，機能的に，また，それを支える脳の機能にまで遡って明らかにすること」です．

教養科目として「心理学」を学ぼうとする学生が多く，「心理学」はいわゆる人気のある科目です．しかし，期待をもって受講はするものの，講義内容はその期待通りではないとがっかりする学生が多いのも事実です．心理学の目的と学生たちの期待が乖離している現れかもしれません．

心理学は，「人のこころとは何かを問い，こころの働きを明らかにする」学問領域です．科学的な学問として成立して140年余りが経過しました．このテキストは，心理学の基礎的・基本的な事項を，できるだけ多くの図表やイラストを用いて，理解しやすいように作成しました．

本書は2008年1月に初版が発行されました．この8年の間に14刷を重ねることができました．この間に「心理学」という学問領域で進展したことがらも多くあります．全体的に見直し，必要最小限の加筆修正をしました．心理学は，多くの隣接する学問，あるいは応用できる領域と広くかかわっています．今回の改訂版では「心理学」のひろがりを知ってもらうために，「心理学の応用分野」の章を加えました．

できるだけ多くの図表を引用し，図表によって内容の理解を深めるようにしました．引用にあたっては出典を示しましたが，多少レイアウトなどを変更したものもあります．図表の原著者の方々には，この点をご了解いただくとともに，お礼を申し上げます．

この本を通して，多くの人たちに「心理学」のおもしろさや重要性を理解していただければ幸いです．

2016年8月

執筆者を代表して　　二宮克美

第1版の序

本書は，「心理学」という学問に興味・関心をもっている人，これから「心理学」を勉強しようとしている人，現在「心理学」を学んでいる人のために書かれたテキストです．「心理学」の基礎的・基本的な事項を，できるだけ数多くの図表やイラストを用いて，理解しやすいように作成しました．

教養科目としての「心理学」は，多くの学生が受講を希望する人気のある科目です．しかし，人気だけが先走り，多くの期待をもって受講はするものの，講義内容はその期待通りではないとがっかりする学生が多いのも事実です．多くの人が「心理学」という学問に誤った期待をもっているようです．

「心理学」という学問が，科学としての体裁を整えて成立してから，130年ほどの時を経ました．その歩みは遅々としていますが，着実に前進しています．「心理学」という学問は，多くの隣接する学問，あるいは応用できる領域と広くかかわっています．

そのためには，「心理学」の基礎・基本をしっかり学ぶことが大切です．その先の応用の学問としての「教育心理学」，「臨床心理学」などを学ぶためにも，このテキストに書かれている全15章を理解してほしいと願っています．

1回の講義で1章ずつ解説していけば，半期開講科目の授業内容に相当するように構成しています．また，授業時間に余裕があれば，通年の授業にも使用できるように，「心理学ミニ実験」や「コラム」を用意し，授業内容をふくらませることもできるようにしました．

なるべく多くの図表を引用し，図表によって内容の理解を深めるようにしました．引用にあたっては出典を示しましたが，多少レイアウトなどを変更したものもあります．図表の原著者の方々に，この点ご了解をいただくとともに，お礼を申し上げます．

多くの人たちに「心理学」のおもしろさや重要性を理解していただければ幸いです．

2007年12月

執筆者代表　二宮克美

目　次

第1章　知　覚

1 - 知覚成立の基礎 … 2
　1. 感覚器官 … 2
　2. 適刺激・刺激閾・刺激頂 … 3
　3. 弁別閾 … 3
　4. 知覚の順応 … 4
　5. 物理的環境と心理的環境 … 5

2 - 知覚の体制化 … 5
　1. 図と地 … 5
　2. まとまりの法則 … 7
　3. 恒常現象 … 7
　4. 錯　視 … 8

3 - 知覚の諸相 … 10
　1. 空間の知覚 … 10
　2. 運動の知覚 … 11
　3. 知覚に影響する諸要因 … 12

第2章　学習・記憶

1 - 学習のプロセス … 16
　1. レスポンデント条件づけ … 17
　2. オペラント条件づけ … 18
　3. 観察学習 … 19

2 - 記憶のメカニズム … 20
　1. 記憶の過程 … 20
　2. 記憶の構造 … 21

3 - 記憶の病理とゆがみ … 24
　1. 忘　却 … 24
　2. 記憶のゆがみ … 25

第3章　動機づけ

1 - 動機づけ … 28
　1. 動機づけとは … 28
　2. 動機づけの機能 … 29

2 - 動機づけの分類 ········· **29**

  1. 生理的動機 ··········· 29

  2. 外発的動機づけと内発的動機づけ ·········· 30

  3. イフェクタンス動機づけ ·········· 31

  4. 社会的動機づけ ·········· 31

3 - 欲　求 ········· **34**

  1. 欲求とは ·········· 34

  2. マズローの理論 ·········· 34

  3. 自己効力 ·········· 35

  4. 学習性無力感 ·········· 36

第4章　感　　情

1 - 感　情 ········· **40**

  1. 感情の分類 ·········· 40

  2. 感情発生のメカニズム ·········· 42

  3. 感情の表出 ·········· 43

  4. 感情の機能 ·········· 45

2 - フラストレーション ········· **45**

  1. コンフリクト ·········· 45

  2. フラストレーション ·········· 47

  3. 防衛機制 ·········· 48

3 - ストレス ········· **48**

  1. ストレス ·········· 48

  2. ストレス・コーピング ·········· 51

第5章　パーソナリティ

1 - パーソナリティの記述 ········· **54**

  1. パーソナリティとは ·········· 54

  2. 類型論 ·········· 55

  3. 特性論 ·········· 57

  4. ビッグファイブ（big five） ·········· 58

2 - パーソナリティの調べ方 ········· **60**

  1. 質問紙法（目録法） ·········· 60

  2. 作業検査法 ·········· 61

  3. 投影法 ·········· 61

3 -パーソナリティの異常と障害 ·········· **62**
 1. 神経症 ·········· 63
 2. 統合失調症 ·········· 64
 3. パーソナリティ・ディスオーダー（人格障害）·········· 65

第6章　知　能

1 -知　能 ·········· **68**
 1. 知能とは ·········· 68
 2. 知能の構造 ·········· 68
2 -知能の測定 ·········· **72**
3 -知的能力障害（知的発達症）·········· **75**
 1. 知的能力障害（知的発達症）とは ·········· 75
 2. 認知症 ·········· 77

第7章　思　考

1 -思　考 ·········· **82**
 1. 思考とは ·········· 82
 2. 集中的思考と拡散的思考 ·········· 83
 3. 概　念 ·········· 83
2 -問題解決 ·········· **84**
 1. 試行錯誤と洞察 ·········· 84
 2. 問題解決の方略 ·········· 86
 3. 帰納的推論と演繹的推論 ·········· 86
 4. 日常的推論 ·········· 87
 5. 確率判断 ·········· 88
3 -創造性 ·········· **89**
 1. 創造性とは ·········· 89
 2. 創造性の段階 ·········· 89
 3. 創造性の開発方法 ·········· 90

第8章　発達⑴-児童期まで

1 -「発達」を考える ·········· **94**
 1. 「発達」の意味 ·········· 94
 2. 発達の規定因 ·········· 95

2 - 発達段階と発達課題 **98**

   1. 発達段階 98

   2. 発達課題 98

3 - 乳幼児期から児童期 **102**

   1. 乳児期 102

   2. 幼児期 105

   3. 児童期 107

   4. 神経発達症群／神経発達障害群 109

第9章　発達(2)-青年期以降

1 - 青年期 **112**

   1. 概　要 112

   2. 子どもからおとなへの過渡期 113

   3. 知的機能と情緒の発達 113

   4. 社会的発達 114

   5. 心身の障害 116

2 - 成人期 **117**

   1. 概　要 117

   2. 身体的変化 117

   3. 職業生活 118

   4. 家庭生活 119

   5. 中年期危機 120

3 - 高齢期 **120**

   1. 概　要 120

   2. 身体的変化 121

   3. 心理的変化 122

   4. 心身の障害 123

第10章　人間関係

1 - 対人認知 **126**

   1. 対人認知と印象形成 126

   2. 印象形成の特性 127

   3. 対人関係の認知 128

2 - 帰属理論 **129**

   1. 原因の帰属 129

2. 成功と失敗の帰属 ……………………………………… 130

3-対人魅力 —好き・きらいの心理 …………………………… **131**

1. 近接性 …………………………………………………… 131

2. 身体的魅力 ……………………………………………… 132

3. 類似性 …………………………………………………… 133

4. 承認—自分に対する評価 ……………………………… 134

第11章 集　　団

1-集団の心理 …………………………………………………… **136**

1. 集団の特徴と構造 ……………………………………… 136

2. 集団規範 ………………………………………………… 137

3. 集団凝集性 ……………………………………………… 138

2-リーダーシップ ……………………………………………… **139**

1. リーダーシップ ………………………………………… 139

2. PM 理論 ………………………………………………… 139

3. コンティンジェンシー理論 …………………………… 140

3-社会的影響 …………………………………………………… **142**

1. 社会的促進と抑制 ……………………………………… 142

2. 社会的手抜き …………………………………………… 143

3. 同　調 …………………………………………………… 143

4. 態　度 …………………………………………………… 144

5. 情報の普及過程 —流行と流言 ……………………… 147

第12章 精神的健康

1-メンタルヘルス ……………………………………………… **150**

1. 健康なこころ …………………………………………… 150

2. 心の健康を測定する …………………………………… 151

2-心理臨床の対象 ……………………………………………… **154**

1. 心理臨床の役割 ………………………………………… 154

2. 心理臨床の対象 ………………………………………… 154

3-心理療法のいろいろ ………………………………………… **159**

1. 行動療法 ………………………………………………… 159

2. 認知行動療法 …………………………………………… 161

3. 遊戯療法 ………………………………………………… 162

4. 家族療法 ………………………………………………… 162

第13章 カウンセリング

1 - カウンセリングの定義と成り立ち **166**
　1. カウンセリングとは 166
　2. カウンセリングの分類 167

2 - カウンセリングの意義とカウンセリング・マインド **168**
　1. カウンセリングの理論的根拠 168
　2. カウンセリングの意義 169
　3. カウンセリング・マインド 171

3 - カウンセリングの理論と技法 **176**
　1. 来談者中心カウンセリングの理論 176
　2. カウンセリングの技法 179
　3. カウンセリングの実際問題 181
　4. 来談者中心カウンセリングの要約 182

第14章 心理学の応用分野

1 - 教育心理学 **185**
　1. 教育心理学の定義 185
　2. 教育心理学の代表的なテーマ 185

2 - 学校心理学 **186**
　1. 学校心理学の定義 186
　2. 学校心理学の代表的なテーマ 186

3 - スポーツ心理学 **187**
　1. スポーツ心理学の定義 187
　2. スポーツ心理学が扱うテーマ 187

4 - 健康心理学 **188**
　1. 健康心理学の定義 188
　2. 健康心理学が扱うテーマ 188

5 - 犯罪心理学 **189**
　1. 犯罪心理学の定義 189
　2. 犯罪捜査の心理学 189
　3. 各種犯罪者の行動パターンに関する研究 190

6 - 司法心理学 **190**
　1.「法と心理学」と裁判過程に関する研究 190
　2. 目撃証言 190

7 - 障がい心理学		191
8 - 福祉心理学		192
9 - 環境心理学		193
1. 環境心理学の定義		193
2. 環境評価		193
3. パーソナル・スペース		194
4. 住環境		194
10 - 災害心理学		194
1. 災害心理学の定義		194
2. 避難行動		195
3. 被災者の心理		195
11 - 産業・組織心理学		196
1. 人事		196
2. 組織行動		197
3. 作業		197
4. 消費者行動		198
12 - 行動経済の心理学		198
1. 行動経済心理学の定義		198
2. プロスペクト理論		198
13 - 芸術心理学		199
1. 芸術心理学の定義		199
2. 芸術療法		201

第15章 心理学の歴史と研究法

1 - 心理学の歴史		204
1. 近代心理学の誕生		204
2. 心理学の広がり		205
2 - 心理学の研究法		207
1. 実験法		208
2. 質問紙法		208
3. 観察法		208
4. 面接法		209
5. 心理テスト法		209
6. 事例研究法		209
3 - 心理学で用いる統計		209
1. 平均値		209

2. 標準偏差 ··· 210
3. 平均値の差の検定 ······································ 210
4. χ^2（カイ二乗）検定 ································· 212
5. 相関係数 ·· 212
6. 多変量解析 ··· 213

文　献 ··· 216
事項さくいん ··· 228
人名さくいん ··· 234

コラム
●知覚・認知に及ぼす文脈効果／ 14
●うそ発見器／ 51
●顔を読む／ 52
●こころの知能指数（EQ）／ 80
●問題だ！という状況にだって例外がある／ 164

心理学ミニ実験
◆記憶範囲の測定／ 26
◆セルフ・エフィカシーの測定／ 37
◆自己概念の測定／ 66
◆「4 枚カード」問題／ 92
◆タイプ A 傾向を調べる／ 202

執　筆　分　担

1・2・6・7・8章 ············二宮克美	14章 ·············二宮克美／山田ゆかり
5・9・10・11・12章 ········山田ゆかり	／山本ちか／高橋 彩／杉山佳菜子
3・4・15章 ······二宮克美／山本ちか	コラム・ミニ実験 ··············二宮克美
13章 ····························譲　西賢	／高橋 彩／杉山佳菜子

第1章
知　　覚

1章　知　覚

1　知　覚

この章のねらい

　私たちは，見たり，聞いたり，感じたりすることによって，生活している環境を知り，それに応じて行動したり，行動を調整したりしている．人の行動を理解するためには，人が環境をどう知覚しているのかについて基礎的な知識をもっていることが大切である．

　この章では，次の3つの目標の理解をねらいとしている．

1. 知覚はどのように成立しているのかを知る．
2. 知覚にはどんな特徴があるのかを学ぶ．
3. 知覚に影響を与えている要因は何かを理解する．

1　知覚成立の基礎

1. 感覚器官

　私たちは自分のまわりの物理的・客観的な環境を，さまざまな感覚器官をとおして知覚している（**表1-1**）．視覚・聴覚・嗅覚・味覚などは，それぞれ眼・耳・鼻・舌で環境内の事物の特性をとらえている．また，これらのような外部環境だけでなく，身体の内部からの刺激を受けて，自己の身体の状態を知覚している．平衡感覚・運動感覚・有機感覚などがそれである．

　これらの感覚の性能にはかなりの差がみられるものの，知覚の成立の基本的特性は同じであり，**図1-1**のように知覚成立の経路が存在する．環境内の物理エネルギー（光・音波など）が感覚器官に作用し，それが物理的な電気信号に置き換えられ，神経線維を通り大脳皮質の特定領域に達して特定の感覚が生じる．この感覚入力が脳中枢で判断される心理的過程が知覚である．

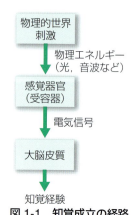

図1-1　知覚成立の経路

表 1-1　感覚の種類

感覚名		所在	感覚器官	適刺激	例
視　覚		眼	網　膜	光	明暗・色彩
聴　覚		耳	蝸牛殻	音	音（高低・音色）
嗅　覚		鼻	嗅粘膜	空気中の化学物質	腐敗性・果実性 花香性，焦臭性 樹脂性，薬味性
味　覚		舌	味　蕾	口内の液体中の化学物質	塩からい，すっぱい， 甘い，苦い
皮膚感覚	温　覚	皮　膚	温　点	温　熱	熱い（35～70℃）
	冷　覚	皮　膚	冷　点	寒　冷	冷たい（10～30℃）
	触(圧)覚	皮　膚	圧　点	身体に対する圧・触	
	痛　覚	皮　膚	痛　点	輻射刺激，電気刺激，化学刺激，機械刺激が過度	痛　い
平衡感覚		耳	三半規管	身体の位置変化	
運動感覚		筋　肉 関　節	筋紡錘体 ゴルジ錘体 パチーニ小体	身体諸部分の運動	
有機感覚		身体内部 の諸器官		身体の一般的状態	渇き，空腹，排泄のも よおし，性感，腹痛

▲ 2.　適刺激・刺激閾・刺激頂

　感覚器官（受容器）は，それぞれの器官に適した刺激の種類に応じて興奮し，特定の感覚を生じている．たとえば視覚の場合，眼の網膜内の視細胞は光によって興奮し，明暗や色彩を感じている．この光を，眼に対する**適刺激**という．

　聴覚の場合は，耳に対する適刺激は音であり，音以外の刺激，たとえば光やにおいなどによって聴覚が生じるようなことはない．このように，さまざまな刺激はそれぞれに対する感覚器官をとおして知覚される．

　しかし，適刺激であってもあまりに弱い刺激だと知覚は生じない．感覚器官が刺激として受けとめる最小の刺激強度を**刺激閾**という．逆に，刺激があまりにも強すぎても適切な知覚は生じなくなり，むしろ痛みを感じさせるまでになる．感覚器官が受けとめることができる最大の刺激強度を**刺激頂**という．

　私たちは物理的・客観的環境に存在するすべての刺激を知覚しているわけではない．たとえば，人間の眼が光刺激を感受できる範囲は，**図 1-2** に示すように限られている．紫外線や赤外線などは感受できない．音刺激でも，20Hz（ヘルツ）～20,000Hz の範囲であり，イルカなどが発する 150,000Hz の音は聞くことができないのである（**表 1-2**）．

▲ 3.　弁別閾

　私たちにとって，知覚対象が変化したか，しないかの違いに気づくことが，知覚対象を把握するのに重要である．刺激の変化に応じて私たちは行動を変えているか

1　知覚成立の基礎　**3**

1章 知覚

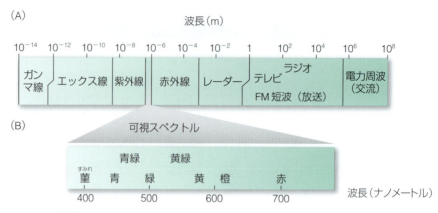

図 1-2　電磁波スペクトルと可視スペクトルの範囲（Hochberg, 1978／上村（訳），1981[7]）

表 1-2　いろいろな動物の可聴範囲（Pioneer, 2022 より作成）

動物名	可聴範囲（Hz）下	上
ヒト	20	20,000
ウマ	55	33,500
イヌ	65	50,000
ネコ	60	100,000
コウモリ	1,000	120,000
ガ	3,000	150,000
イルカ	150	150,000

らである．この刺激変化の違いがわかる最小の変化量を**弁別閾**（いき）という．

　知覚の変化は，刺激の変化量と並行して生じるのではない．たとえば，お風呂の温度の変化を知覚するのに，20℃から22℃に変化しても，それほど温かくなったと感じないが，38℃から40℃に変化したとき，温かくなったという感覚が生じる．このように，弁別閾の値は刺激変化の絶対量だけでなく，もとの値にも関係している．弁別閾は，その差がちょうどわかる差異量ということで，**丁度可知差異**とよばれている．

　なお，刺激強度が極端に小さいとか大きい場合を除いて，感覚の大きさ E は，刺激強度 I の対数に比例するような関係にあるとされている．

$$E = k \log I + C \quad (E；感覚量，I；物理的な刺激量，C；定数)$$

これを**フェヒナーの法則**とよぶ．

> **丁度可知差異**
> Just Noticeable Difference の訳で JND と略されることがある．

> **フェヒナー**
> Fechner, G.T. 1801-1887
> ドイツのライプチヒ大学の物理学の教授．物理的世界の刺激と心理的世界の感覚との関係を理論づけた．精神物理学の創始者．

▲ 4．知覚の順応

　一定の刺激が連続して与えられると，その刺激に対する感受性が変化する．感受性が鈍化するのは，におい・味・温度などに対してである．ある部屋に入ったとき，においが気になることがあるが，しばらくすると気にならなくなる場合がその例である．逆に，感受性が鋭敏化するのは光に対してであり，映画館などの暗いところ

に入ったばかりのときは，周りが暗くて何も見えないが，しばらくすると見えてくる場合（暗順応）などがその例である．

このような感覚や知覚における感受性の変化を，**順応**という．

▲ 5．物理的環境と心理的環境

これまで述べてきたように，私たちが感覚器官をとおして知覚しうる環境は，非常に限られたものである．また，知覚された環境は，物理的・客観的環境の感性的なコピーではない．私たちが知覚する心理的・主観的な環境との間にギャップがある．心理学が問題にするのは，物理的・客観的な環境ではなく，その人にとって意味をもつ心理的・主観的な環境なのである．

2 知覚の体制化

物理的環境には無数の刺激が同時に存在しているが，私たちはそれらの刺激をすべて知覚しているわけではない．多くの刺激の中から選択的に知覚し，刺激の中の特定の部分を関連させて，あるまとまりをもったものとして知覚している．このまとまりをもって知覚する傾向を，**知覚の体制化**とよぶ．知覚成立の基本的な特性である．

▲ 1．図と地

図 1-3 を見てみよう．多数の刺激が存在するが，その中から斑点模様の犬が浮かび上がって見えてくる．ある部分（この図では犬）が図となり，それ以外の部分が地となって知覚が成立している．図が地から区別されることによって，はじめて図が見えてくるのであり，地なしには図は成立しない．

もう１つの例を見てみよう．図 1-4 を見ると，黒い６個の図形がある．しかし，しばらくながめていると白い「ＴＨＥ」の文字が書かれていることに気づく．黒い６個の図形を見ているときは，ＴＨＥの文字は背景となってその形を見ることはで

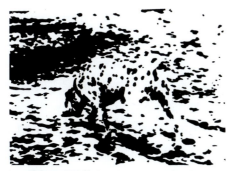

図 1-3　ダルマチア犬（James, 1966／グレゴリー，1971[7]）

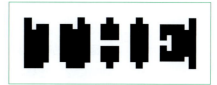

図 1-4　これは何か？（Miller, 1967[12]）

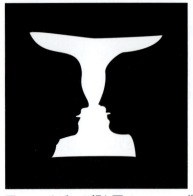

図1-5 ルビンの顔と盃 (Rubin, 1921[15])

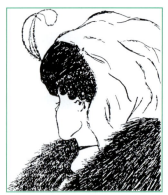

図1-6 少女と老婆 (Boring, 1930[2])

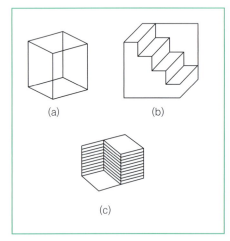

図1-7 ネッカーの正方体 (a)
シュレーダーの階段 (b)
エムズマンのプリズム (c)

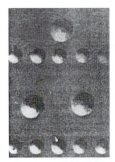 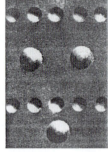 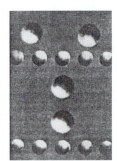 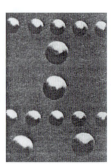

図1-8 凸面と凹面の反転 (Fieandt, 1938[4])

きない．一方，ＴＨＥの文字を見ているときは，黒い6個の図形はその姿を消し，ＴＨＥの文字の背後に一様に広がる背景となる．

　図1-5は，ルビンの顔と盃という有名な図地反転図形である．白い盃が図となったり，黒い横顔が図となったりする．両方が同時に見えることはなく，一方が図となれば，もう一方はその背景になって見ることはできない．

　図1-6も有名な図地反転図形である．若い娘が見えたり，老婆が見えたりするが，同時に2人を見ることはできない．図1-7には，幾何学図形の図地反転図形を示してある．図1-8は，凹凸面の反転図形を示した．図を上下ひっくり返すと凹凸

が反転する．

▶ 2．まとまりの法則

網膜上では多義的なばらばらな形として映っている刺激が，なぜまとまりのあるものとして知覚されるのであろうか．このまとまり（群化）の法則について，ヴェルトハイマーは次のような要因をあげている（**図 1-9**）．

①近接の要因：ほかの条件が一定であれば，近い距離にあるものどうしがまとまって見える．
②類同の要因：同じまたは類似したものどうしが，1つのまとまりをなす．
③閉合の要因：閉じあうもの，あるいは互いに囲み合うものは，まとまる傾向がある．
④よい連続の要因：直線や曲線は自然で滑らかな連続としてまとまりやすい．

こうしたまとまりの法則によって，全体として形態的に最も優れた，最も秩序ある簡潔なまとまりをなしたものとして知覚が成立する．この傾向を，**簡潔性（プレグナンツ）の原理**という．

これに関連したものとして，**主観的輪郭線**の例がある．**図 1-10** を見てみよう．物理的な輪郭線がないにも関わらず，図の中央にはっきりとした輪郭のある三角形が見える．3つの黒い多角形があると見るよりも，3つの四角形の上に白い三角形がのっていると見るほうが，簡潔に理解できる．

> **ゲシュタルト心理学**
> ゲシュタルト心理学は，ヴェルトハイマーを創始者として，1910年代にドイツで盛んとなった．
> ゲシュタルトとは「良い形態」を意味することばである．

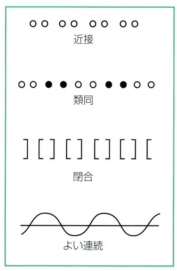

図 1-9　まとまり（群化）の要因
(Wertheimer, 1923[18])

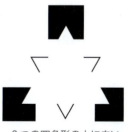

3つの四角形の上に白い三角形がのっているように見える．

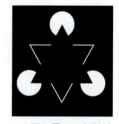

この図も黒い三角形が見え，その黒が背景の黒より黒く見える．

図 1-10　主観的輪郭線の図
(Kanizsa, 1955／カニッツア，1979[9])

▶ 3．恒常現象

手のひらを30cm離して見たときと60cm離して見たときを比べてみよう．手のひらの大きさにそれほどの変化はみられない．眼はカメラに似た構造をしている

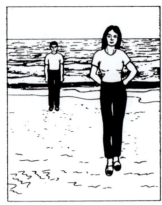 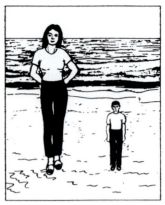

図 1-11　**大きさの恒常性**（Kimble et al., 1980[10]）
うしろの人物（男性）をその大きさのまま，前の人物（女性）に近づけると（左図→右図），男女の大きさの違いに驚く（男性の大きさは左右の絵で変わっていない）

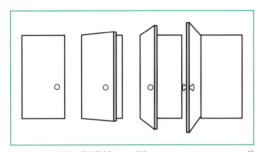

図 1-12　**形の恒常性の一例**（Atkinson et al., 2000[1]）

ので，網膜に映る像は眼からその対象物までの距離によって変化する．

　この例でいえば，手のひらの網膜像の面積は4倍の変化がある．しかし実際には，手のひら自体の大きさが変化したとは感じられない．このように生理的には変化があるのに，同じ知覚を与えようとする性質を，**恒常現象**という．

　この恒常現象には，上の例のような大きさの恒常性（**図1-11**）のほかに，形の恒常性（**図1-12**），明るさや色の恒常性がある．恒常現象によって，網膜における刺激の物理的変化に大きく左右されずに，事物そのものをとらえることを可能にする知覚の安定性が保たれているといえる．

4. 錯　視

　知覚が単なる外界のコピーではないことはすでに述べたが，このことは**図1-13**に示した幾何学的錯視図形を見ることによって，さらに理解できるであろう．錯視とは，刺激の客観的な幾何学的関係とは異なって知覚される現象である．錯視といっても別に異常な現象ではなく，誰にでもみられる知覚の法則的な事実なのである．

　図1-14には，錯視現象の一種である不可能図形を示した．不可能図形とは，部分部分ではつじつまが合っているものの，現実には存在しえない図形である．物理的・客観的には不可能な図形が，心理的・主観的には存在するように見える．

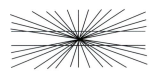

(a) ヘリングの錯視
錯視図として最も古くから知られている図形．2本の平行線は放射状の線分によって，中央がふくらんで見える．

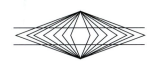

(b) ヴントの錯視
近代心理学の祖ヴントが，ヘリングの錯視の影響を受けて作ったもの．(a)と反対の効果がみられる．

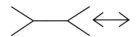

(c) ミュラー・リヤーの錯視
矢羽が外開きか内開きかによって，主軸の長さが異なって知覚される．

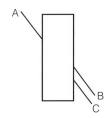

(d) ポッケンドルフの錯視
1本の線分がまん中の長方形によって曲がって見える．Aと直線的につながっているのは BとCのどちらであろうか．

 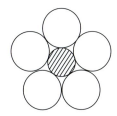

(e) エビングハウスの錯視
中央の円は同じ大きさであるが，周囲のいくつかの円によって大きさが異なって見える．

(f) ツェルナーの錯視
斜めの細かい線分によって，中央の平行線が，平行に見えない．

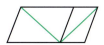

(g) ザンダーの錯視
平行四辺形の2本の対角線は，実際の長さは等しいが，右のほうが左よりも短くみえる．

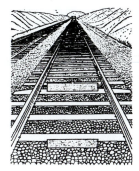

(h) ボンゾの錯視
2本の長さの同じ平行線のうち，上の方が長く知覚される．図を横から見ても同様の錯視が生じる．

図1-13　代表的な幾何学錯視図

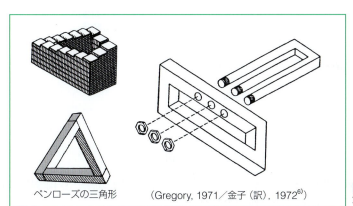

ペンローズの三角形　　（Gregory, 1971／金子（訳），1972[6]）

図1-14
不可能図形の例

2　知覚の体制化

3 知覚の諸相

1. 空間の知覚

私たちが生活している環境は，三次元の視空間である．この空間内にある事物の遠近や距離の知覚を**奥行知覚**という．

網膜に映った像は二次元的であるのに，なぜ三次元的の遠近感や立体感が可能なのであろうか．この奥行知覚の成立には大きく生理的要因と刺激の側の要因の2つが関わっている．

1) 生理的要因

奥行知覚に関わる眼の構造および機能には，次の3つがある（**図1-15**）．

①水晶体の調節作用：網膜上に映される像のピントを合わせるために，水晶体の膨らみが毛様体筋の収縮に応じて変化し，この筋の緊張感覚が奥行知覚の手がかりになっている．

②両眼の作用：奥行距離に応じて各眼の中心部に対象の像が映されるためには，動眼筋によって両眼を内転させなければならない．左右の眼の視線のなす角度が変化し，この動眼筋の緊張が手がかりとなる．

③両眼視差：両眼の瞳孔間の距離（約6cm）によって，両眼に映る像にずれ（両眼視差）が生じる．このずれを中枢神経系の処理過程において，1つに融合することによって奥行知覚が成立する．

2) 刺激の要因

奥行知覚を生じさせる刺激の側の要因には，刺激の相対的な大きさ，重なり合い，明暗・陰影，透視画法的刺激配置などがある（**図1-16**）．さらには，肌理の勾配がある（**図1-17**）．ギブソンによれば，奥行知覚が成立する条件として，網膜上における刺激密度の連続的な勾配が重要であるという．

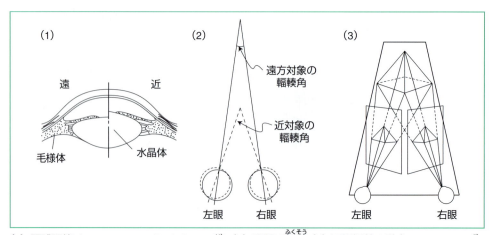

(1) 眼球調節（Metzger, 1953／盛永（訳），1968[11]）(2) 両眼の輻輳 (3) 両眼視差の融合（Gibson, 1950[5]）
図1-15　奥行知覚の生理的手がかり

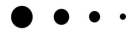
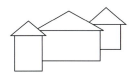

相対的大きさ
対象が同じものとすると，小さいほど遠くにあるように見える．

重なり
重なっていることは，1つがほかの前にあることを教える．

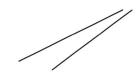

陰影
対象の立体感を見せるための主要な手がかりである．

遠近法
平行線は遠ざかるにしたがって一点に交わるように接近する．この性質が遠近感を起こさせる．

図 1-16　奥行知覚を起こさせる刺激要因

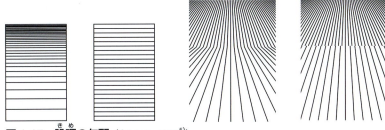

図 1-17　肌理の勾配（Gibson, 1950[5]）

▲ 2．運動の知覚

　環境内の事物が実際に動いて，その像が網膜上で刻々と位置を変えることによって運動感が生じる．しかし，実際に運動が生じていてもその運動が必ずしも知覚されるとはいえない．たとえば，扇風機の羽根や鉄砲の弾丸は，あまりに運動が速すぎるために知覚されにくい．一方，時計の短針は動いているが，あまりに遅いためにその運動は知覚されにくい．このように，実際に動いているものを知覚する際にも，閾値よりも遅い動きや刺激頂を超える速い動きは知覚されないのである．

　一方，実際には運動が生じていないのに運動しているように見える場合がある．これを**仮現運動**という．その主な例を紹介しよう．

1）ファイ現象

　適切な時間・空間関係で，非連続な刺激群が次々と提示されることによって，なめらかな連続した運動が知覚される現象である．映画・アニメーション・電光ニュースは，この現象を利用したものである．

2）自動運動

　空間定位の手がかりが少ない状況で小さい事物を凝視していると，それが実際には動かないのに不規則な運動をしているように見える現象である．

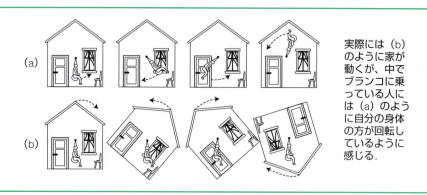

図 1-18 「ビックリハウス」（Metzger, 1953／盛永（訳），1968[11]）

3）誘導運動

実際に動いている対象のほうが静止して見え，静止している対象のほうがむしろ動いて見える現象である．となりの電車が発車したのに，自分の乗った電車が逆の方向に動き出したように感じる場合などが，この例である．ビックリハウスは，この誘導運動の現象を利用したものである（図 1-18）．

4）運動残像

動いている事物をしばらく見た直後，視点をほかに転ずると，いままでとは逆方向の動きが知覚される現象である．

3．知覚に影響する諸要因

知覚の個人差に影響を与える要因について考えてみよう．

1）欲求と価値

おなかがすいているときには，どんなものでもおいしそうに見えるが，満腹のときにはいくら好物といってもそれほど食べる気はしない．欲求によって知覚が異なることを示した研究に，ブルーナーとグッドマンによる有名な研究がある（図 1-19）．貨幣（コイン）の大きさの知覚判断において，知覚する者にとって価値あるものは過大視され，欲求が強いほど過大視が大きい傾向にあることを明らかにした．ブルーナーたちの研究は，知覚に及ぼす内的な要因の重要性を明らかにした点で注目され，**ニュールック心理学**の先駆的な研究として知られている．

2）先行経験

シェイファーとマーフィは，図 1-20 の（a）と（b）の図を子どもに見せ，一方を提示したときは賞を与え，もう一方を提示したときは賞を取り上げるという経験をさせた．その後で（c）の図を提示したところ，子どもは賞を与えられた図だけを図柄として選択的に知覚することが見られた．この結果は，先行経験によって知覚における「構え」ができ，それが影響していることを示唆している．

> **ニュールック心理学**
> 1940 年代後半，知覚に影響する人の欲求や価値，期待，態度，過去の経験などを強調し，社会的知覚の研究ともよばれた一連の研究を指す．

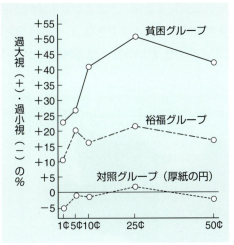

図 1-19 貨幣のみえの大きさの判断
（Bruner & Goodman, 1947[3]）

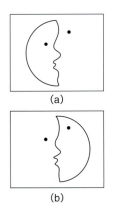

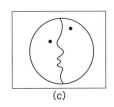

図 1-20 先行経験が知覚に及ぼす影響（Schafer & Murphy, 1943[16]）

3）知覚的防衛

マクジニスは，社会的にはばかられるような言葉（タブー語）や不快な言葉は，中性語に比べ知覚されにくいことを見出した．この結果は，知覚することが不快であるようなものはなるべく知覚しない傾向があるという知覚的防衛の働きであると説明されている．

中性語
相対立するもののどちらでもない，中間的な性質のことばのこと．

知覚についての概略を述べてきたが，一般に刺激布置が明確であれば，まとまりの法則や錯視，恒常現象などの誰にでも共通する規則的・公共的な知覚がなされる．しかし，刺激布置が曖昧で多義的になればなるほど，誰にでも共通する見え方というよりもむしろ知覚する人の内的な要因（欲求，先行経験，感情など）を反映した，その人独自の見え方がなされるようになる．

この主体的な欲求などが投影されてでてきた知覚体験を通して，逆にその個人がもつ諸特性を明らかにしようとするのが，パーソナリティ検査法の1つであるロールシャッハ・テスト（図1-21）や主題統覚検査（TAT）などの投影法である（p.63参照）．

1章　知　覚

　知覚といっても，それは知覚する側のさまざまな主体的要因が関わっており，それらを無視しては知覚を理解することはできない．単に「見えていること」よりも，「何をどのように見ているのか」といった，見る側にとっての知覚の問題を考える必要がある．

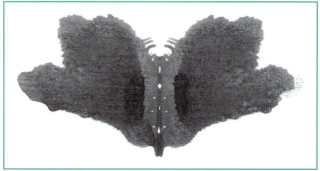

図 1-21　ロールシャッハ・テスト図版の模造（二宮，2008 作成）

コラム　知覚・認知に及ぼす文脈効果

　図①を見ると上の段は「ABC」，下の段は「12，13，14」と読める．よく見ると，真ん中の文字は同じ形である．上の段を読むときは，前後の状況からアルファベットとして読み，下の段を読むときには数字として読むために，真ん中の文字の見え方が違ってくるのである．

　図②を見てみよう．「THE CAT」と読める．H と A に相当する文字は同じ形であるが，T と E の間の文字は H に見え，C と T の間の文字は A に見える．

　このように私たちの知覚・認知は，その刺激そのもの以外の周りや前後の状況によって影響を受けている．これを文脈効果とよんでいる．

図①

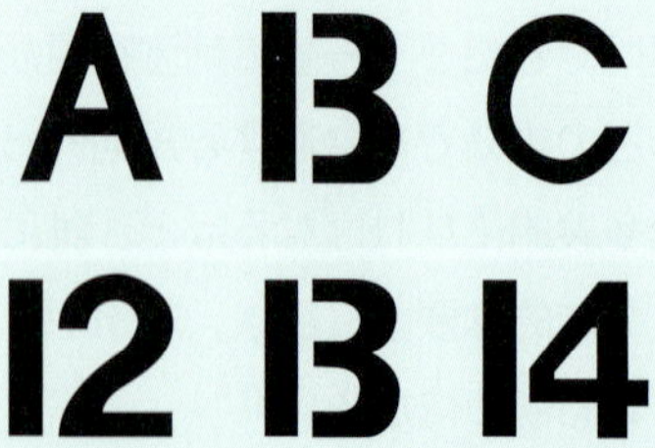

A B C
12 13 14

図②

THE CAT

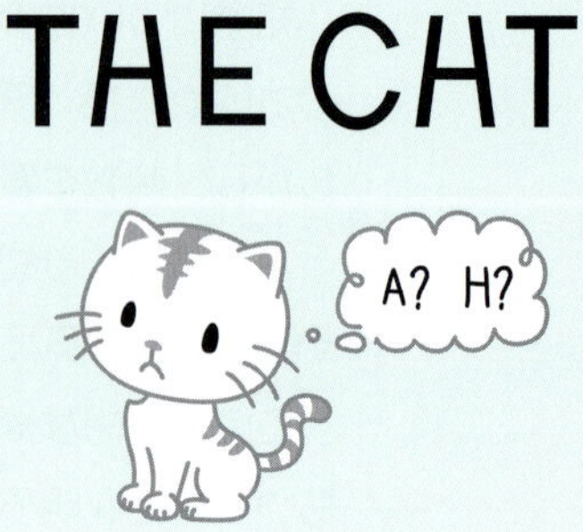

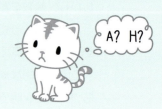

第2章
学習・記憶

2 学習・記憶

この章のねらい

　私たちの日常生活の多くの行動は,学習することによって習得したものである.学習のメカニズムを知っておくことは,人の行動の成り立ちを理解するのに役立つ.また,私たちは過去の経験を保持し,それを再現することで,現在の行動に役立てている.この働きは記憶によるものである.

　この章では,次の3つの目標の理解をねらいとしている.

1 学習はどのように成立しているのかを知る.

2 記憶の構造や過程は,どのようになっているかを理解する.

3 記憶の病理やゆがみは,どのようなものか学ぶ.

1 学習のプロセス

　学校で勉強をして教科の知識を得ることも学習である.歩く,走る,自転車に乗る,車を運転するといった行動も,学習によって成立したものである.また,水泳やテニスなどのスポーツ,英語を読んだり書いたりすることも学習の結果である.私たちの多くの行動は,学習というプロセスの結果,身につけてきたものといってよいだろう.

　心理学では,学習を幅広くとらえている.**学習**とは,「経験によって生じる行動可能性の比較的永続的な変化」と定義される.経験とは,見たり聞いたりした刺激情報,あるいは学習者がすでに覚えていて思い出すことのできる内容である.比較的永続的な変化とは,疲労や薬物・アルコールなどによる変化,体の成長に伴う変化,病気による変化,感覚の順応などは含めないということである.

　学習が成立するプロセスについてみることにしよう.

1. レスポンデント条件づけ

レスポンデント条件づけあるいは**古典的条件づけ**は，ロシアの生理学者**パヴロフ**の条件反射の研究でよく知られている学習の基本型である．彼は，イヌを使用して唾液量を正確に測定できるよう手術をした（**図2-1**）．イヌに肉片（無条件刺激）を与えると唾液分泌（無条件反応）が誘発される．イヌにブザーやメトロノームのような音を提示すると，聴覚反応という無条件反応が誘発される．音は唾液分泌に対しては中性刺激である．

ここでメトロノームの音（条件刺激）の直後かほぼ同時に，肉片（無条件刺激）を与えるという手続きを繰り返す．条件刺激と無条件刺激を対にして提示する（この手続きを**強化**という）と，イヌはメトロノームの音を聞いただけで，唾液分泌（条件反応）をするようになる．つまりメトロノームの音（条件刺激）と唾液の分泌（条件反応）の間に新たな連合が形成される．このプロセスがレスポンデント条件づけ（古典的条件づけ）である．

条件づけが成立すると，条件反応は条件刺激と類似の刺激（たとえば，足音やチャイム）によっても誘発される．これは**般化**という現象である．条件反応を誘発する条件刺激がいくつかある場合，一方にだけ肉片を与え（強化），他方には肉片を与えないと，肉片を与えられた条件刺激にだけ唾液分泌をするという条件づけが生じる．これが**分化**である．

一度レスポンデント条件づけが成立したとしても，条件刺激（音）だけを提示し，無条件刺激（肉片）を与えないという手続きを続けると，そのうちに条件反応は生じなくなってしまう．これを**消去**という．ただし，消去の後に，しばらくして条件刺激を提示すると，一時的に少量の唾液分泌が生じることがある．これは**自発的回復**という現象である．

レスポンデント条件づけの日常生活の例としてよく引き合いに出されるのが，「梅干し」である．日本人にとって，「梅干し」を見るだけで（あるいは梅干しという言葉を聞くだけで），すっぱいと思うが，梅干しを食べたことのない外国人には，日本人と同様の反応はみられないのである．

> **パヴロフ**
> Pavlov,I.P.
> 1849-1936
> 食物消化の神経機構の研究で，1904年にノーベル生理学医学賞を受賞した．

> **中性刺激**
> 現在問題にしている特定の反応を引き起こさない刺激のこと．

> **強化**
> reinforcement
> 条件刺激と無条件刺激をほぼ同時に対提示する操作やそれによって引き起こされた事態のこと．

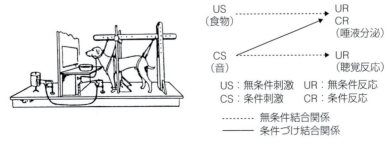

図2-1　レスポンデント条件づけの図式化と実験装置
（Yerkes & Margulis, 1909／村田，1987[8]）

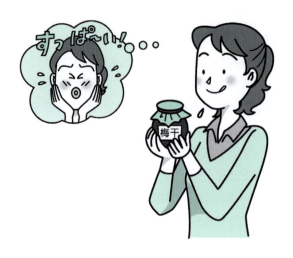

レスポンデント条件づけの一例
梅干しを食べる習慣のある日本人は梅干しを見ただけで酸っぱさを思い出し唾液が出てくる．

2．オペラント条件づけ

> スキナー
> Skinner, B.F.
> 1904-1990
> 　1948年にハーヴァード大学教授となり，徹底的な行動主義を主張した．スキナーの理論は，行動の修正を目的とする行動療法や教育場面の効率的な学習プログラムなどに応用されている．

　オペラント行動とは，環境に対して自らが働きかける行動のことである．**オペラント条件づけ**あるいは**道具的条件づけ**は，**スキナー**によるネズミを用いた研究で有名である．箱の中のレバー（止まり木）を押すと，食物皿にエサが投入されるという実験装置を考案した（図2-2）．空腹のネズミをこの箱の中に入れる．ネズミは箱の中で自由に動き回り，探索する．そのうち偶然にレバー（中性刺激）を触れる機会がある．レバーに触れれば，エサ（無条件刺激）が機械的に出てくるので，ネズミはエサを食べることができる．この手続きが繰り返されると，ネズミはレバー（条件刺激）を押してはエサを食べることを連続して行うようになる．つまり，レバーはエサが得られるということで，中性刺激から条件刺激へとなったのである．エサという報酬を得るための道具（手段）として，レバーを押すというオペラント行動の出現頻度が増大する．このときのエサを与えるという手続きを**強化**という．このように，ある反応（この例でいうならば，レバー押し）が出現したときに，強化を随伴させることによって，オペラント行動の自発頻度を変化させることを，オペラント条件づけあるいは道具的条件づけという．オペラント行動は，強化刺激の操作によって制御することができる．

　ある刺激が提示されることによってオペラント行動の自発頻度が増加するとき，この手続きを正の強化（**報酬**）という．逆に，ある刺激を除去することによってオ

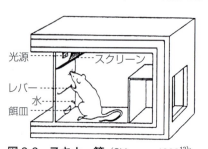

図2-2　スキナー箱（Skinner, 1938[12]）

ペラント行動の自発頻度が増加するとき，この手続きを**負の強化**という．

正の強化刺激を除去するか，負の強化刺激を提示することを**罰**といい，罰によって自発頻度は減少する．

オペラント条件づけの日常の例として，たまたまある行動をとったとき，母親からほめられ，小遣いをもらった場合，その後その行動を多くするようになるといった例（報酬の効果）があげられる．また，ある行動をしたとき先生に叱られた場合，その行動をとることが少なくなるのも，1つの例（罰の効果）である．

スキナーはオペラント条件づけの理論に基づいて，学校教育の場面に応用し，**プログラム学習**を提唱した．学習目標の達成のために，学習者自身が系統立った内容を詳細な手順にしたがって学習を進め，反応の正誤を即時に確認できる学習方法である．

▲ 3. 観察学習

条件づけによる学習は，学習者自身の直接的な経験に基づく学習である．私たちの日常生活では，他者の行動をお手本（モデル）として見て学ぶことも多い．自分で直接経験しなくても，モデルを観察するだけで代理的に学習している．これを**観察学習**という．**バンデューラ**は，代理経験に基づく間接的な**代理強化**という概念を導入し，学習者本人に対して強化が与えられない場合でも学習が成立することを明らかにした．

私たちの社会的行動の多くは，観察学習によって習得される．**図2-3**は，モデルが報酬や罰を受けたとき，観察者の攻撃行動にどのような影響をもつかを調べた研究例である．モデルが罰を受ける映画を見た3歳から5歳の子どもたちは，報酬を受けたり何も強化されなかったモデルを見た子どもよりも，攻撃行動を示す傾向が低かったことがわかる．

バンデューラは，観察学習を支える4つの成分の変数リストを**図2-4**のようにまとめている．注意過程⇒保持過程⇒運動再生過程⇒動機づけ過程である．学習者

> **バンデューラ**
> Bandura, A.
> 1925-2021
> カナダ生まれ．スタンフォード大学教授．1974年にアメリカ心理学会会長を歴任．

> **代理強化**
> vicarious reinforcement
> モデルに対して与えられる強化のこと．モデルを観察している学習者に対して直接与えられる強化ではないが，学習者の行動遂行に影響を与えるので，こうよばれている．

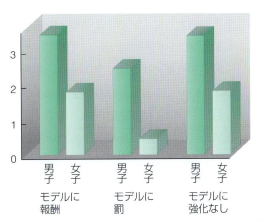

図2-3　3グループの攻撃行動の量 （Bandura et al., 1963[2]）

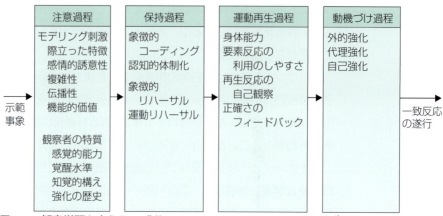

図2-4 観察学習を支える4成分（Bandura, 1977／原野（監訳），1979[3]）

は，ある人物の行動の中の特定の側面に注意をはらい，観察した内容を覚えていて，その行動を再生し，習得した行動を実行に移すよう動機づけられていることが必要である．

2 記憶のメカニズム

記憶とは，過去の経験を貯蔵あるいは保持して，なんらかの形でそれを再現して現在の経験や行動に影響を与える働きである．

1. 記憶の過程

記憶が成立するためには，記憶すべき情報を覚えるという**記銘**の段階がある．次に，記銘した内容をある時間なんらかの仕方で**保持**しておき，必要な場面になったらそれを思い出すという**想起**が必要である．この記銘⇒保持⇒想起という過程は，情報処理の用語にならって，符号化⇒貯蔵⇒検索ともいう．

想起を調べるには，主に2つの方法がある．1つは，**再生法**である．記述式のテストのように，記銘した情報・内容をそのまま再現することである．テープレコーダやＶＴＲにおけるrecall（再生）と同じような働きといえる．覚えた順番通りに再現する系列再生法，思い出した順番に自由に再生する自由再生法，ヒントを手がかりに再現する手がかり再生法などがある．

もう1つは，**再認法**である．再認とは，与えられた情報・内容が自分の記憶にある情報（記銘内容）と同一であるかどうかを，識別することである．客観式テストの「3つのうちから1つ選べ」や○×形式のテストなどのような思い出し方が再認法の例である．

一般的には，再認のほうが再生よりも簡単であるとされている．

2. 記憶の構造

記憶は3つの構造（記憶のシステム）からなっていると考えられている（**表2-1**）．外界からの刺激は感覚器官で受け取られ，一時的に**感覚記憶**の中に登録される．ここで刺激の特徴が分析され，一部の情報が**短期記憶**に転送される．短期記憶の情報は，リハーサルによって短期記憶の中に維持され続けたり，**長期記憶**に転送される．短期記憶からリハーサルによって長期記憶に転送された情報は，永久的に保持されると考えられている．

1）短期記憶

短期記憶の例として，なじみのない電話番号の記憶を考えることにしよう．電話帳で調べたり番号案内で聞いた電話番号は，ダイヤルするとすぐに忘れてしまう．短期記憶の持続時間は，30秒程度であるといわれている．ミラーによると，短期記憶の容量は7±2チャンクの範囲である（**図2-5**）．

会話，読書，計算，推理など種々の認知機能を遂行するために一時的に必要とな

> **チャンク**
> **chunk**
> ミラー（Miller, G. A.）の提案した情報処理の心理的な単位．

表2-1　3つの記憶システム（Morgan et al., 1979／山内・春木，1985[14]）

	感覚登録器	短期貯蔵庫	長期貯蔵庫
持続時間	視覚的入力：約1秒まで 聴覚的入力：約5秒まで	約30秒間，多くの要因によって変化する	数日，数か月，数年あるいは一生にわたる
記憶の容量	比較的大きい──少なくとも16項目，だがもっと多いかもしれない	比較的小さい──約7項目か，あるいは最適条件下では7チャンク	非常に大きい──限界はなし
転送過程	注意：注意を向けられた項目は短期貯蔵庫へ送られる	リハーサル：リハーサルを受けた項目は長期貯蔵庫へ送られる	
貯蔵される情報の種類	入力情報のコピー	音，視覚的イメージ，単語，そして文	主として有意味な文，日常生活での出来事，諸概念，イメージ，意味記憶とエピソード記憶
情報が消失する主な原因	痕跡の衰退	新しい入力情報によって旧情報が置き換えられること	不完全な体制化あるいは不適切な検索（探査）方略，干渉

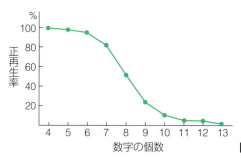

図2-5　数字の記憶範囲（梅本，1979[13]）

る記憶のことを**作動記憶**という．バッデリーは，短期記憶よりも柔軟性をもつ作動記憶システムを提案している．それは中央制御部，音声ループ，視―空間スケッチ帳の3つの独立した要素からなっている（図2-6）．中央制御部は，ほかの下位要素を管理・制御しており，入力に対して柔軟に対処する注意システムである．音声ループは，聴覚的材料の保持や処理のための聴覚バッファーで，記憶項目を音声反復することで記憶を維持するリハーサル・ループである．たとえば，電話帳で調べた番号をダイヤルし終わるまで口でとなえる場合などに機能している．言語的な情報を保持する役割を担っている．視―空間スケッチ帳は，イメージ操作などの視覚的空間的情報の短期保存，形成，走査などを行う心的操作の作業を可能にするものである．たとえば，野球選手がバッターボックスでピッチャーのフォームを思い浮かべてタイミングをはかったりする場合に機能する．

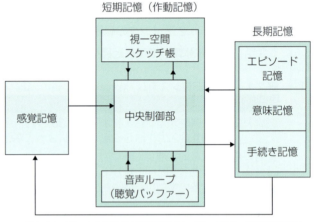

アトキンソンとシフリンのモデルに，バッデリーの作動記憶と3種の長期記憶を編入したもの．

図2-6 記憶のモデル（Parkin, 1987／二木（監訳），1990[11]を改変）

2）長期記憶

長期記憶の最も古典的な実験は，エビングハウスの実験である．図2-7は，エビングハウスの保持曲線（忘却曲線）として有名である．意味のない（無意味）綴りのリストを記銘してから，20分後，1時間後，9時間後…31日後に繰り返し再学習し，最初の学習成立時間と再学習の時間の差から節約率を出す方法によってい

> **エビングハウス**
> Ebbinghaus, H.
> 1850-1909
> ドイツ生まれ．自分自身を被験者として1879〜80年と1883〜84年に記憶に関するさまざまな実験を行った．1885年の「記憶について」が代表作．

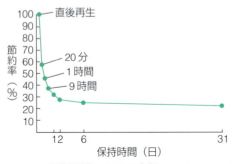

図2-7 長期記憶における忘却（Ebbinghaus, 1885／宇津木（訳），1978[5]）

表2-2　タルヴィングによるエピソード記憶と意味記憶の区分（Cohen et al., 1986／長町（監訳），1989[4]）

	エピソード記憶	意味記憶
表象された情報のタイプ	特定の出来事，事物，場所，人々	出来事や事物についての一般的な知識や事実
記憶内の体制化のタイプ	時間的（起こった時間にしたがって）または空間的（起こった場所にしたがって）	スキーマ的（同じトピックに関連する一般的知識の束）
情報の源	個人的経験	繰り返された経験からの抽象化，学んだことの一般化
焦　点	主観的現実（自己）	客観的現実（世界）

表2-3　手続き記憶の分類（太田，1988[9]）

種類	内容	例
認知レベルⅠ	感覚・知覚過程における情報処理に関するもの	lとrの発音の聞き分け 単語の読み
認知レベルⅡ	記憶・思考過程における情報処理に関するもの	記憶術・俳句の作り方 算数問題の解決法
行動レベルⅠ	動作・運動過程における情報処理に関するもの	ワープロの操作 自転車の乗り方
行動レベルⅡ	日常生活行動過程における情報処理に関するもの	結婚式の進め方 会議での議論の仕方

る．図からわかるように，20分後には約60％にまで保持が低下している．いかに短時間で記憶が忘却されるかがわかる．

　タルヴィングは，長期記憶には2つのタイプがあることを提唱した（**表2-2**）．1つは，世のなかに関する知識，規則，言語，概念のような一般的知識として蓄えてある**意味記憶**である．意味記憶は，記銘したときや場所には直接関係しない．算数や国語，社会などの知識は，それをいつどこで習ったのかに関わりなく成立する．もう1つは，個人的な記憶であり，あるときある場所で起こった出来事の記憶のことで，**エピソード記憶**という．エピソード記憶は，その人自身の人生での出来事の記憶である．「昨年はヨーロッパ旅行をした」，「先週友達とテニスをして楽しかった」などのような記憶である．

　この2つのタイプの記憶をあわせて，**宣言的記憶**という．

　この宣言的記憶と対をなす記憶として**手続き記憶**がある．料理のつくり方，俳句のつくり方，パソコンの立ち上げ方など，生活の手順や段取りに関する記憶のことである．手続き記憶には，さまざまなレベルがある（**表2-3**）．

3）展望的記憶など

　最近では，記憶は過去のことを覚えているということばかりではなく，現在よりも先の時点で，ある行動をしたりプランを実行したりすることを覚えていることが重要であるとして取り上げられるようになった．こうした先々の予定についての記憶を**展望的記憶**という．未来に関する記憶ということで，未来記憶ともいう．郵便物を出さなければいけないと思い，カバンの中に入れてもち歩いていたが，出すの

タルヴィング
Tulving,E.
1927-

エストニア生まれ．カナダに移住し，トロント大学教授となった．1983年にアメリカ心理学会から栄誉賞を授与された．

を忘れてしまい，カバンの中に入れたまま日が経ってしまったなど，「し忘れ」の現象である．この「し忘れ」という現象は，ある行為を，実行すべき時点で想起せずに実行しないことであり，展望的記憶のスリップ（失敗）である．「あるところに用事があると思って出かけたのに，何をするかを忘れて戻ってきた」というように，行動の実行プロセスの途中で生じた失敗を，**アクション・スリップ**という．**表2-4** には，アクション・スリップのタイプとその例を示した．行動のうっかりミスであり，ヒューマン・エラーといえる．

表2-4　アクション・スリップの種類と例（井上，1995[6]）

スリップのタイプ	特徴と例
反復エラー （repetition errors）	すでに行動を実行したのに，そのことを忘れて，また同じ行動を繰り返すこと． 「カップにやかんの熱湯を入れたことを忘れて，もう一度入れてしまう」
目標の切り替え （goal swiches）	一連の行為の目標を忘れて，違った目標に切り替えてしまうこと． 「友人の家に行こうと車を走らせていたのに，職場に向かっているのに気づく」
脱落（omissions）と 転換（reversals）	行為の系列の要素が脱落したり，順序を間違えること． 「やかんに水を入れたけれども火をつけるのを忘れた」 「容器のフタをしてから物を入れようとした」
混同（confusion）／ 混合（blend）	ある行動系列に含まれている対象を他の行動系列に含まれているものと混同すること． 「花を切るのに，ハサミのかわりに缶切りを持って庭に出る」

　自分の記憶についての知識あるいは認識のことを**メタ記憶**という．最近物忘れがひどくなった，人の顔と名前を覚えるのが苦手であるなど，自分の記憶に関する判断のことである．物忘れしないようにメモをこまめにとるようにしようといった，自分の記憶を管理しモニターするように働く．

3　記憶の病理とゆがみ

▲ 1. 忘　却

1）忘却の理論

　覚えていたことを思い出すことができないことを**忘却**という．忘却の主な理論として，記憶痕跡説，干渉説，検索失敗説などがある．記憶痕跡説とは，学習すると脳になんらかの痕跡が残り，それが時間の経過とともに消失し，ついには思い出すことができなくなるという考え方である．干渉説とは，記銘前後に行われたさまざまな活動の干渉によって記憶が影響を受け，そのために忘却が起こるとする考え方である．検索失敗説では，忘却は記憶の消失ではなく想起すべき情報の検索に失敗するためによるという考え方である．

2) 健　忘

　記憶の欠損のことを**健忘**という．健忘には，部分的な健忘と全般的な健忘がある．
　部分的な健忘として，選択性健忘，系統的－要素的健忘，脱落性健忘などがある．選択性健忘は，特定の人物や出来事について想起できないもので，多くは心因性の健忘であるといわれている．系統的－要素的健忘は，交通事故などの頭部外傷によって，特定の語いなどを忘れてしまう場合である．脱落性健忘は，ある一定期間だけの記憶がすっかり脱落している場合であり，てんかん発作などに伴って起こる．
　全般的な健忘には，順向性健忘と逆向性健忘がある．**順向性健忘**とは，記憶喪失以後の新しい内容を記銘できない場合である．高齢者で食事をしたばかりなのに，まだ食事をしていないと主張する例があげられる．**逆向性健忘**とは，貯蔵された過去の内容を現時点まで想起できない場合である．記憶喪失後の記憶はあるが，それ以前の記憶をたどることができない．

2．記憶のゆがみ

1) 既視感

　新しい状況を過去に経験したことがあると感じる体験を**既視感**（デジャヴュ）という．事実ではないのに，いま現在置かれた状況は過去のある時点で見たり体験したと感じることである．偽記憶ともいわれるが，過去の経験を正確に想起できない一種の**記憶錯誤**である．聞いたことのない音を，過去に聞いたことがあると感じる既聴感という現象もある．

> **既視感**
> デジャヴュはフランス語で，déjà vu と書く．

2) のどまで出かかる現象

　テストのときなど，知っているはずのことなのにどうしても思い出せないことがある．テスト終了後に，思い出して悔しい思いをした経験はないだろうか．また，顔は知っているが，なかなか名前を思い出せないという経験をしたことはないだろうか．このようないわゆる「度忘れ」とは，必要なときに必要な情報を想起できない現象のことであり，「のどまで出かかる現象」という．英語では，「舌の先」現象（tip-of-the-tongue phenomenon）という．検索の失敗と考えられている．

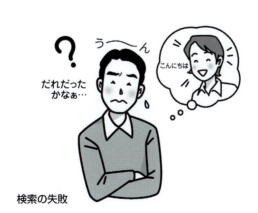

検索の失敗

3　記憶の病理とゆがみ　25

心理学ミニ実験

記憶範囲の測定

目的 短期記憶の記憶容量を，簡単な数字を用いた実験によって調べる．

方法 (1) 2人でペアになり，1人が実験者でもう1人が被験者となる．

(2) 実験者は次のように教示する．「いまから私が数字を言いますから，よく聞いていてください．私が言い終わったら，あなたはそのとおりに真似をして数字を言ってください」

(3) 表のリストを用いて，4桁問題から始める．実験者は，数字の系列を1字1秒ぐらいのテンポで言う．抑揚や音程をつけないよう注意して言う．

(4) 2回の試みのうちで1回以上正答したら，桁をあげていく．3回連続してできなければ，その時点で実験を終了する．

結果 合格した数系列の桁数を確認する．

解説 一般に50%の正答率をもつ系列の長さを記憶範囲という．成人では7±2桁程度である（p.21参照）．

発展課題 数字の代わりに50音をランダムに組み合わせて，問題リストを作成してやってみよう．

表　数字の復唱テストの問題リストの一例

4桁問題	(1) 4・7・3・9 (2) 2・5・1・8
5桁問題	(1) 6・5・1・3・8 (2) 3・1・7・5・9
6桁問題	(1) 3・6・2・9・2・5 (2) 4・9・3・7・1・5
7桁問題	(1) 9・2・7・4・5・8・2 (2) 1・6・1・4・9・2・5
8桁問題	(1) 4・9・5・2・4・1・3・8 (2) 7・5・1・2・7・2・9・6
9桁問題	(1) 4・9・8・3・7・4・9・6・1 (2) 5・3・2・8・7・8・5・9・7
10桁問題	(1) 7・9・4・6・2・5・9・3・7・1 (2) 1・6・4・3・2・9・3・4・9・2

第3章
動機づけ

3章　動機づけ

3 動機づけ

この章のねらい

　私たちはさまざまな行動をする．その行動を引き起こしている原因として，動機や欲求という構成概念を用いて説明している．人の行動の原因を知るためには，動機や欲求の基本的な事柄を理解しておくことが必要である．

　この章では，次の3つの目標の理解をねらいとしている．

▼1 動機づけのメカニズムとはどのようなものかを知る．
▼2 動機づけには，どのような種類があるかを知る．
▼3 欲求の種類とその特徴は何かを理解する．

1 動機づけ

1. 動機づけとは

　「喉が渇いたなぁ，水が飲みたい」と思い，コップに水を注ぎ，水を飲むという行動を起こす．この「水を飲む」という行動を駆り立てる力を**要求**（あるいは**欲求**）という．要求や欲求という用語以外にも，動機という言葉も用いられる．これらの意味するところはほぼ同じであるが，使われ方に違いがみられる．**動因**は，食べ物を食べるといった比較的単純な行動を生じさせる要因についてよく用いられる．これに対して**動機**という語は，達成や親和など社会的な文脈で使用されることが多い．そして，その生体の動因または動機に対応する外的な要因を**誘因**あるいは目標という．たとえば，自分の目の前でおいしそうに水をごくごく飲んでいる人を見ると，いままではそれほど喉の渇きを感じていなかったのに，「喉が渇いた，水が飲みたい」と思う．この場合，「おいしそうな水」というのが誘因であり，「喉が渇いた，水が飲みたい」というのが動機である．

　こうした動機と誘因の相互作用の結果として行動が生起する．前述の例でいえば，おいしそうな水があり（誘因），喉が渇いたと思い（動機），実際に水を飲むという

行動が生じる．このような行動をある方向に向けてスタートさせ，それを目標に達するまで持続させる過程全般のことを**動機づけ**という．

一般的には，やる気がある，つまり動機づけが強いほど，学習や行動の遂行が効率的に行われると考えられる．しかし，あまりにも強すぎる動機づけはかえって学習や行動の遂行を阻害することがある．また逆に動機づけが弱すぎると，やる気が起きない．動機づけの水準と行動の遂行との間には逆U字型の関係があり，中程度の強さの動機づけが最も行動を促進する．また，課題の困難度によって学習が遂行されるピークは異なる．これをヤーキーズ・ドッドソンの法則とよぶ（**図3-1**）．

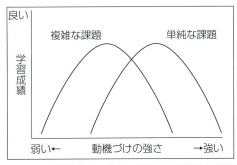
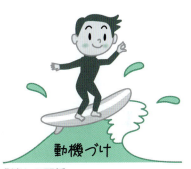

図3-1 動機づけの強さ，課題の困難度と学習成績との関係
(Yerkes & Dodson, 1908[17])

2. 動機づけの機能

動機づけの機能として，大きく3つにまとめることができる．
①行動の喚起機能：動機をもとにして，行動を起こす．
②行動の方向づけ：一定の目標に対して，行動を方向づける．たとえば，動機は水や食べ物に導く行動を生じさせる．
③行動の維持機能：満足が得られるまで，行動を持続させる．

動機づけ理論は，大きく欲求論と認知論に分けられる．欲求論として生理的動機がある．また，認知論としては，内発的動機づけや原因帰属による動機づけなどがある．ここでは，生理的動機，内発的動機づけ，社会的動機づけなどをみていく．

2 動機づけの分類

1. 生理的動機

人間の内部には，生理的バランスを一定に保とうとする働きが備わっている．たとえば，体温が下がれば，体がふるえるなどの自動的な生理的反応や服を着るなどの自発的な行動によって体温を上げる働きがみられる．キャノンは，こうした働きを**ホメオスタシス**とよび，ホメオスタシスが不均衡になることによって行動や反応の過程が発生するとした．こうした行動や反応は，大脳中枢，視床下部からの指令

3章　動機づけ

表 3-1　ホメオスタシス（渡辺・渡辺，1998[13]）

自律神経による維持	交感神経と副交感神経の働きによって体内のバランスを一定に保つ．
細胞レベルでの維持	侵入してきた外部環境（外敵）を細胞レベルで排除する．
内分泌系による維持	各種ホルモン物質によって体内環境を調節する．

※人の体には，外界の変化に対応して体の内部をつねに一定の安定した状態に保とうとする機能が備わっている．より具体的には，自律神経，細胞レベル，および内分泌系においてそれぞれの役割が担われている．

を受けた自律神経や内分泌系の働きによって生じる（**表 3-1**）．ホメオスタシス性動機は，生体が生きていくうえで必要な動機であり，これには摂食，摂水，睡眠，体温調節，排泄，呼吸などがある．

渇動機は，「喉が渇いた，水を飲みたい」などという動機である．水分を長時間摂取しなかったときや体内の水分が奪われたときに生じる．また，塩辛いものを食べたときに喉が渇くなど，水分を失っていない場合でも血液中の塩分濃度が上がりはじめたときにも生じる．

飢餓動機は，「おなかがすいた，何か食べたい」という動機である．グルコースなどのカロリーを含む燃料が少なくなったときに生じる．また，特定の栄養素が不足している場合にその栄養素を含む食べ物を摂取しようとする行動がみられる．これを特殊飢餓動機という．たとえば，タンパク質をほとんど含まないエサを長期間与えられたネズミは，カルシウム，リン，糖，タンパク質，ビタミンなどの栄養素を自由に摂取することができるとき，タンパク質を多く摂取するという（**図 3-2**）．

性的動機は，従来は生理的動機の1つと考えられてきた．しかし，人間については性的興奮が高まっても一定に保とうとする働きはみられない．また性の欲求の強さは個人差が大きい．生理的動機が個体の生命維持に重要な働きを果たしているのに対して，性的動機づけは種族保存と関わっている．そのため，最近では性的動機はホメオスタシス性動機ではないとされている．

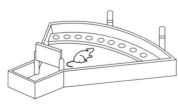

図 3-2　カフェテリア実験（Young，1940[17]）
この装置は，セルフサービス方式の食堂のような装置で，カルシウム，リン，糖，タンパク質，脂肪，ビタミンなどの栄養素が自由に選んで食べられるようにしてある．ある種の栄養素の欠乏したネズミをこの中に入れておくと，そのネズミは欠乏した栄養素を選ぶようになるし，激しい活動を強制された後のネズミは，カロリーの多い栄養素を選ぶようになるという．

2．外発的動機づけと内発的動機づけ

両親にほめてもらいたくて一生懸命勉強する場合や，ごほうびが欲しくてお手伝いをする場合など，本来の目標に到達するための道具・手段として特定の行動をす

ることがよくある．これは**外発的動機づけ**による行動である．外発的動機づけでは，報酬となりうるものが手に入れば満足するため，動機づけの効力は低下しやすい．

　しかし一方で，外的な報酬が全くない場合でも，自分自身のために行動が生じる場合がある．これは**内発的動機づけ**による行動である．内発的動機づけは，明白な報酬または目的が存在しない場合，またはその行動を行うこと自体が報酬となりうるような場合である．たとえば，勉強すること自体がおもしろいから勉強するといった場合である．人間や動物には，新奇な刺激を求めたり，新しいものに興味や好奇心を示したり，環境を自ら効果的にコントロールしようとしたりといった行動をとることがある．

　内発的動機づけが高いときに，外的強化が与えられると，内発的動機づけが妨害されたり，抑制されることがある．逆に内発的動機づけが低いときに，外的報酬が内発的動機づけを促進することもある．

　日常生活の行動の多くは，内発的動機づけと外発的動機づけの両方を含んでいる．

▲ 3. イフェクタンス動機づけ

　環境と効果的に相互交渉する能力を**コンピテンス**とよぶ．乳児にもすでにコンピテンスは備わっており，自分の周囲の環境に働きかけてなんらかの変化を生じさせたという喜び，有能感によって持続すると考えられている．ホワイトは，自らが環境への有効な働き手であるという感じを得ようとする動機づけの側面をコンピテンス動機づけあるいは**イフェクタンス動機づけ**とよんだ．その後，ディシは内発的動機づけの源を「自己決定し有能でありたいという欲求」ととらえ，認知的評価理論を提唱している．

　ハーターは，イフェクタンス動機づけを「反応の柔軟性」「新奇な刺激への好奇心」「有能さへの熟達」「挑戦と課題の選好」などの複数の要素から構成されるものとしてとらえた．環境との相互作用について，年少児は正のフィードバック（ほめられるなどの社会的強化）が与えられることが重要であり，それがイフェクタンス動機づけを発達させる．

　桜井と高野は，ハーターの研究に基づいて，小学2年生から中学1年生を対象に，内発的動機づけの発達を検討している．内発的動機づけの得点に年齢による変化があり，「好奇心」や「挑戦」は学年があがるにつれ下降し，10歳から15歳にかけて内発的動機づけに大きな変化がみられる．これは，高学年になるほど評価が重視され，学習の過程よりも，結果として高い達成を遂げることに重点が移るとともに，失敗の経験が蓄積され自信を失うこと，本人の興味と必ずしも一致しない目標が設定されていることなどによると考えられている（**図3-3**）．

▲ 4. 社会的動機づけ

　人間の行動の中には，他者と関連する動機が数多くあり，これらを**社会的動機**と

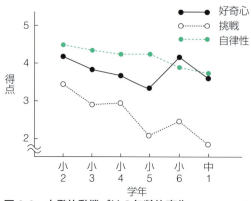

図 3-3　内発的動機づけの年齢的変化
（桜井・高野，1985[10]）

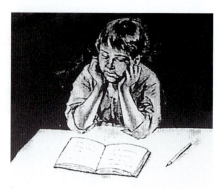

図 3-4　TAT 図版の一例（佐野勝男ほか[11]）

よぶ．マレーによればその種類は大きく 6 つに分類される（表 3-2）が，その中でも重要な達成動機と親和動機をとりあげ解説する．

1）達成動機

何か優れたこと，困難なことを成し遂げたいという欲求，成功したいという欲求を達成動機という．マクレランドらは，TAT を用いた測定法（図 3-4）を開発した．4 枚の図版について物語をつくらせ，その内容を得点化して，個人の達成動機を測定する．達成動機の高い子どもは競争状況で最もよく頑張り，失敗に直面しても持続性が高く自信がある傾向がある．

アトキンソンによると，目標達成の動機づけはその動機の強さ（M），期待（成功への主観的確率：P），誘因価（目標の魅力の強さ：I）の積，つまり $f(M \times P \times I)$ であらわされるという．ただし，課題の魅力度（I）は，やり遂げることが困難である（主観的確率 P が低い）とき，大きくなるので，$I = 1 - P$ となる．難しい課題であれば，それを成し遂げたときには，大きな喜びとなる．目標が容易に達成されるものであれば，成功への主観的確率は高いが，目標の魅力は低くなる．したがって，主観的確率が 0.5，つまり「できるかもしれないし，できないかもしれない」ときに，その課題への動機づけが最も高まることになる（図 3-5）．これがアトキンソンの**期待 × 価値モデル**である．

ワイナーは，この動機づけのメカニズムの解明に**帰属理論**を応用した（p.131，表 10-3）．成功・失敗という結果を得たとき，その原因をどのような要因に帰属するかに関して，原因の次元が 3 つ設定されている．第 1 の次元は，原因の位置次元であり，原因がその人の内部にあるか外部にあるかが問題となる．第 2 の次元は，安定性の次元であり，原因が時間的に安定しているか，それとも不安定か（変動する）というものである．第 3 の次元は統制可能性の次元で，行為者にとって原因を統制できるかどうかである．達成動機の高い人は，ある 1 つの目標に達成した（成功した）とき，その成功の原因は「自分が努力したからだ，自分に能力があったか

マレー
Murray,H.A.
1893-1988

ハーヴァード大学で歴史学をコロンビア大学で医学を専攻．1927 年ケンブリッジ大学で生化学の博士号を取得．その後，心理学に興味をもち，ハーヴァード大学の教授となる．TAT の開発者．

TAT
Thematic Apperception Test.
主題統覚検査．マレーによって開発された欲求の体系を明らかにする投影法の検査である．p.63 を参照．

表 3-2　社会的動機（マレーの心因性要求のリスト）（Murray，1938／八木，1967[9]）

A おもに生きていない対象と結びついた要求	1.　獲　得	所有物と財産を得ようとする要求
	2.　保　存	いろいろなものを集めたり，修理したり，手入れしたり，保管したりする要求
	3.　秩序整然	ものを整頓し，組織立て，片付け，整然とさせ，きちんとする要求
	4.　保　持	ものを所有しつづけ，それを貯蔵する要求：かつ質素で，経済的で，けちけちとする要求
	5.　構　成	組織化し，築き上げる要求
B 大望，意志権力，成就欲，および威光に関係する要求	6.　優　越	優位に立とうとする要求．達成と承認の複合
	7.　達　成	障害に打ちかち，力を行使し，できるだけうまく，かつ速やかに困難なことをなしとげようと努力する要求
	8.　承　認	賞讃を博し，推薦されたいという要求：尊敬を求める要求
	9.　顕　示	自己演出の要求：他人を興奮させ，楽しませ，煽動し，ショックを与え，はらはらさせようとする要求
	10.　不可侵性	侵されることなく，自尊心を失わないようにし，"よい評判"を維持しようとする要求
	11.　劣等感の回避	失敗，恥辱，不面目，嘲笑を避けようとする要求
	12.　防　衛	非難または軽視に対して自己を防衛しようとする要求：自己の行為を正当化しようとする要求
	13.　中　和	ふたたび努力し，報復することによって敗北を克服しようとする要求
C 人間の力を発揮し，それに抵抗し，あるいはそれに屈服することに関係のある要求	14.　支　配	他人に影響を与え，あるいは統制しようとする要求
	15.　恭　順	優越者を賞讃し，進んで追随し，よろこんで仕えようとする要求
	16.　模　倣	他人を模倣，またはまねようとする要求：他人に同意し，信じようとする要求
	17.　自　律	影響に抵抗し，独立しようと努力する要求
	18.　反　動	他人と異なった行動をし，独自的であろうとし，反対の側に立とうとする要求．
D 他人または自己に傷害を与えることに関係する要求	19.　攻　撃	他人を攻撃したり，または傷つけたりしようとする要求：人を軽視し，害を与え，あるいは悪意をもって嘲笑しようとする要求
	20.　屈　従	罪を承服甘受しようとする要求：自己卑下
	21.　非難の回避	しきたりに反する衝動を抑えることによって非難，追放または処罰を避けようとする要求：行儀よく振舞い，法に従おうとする要求
E 人間間の愛情に関係する要求	22.　親　和	友情と絆をつくる要求
	23.　拒　絶	他人を差別し，鼻であしらい，無視し，排斥しようとする要求
	24.　養　護	他人を養い，助け，または保護しようとする要求
	25.　求　援	援助，保護または同情を求めようとし，依存的であろうとする要求
F その他，社会的に関連した要求	26.　遊　戯	緊張を和らげ，自分で愉しみ，気晴らしと娯楽を求める要求
	27.　求　知	探索し，質問し，好奇心を満足させる要求
	28.　解　明	指摘し，例証しようとする要求：情報を与え，説明し，解釈し，講釈しようとする要求

2　動機づけの分類　**33**

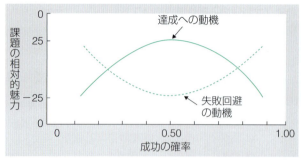

図 3-5　課題の魅力（誘因価）と成功への主観的確率の関係（Atkinson, 1957[1]）

らだ」と考える．逆に失敗にしたときには「自分の努力が足りなかったからだ」と考える．失敗を努力に帰属することは，再び努力すれば成功するという見込みがもてるため，動機づけは低下しない．一方，達成動機の低い人は成功した場合には「運がよかったからだ」など自分以外に原因があると考える．そして失敗した場合には「自分に能力がなかったからだ」と考える傾向にある．失敗を能力に帰属することは，能力が比較的不変な要因であるために，再び行っても無駄であるという認知が生じ，動機づけは低下してしまう（p.130 参照）．

2）親和動機

他者との積極的な関係を確立したい，維持したい，回復したいというような友情を求める動機を親和動機という．親和動機も達成動機と同様に TAT によって測定することができる．シャクターは，高い不安や恐怖が喚起される状況下では，親和動機が喚起され，同様な境遇の他者と一緒にいたくなるとしている．災害時など緊急の場合には，見知らぬ人どうしでも協力し合う傾向が自然に生じる．こうした行動は，親和動機に基づくものだと考えられる．

3　欲　求

1. 欲求とは

欲求とは，ある行動を生じさせる個体内の要因のことである．人間にはさまざまな欲求があるが，個体の身体的状態を一定に保つ，生命を維持するといった生得的な欲求を**一次的欲求**という．これに対して生後獲得される対人的な欲求，社会的欲求，対物的な欲求，認知的な欲求のことを**二次的欲求**という．

2. マズローの理論

マズローによれば，欲求は階層構造をなしている（**図 3-6**）．低次の欲求がある程度満たされなければ，高次の欲求はあらわれない（**図 3-7**）．また，この階層は発達段階とも関連しており，幼い子どもほど低次の欲求が優位となっている．生理

> マズロー
> Maslow, A.H.
> 1908-1970
> ニューヨークのブルックリンに生まれ，1930年にウィスコンシン大学を卒業．ブランダイス大学で心理学教授となり，アメリカ心理学会会長も歴任した．

的欲求とは，飢え，渇き，睡眠についての欲求である．安全への欲求とは，危険を避け安心感を得たいという欲求である．所属と愛の欲求とは，親しい友人や仲間を得たいという欲求であり，尊敬・承認の欲求は，自尊心を向上させたい，周囲から認められたいという欲求である．これらの欲求は誰にでも共通に認められる欲求であり，**欠乏欲求**とよばれる．またこれらの欠乏欲求がある程度満たされてから，**成長欲求**としての**自己実現**の欲求が出現する．自己実現の欲求は自分が自分らしく生きたい，自分が満足するように生きたいという欲求である．全部で14の欲求があり，自分のもつ潜在的な可能性を最大限に現実化させることで，自己を成長させその人の最高の状態をめざそうとする傾向を指している．

3. 自己効力

バンデューラは，「ある結果を導くために必要な行動をうまく実行できるという，自分自身がもつ信念」のことを**自己効力**（セルフ・エフィカシー）とよんだ．

人は行動すると，なんらかの結果を得る．このときの過程で，人のこころの中には，少なくとも2つの予期（期待）が認知されている．1つは**効力予期**で，自分がある行動をうまく実行できるということについての主観的な確率（目安，自信，見通し）である．この効力予期のことを自己効力とよび，自己効力が高まるほど，動機づけが高まる．もう1つは**結果予期**で，ある行動がある結果に至るということについての主観的確率である（**図3-8**）．

自己効力に影響する源は4つある（**図3-9**）．1つ目は直接経験による行動の達成である．成功経験をもつと効力予期は強くなる．2つ目は，代理経験による達成である．他者が成功したのを観察すると自分も同様にやれば成功するという期待感が生じる．3つ目は，言葉による説得である．他者からの「やればできる」といっ

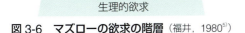
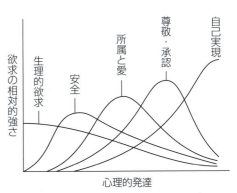

図3-6　マズローの欲求の階層（福井，1980[5]）　　図3-7　欲求階層と発達（Maslow, 1954[7]）

脱感作
不適切な不安・恐怖に対する行動療法の一技法. p.159を参照.

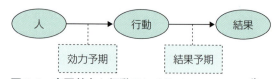

図 3-8 自己効力と行動のしくみ (Bandura, 1977[2])

バイオフィードバック
個人の単独あるいは複数の生理反応に関する情報を視覚，聴覚，触覚など知覚可能な刺激に変換して本人に提示することによって精神生理的状態の自己調節を促進しようとする手続きのこと．

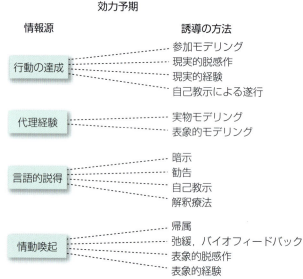

図 3-9 自己効力を高める 4 つの源 (Bandura, 1977[2])

た言語的説得という働きかけである．4つ目は，生理的な状態の体験，情動喚起である．困難な場面でも意外に冷静な自分でいられることに気づけば自信がつく．

4. 学習性無力感

セリグマンらは，避けることができない電気ショックを与え続けられたイヌが無気力状態になることを発見した．イヌをハンモックに固定して，電気ショックを何

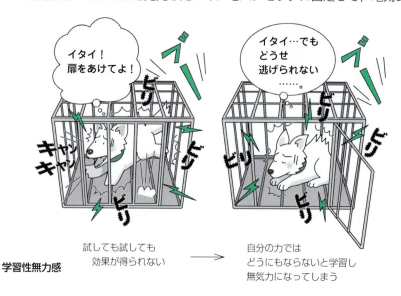

度も与える．その後2つの箱を用意して，ブザーが鳴ると数秒後に電気ショックがくるようになっている箱にイヌを入れる．もう1つの箱はショックがこないようになっている．普通のイヌなら何回かショックを受けると，ブザーの音がなれば，ただちにショックがこない箱へ逃げることを学習する．しかし事前に電気ショックを何度も与えられ，避けることができなかったイヌは，ショックがこない箱へ逃げることを全く学習しなかった．このような無気力状態を**学習性無力感**という．学習性無力感は，失敗経験を繰り返すことによって，事態を自分の力では変化させられないという認識を学習してしまった状態といえる．つまり，環境に働きかけても効力感を得られない経験が反復されたために，行動に対する動機づけが十分に生起しなくなったものといえる．

心理学ミニ実験

セルフ・エフィカシーの測定

目的　一般性セルフ・エフィカシー尺度（坂野・東條，1993[19]）を用いて自分自身のセルフ・エフィカシー（自己効力）を測定する．

方法　次の質問項目について，いまの自分にあてはまる場合には「はい」を，あてはまらない場合には「いいえ」を○でかこんでください．どちらでもないと考えられるときでも，より自分に近いと思うほうに必ず○をつけてください．どちらが正しいということはないので，深く考えずに回答してください．

一般性セルフ・エフィカシー尺度（坂野・東條，1993[19]）

No.	項　目	
1.	何か仕事をするときは，自信をもってやるほうである．	はい・いいえ
2.	過去に犯した失敗やいやな経験を思い出して，暗い気持ちになることがよくある．	はい・いいえ
3.	友人よりすぐれた能力がある．	はい・いいえ
4.	仕事を終えた後，失敗したと感じることのほうが多い．	はい・いいえ
5.	人と比べて心配性なほうである．	はい・いいえ
6.	何かを決めるとき，迷わずに決定するほうである．	はい・いいえ
7.	何かをするとき，うまくいかないのではないかと不安になることが多い．	はい・いいえ
8.	引っ込み思案なほうだと思う．	はい・いいえ
9.	人より記憶力がよいほうである．	はい・いいえ
10.	結果の見通しがつかない仕事でも，積極的に取り組んでいくほうだと思う．	はい・いいえ
11.	どうやったらよいか決心がつかずに，仕事にとりかかれないことがよくある．	はい・いいえ
12.	友人よりも特にすぐれた知識をもっている分野がある．	はい・いいえ
13.	どんなことでも積極的にこなすほうである．	はい・いいえ
14.	小さな失敗でも人よりずっと気にするほうである．	はい・いいえ
15.	積極的に活動するのは，苦手なほうである．	はい・いいえ
16.	世の中に貢献できる力があると思う．	はい・いいえ

3　欲求　**37**

結果の整理

(1) 1, 3, 6, 9, 10, 12, 13, 16 の各項目については，「はい」に○がついたときに1点，「いいえ」に○がついたときには0点とする．

(2) 次に2, 4, 5, 7, 8, 11, 14, 15 の各項目については，「いいえ」に○がついたときに1点，「はい」に○がついたときには0点とする．

(3) 最後に全項目の得点を合計する．この得点がセルフ・エフィカシー得点となる．

(4) 表から自分の一般性セルフ・エフィカシーの程度を判定する．

一般性セルフ・エフィカシー尺度の5段階評定点（坂野・東條, 1993[19]）

	セルフ・エフィカシー得点				
成人男性	～4	5～8	9～11	12～15	16
成人女性	～3	4～7	8～10	11～14	15～
学　生	1	2～4	5～8	9～11	12～
5段階評定点	1	2	3	4	5
セルフ・エフィカシーの程度	非常に低い	低い傾向にある	普通	高い傾向にある	非常に高い

解説　ある状況において必要な行動を効果的に遂行できるという確信をセルフ・エフィカシー（自己効力）という．例えば試験を控えているあなたに，先生が「3か月の間，1日10時間ずつ勉強すれば合格するよ」と言ったとする．あなたはそれを聞いて「よし，勉強しよう」とやる気が出ただろうか．10時間ずつ3か月間勉強できたら合格できることは確信できたとしても，自分がそれをできそうだと思わなければ，行動を起こそうとはしない．つまりセルフ・エフィカシーはやる気に大きく関わっている．セルフ・エフィカシーが高い人は，失敗に対する不安が少なく，自分の意志で積極的に行動すると考えられる．

第4章
感　　　情

4 感 情

この章のねらい

　私たちは，日常生活の中で，喜んだり，悲しんだり，怒ったりさまざまな感情をもつ．また，自分にとって不満なことがあってイライラしたり，ストレスを感じることもよくある．

　この章では，次の4つの目標の理解をねらいとしている．

1. 感情にはどのような種類があり，そのメカニズムは何かを知る．
2. 欲求の選択に迷うようなコンフリクトのタイプには，どのようなものがあるかを知る．
3. フラストレーション，フラストレーション耐性とは何かを理解する．
4. ストレスの対処はどうすればよいかを知る．

1 感 情

　感情に関する用語には，さまざまなものがある．**情動**あるいは情緒は，喜怒哀楽などの一時的で強い体験である．**気分**は，楽しい気分など比較的弱く持続的である．**情操**は，価値観を含んだものである．しかし，これらを厳密には区別することは難しい．ここでは，それらを総称して**感情**という言葉を用いる．

1. 感情の分類

1）ブリッジスの分類

　生後まもない頃の人間の感情は単なる興奮状態であるが，しだいに快感情と不快感情に分化する．さらに快感情が喜び，愛情などに，不快感情が怒り，嫌悪，恐れなどの感情へと分化していくという説である（**図 4-1**）．個体発生的観点から分類する考え方である．

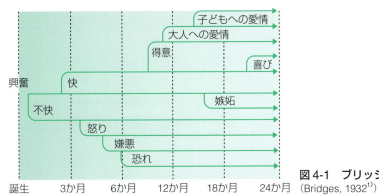

図 4-1　ブリッジスの感情発達
(Bridges, 1932[1])

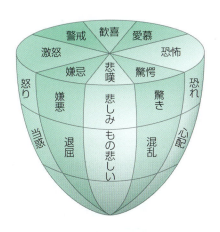

図 4-2 ①　プルチックの感情多次元模型
(Plutchik, 1981[12])

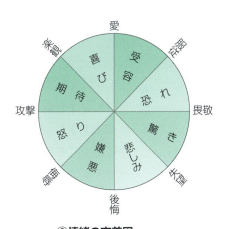

②情緒の交差図
情緒の立体モデルを中程度の強度のところで輪切りにした円環．受容と喜びが混ざり合って愛が発生し，受容と恐れが混合して服従が生じる．

2）プルチックの分類

基本的な8つの感情（怒り，嫌悪，悲しみ，驚き，恐れ，受容，喜び，期待）を一次的感情とし，これらの強度との組み合わせによってさまざまな混合感情がつくり上げられるという説である．**図 4-2** の感情多次元模型の各断面はそれぞれ異なる感情を表している．縦軸は感情の強度を表しており，上のほうが強い感情，下のほうが弱い感情である．また，隣接した感情は類似した感情である．

3）ルイスの分類

ルイスは，ブリッジスが指摘したよりももっと早い時期（生後数か月から生後6か月くらい）に，喜び，驚き，悲しみ，嫌悪，怒り，恐れといった基本的感情はすべてそろうとしている（**図 4-3**）．これらを**一次的情動**とよぶ．また，2，3歳に表れる誇り，恥，罪悪感といった感情を**二次的情動**とよんでいる．

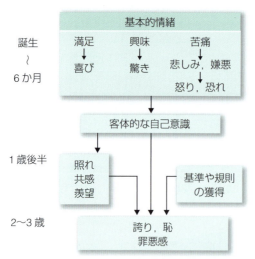

図 4-3 ルイスの感情の発達
(Lewis, 1993[10])

2. 感情発生のメカニズム

1）ジェームズ・ランゲ説

ある刺激が大脳に伝えられることによってさまざまな筋肉運動反応や身体的変化が引き起こされ，その結果感情が発生するという説である．たとえば，クマを見たとき，まず逃げるという身体反応が生じ，後から恐かったと思うことがあげられる．ジェームズは，「泣くから悲しいのであり，殴るから腹が立つのであり，震えるから恐ろしいのである」と述べている．**感情の末梢説**とよばれる（図 4-4）．

2）キャノン・バード説

目や耳などの感覚器官からの情報は，視床経由で大脳皮質に伝わり，自律神経系の興奮となって感情を体験する．その一方で視床の興奮は，筋肉運動反応や身体的変化も引き起こす．視床が感情の中枢であるという考え方から，**感情の中枢説**とも

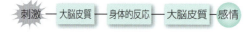

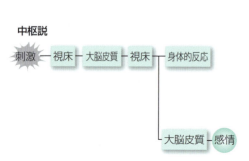

図 4-4 感情の末梢説と中枢説

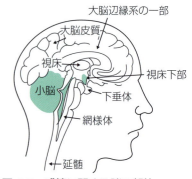

図 4-5 感情に関する脳の部位

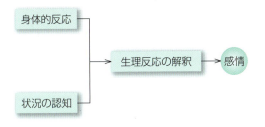

図4-6 シャクターの感情の二要因説

よばれる．現在では，視床のほかに視床下部や大脳辺縁系など（**図4-5**）が感情に関与していることが明らかにされている．

3）シャクター・シンガー説

　感情経験は，生理的反応だけでなく，その生理的反応についての認知的解釈が関わっているという考え方である．シャクターとシンガーは，ビタミン剤が視覚に与える影響を検査するという名目で，大学生にアドレナリンを注射した．そして，1つ目のグループの被験者には，アドレナリンの副作用は顔が赤くなるという正しい情報を与えた．2つ目のグループには，副作用として頭痛やかゆみが起こるといった誤った情報を与えた．3つ目のグループには副作用の情報を何も与えなかった．視覚の検査までの間，被験者は，非常に楽しそうに振る舞うか，あるいは怒っているように振る舞うサクラがいる部屋に入れられた．その結果，間違った情報を与えられた群は，最もサクラに同調して，はしゃいだり怒ったりした．また，正しい情報を与えられた群は，最もサクラに影響されなかった．この結果から，シャクターは，感情の質は，生理的変化と認知的評価の両方によって決定されると考えた．このような説を**感情の二要因説**という（**図4-6**）．

4）ラザラス説

> ラザラス
> Lazarus,R.S.
> 1922-2003
> カリフォルニア大学バークレー校教授．心理社会的ストレス研究の第一人者．

　シャクター・シンガー説よりも認知的解釈を重要視した説である．ラザラスによれば，感情が生じる際に2つの認知的評価があるという．1つ目は，ある状況が自分にとって有害か有益か，その種類と程度を評価する**一次的評価**である．2つ目は，その状況に対してどのように対処するかを評価する**二次的評価**である．この2つの評価がさまざまな個人的世界の意味と結びつくことで感情が生まれるとする考え方である（**表4-1**）．

3. 感情の表出

1）表　情

　エクマンらは，感情を表出した顔写真から正しく認識できる表情として，幸福，悲しみ，怒り，驚き，嫌悪，恐れの6種類をあげている．また，エクマンらは欧米やアジア諸国などさまざまな地域で，幸福，悲しみ，怒り，驚き，嫌悪，恐れという6種類の表情の写真を見せ（**図4-7**），表情を判断させるという研究を実施した．

表 4-1 ラザラスによるいくつかの感情に対する中心的テーマ

怒 り	自分や家族に対する品のない攻撃
不 安	不確定な存在に関するおそれに直面すること
驚 き	直接の具体的で圧倒的な身体的危機に直面すること
罪悪感	道徳規範を犯したこと
恥	理想自己に従って行動することに失敗したこと
悲しみ	取り返しのつかない喪失を経験したこと
妬 み	他の人がもっているものを欲しがること
やきもち	他者の愛情の喪失やその恐れに対して第三者を恨むこと
嫌 悪	不愉快な対象や観念に取りつかれたり，近づきすぎたりすること
幸 福	目標の実現に向けてうまくいっていること
誇 り	価値のある対象や達成を自分自身や仲間のグループや，グループの誰かの手柄にして自我同一性を高めること
安 心	ひどく思い通りにいかない状況が良い方向に変化したり去ってしまったこと
希 望	最悪を恐れ，良い方向を切望すること
愛	愛情を望み，また共にすること．通常必ずしも報われるとは限らない
同 情	他者の苦しみに動かされ助けたいと思うこと

(Lazarus, 1991[7]／谷口, 2002[16])

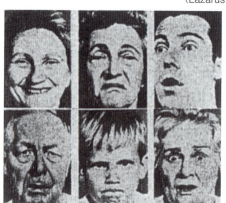

図 4-7 表情の判断の研究に用いられた写真 (Ekman et al., 1972[3])

その結果，表情の判断には文化をこえた普遍性があることが示されている．表情の識別については生後 6 か月くらいで喜び，怒り，驚きといった基本的な表情の識別が可能となる．

2）生理的変化

感情は，皮膚，循環器系，呼吸器系，消化器系，排泄系，内分泌系などにさまざまな生理的変化を生じる．皮膚についての生理的変化は，皮膚電気活動によって測定される．最近では，定電圧通電によって伝導度を直接測定する皮膚伝導反応を用いることが多い．循環器系の生理的変化は，心拍数，心電図，血圧などで測定される．緊張したとき，驚いたときには，心拍数の増加がみられる．呼吸器系では，驚いたときに呼吸をとめたり，退屈なときにあくびが出るといった状態がみられる．消化器系では，怒りや恐怖から緊張が生じ，のどが渇く状態がみられる．排泄系も同様

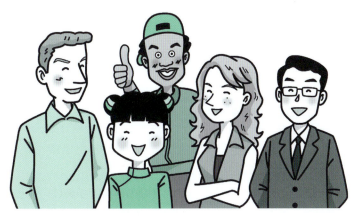

表情の判断は文化をこえた普遍性がある
笑顔は万国共通

に，感情と関連して排尿がみられることがある．

▶ 4．感情の機能

　感情は私たちの行動にどのような影響を与えているのであろうか．簡単にまとめれば，次の5つになる．
　（1）行動を始発化し，活性化する．
　うきうきした気分は仕事を快調にする．過度の恐怖は，無方向な行動へと駆り立てる．
　（2）目標志向的な行動を引き起こす．
　愛情は，愛する人のためにつくすような行動へと駆り立てる．怒りは，攻撃行動を引き起こす．恐怖は，回避行動を生起させる．
　（3）行動を促進し，強化する．
　恐怖は回避行動を引き起こすが，この回避行動がうまくいくと，恐怖という感情をもったときに，以前うまくいった回避行動を取りやすい．
　（4）行動を抑制する．
　憂鬱(ゆううつ)な気分や悲しみといった感情は，行動を不活発にする．
　（5）行動を混乱させる．
　過度の感情は，適切な行動を阻害し，混乱させる．

2　フラストレーション

▶ 1．コンフリクト

　日常生活の中で，「これもしたいけど，あれもしたい」などと迷うことがよくある．このように，2つ以上の欲求が存在し，そのうちどの欲求を選択してよいか迷っている状態を**コンフリクト**あるいは**葛藤**という．レヴィンは，コンフリクトを3つに分類している（図4-8）．

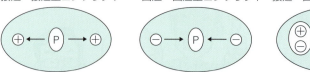

図4-8 コンフリクトのタイプ

> **レヴィン**
> Lewin, K.
> 1890-1947
> ドイツ生まれ．1916年ベルリン大学で博士号取得．1934年にアメリカに移住し，アイオワ大学やマサチューセッツ工科大学で教えた．生活空間の概念を用いて行動を理解しようとトポロジー心理学とよばれる力学的理論を提起した．

> **誘意性**
> valence
> レヴィンの用語で，対象（環境）が人を引きつけたり避けさせたりする性質のこと．

1）接近－接近型コンフリクト

プラスの誘意性をもった接近したい2つの選択肢があり，どちらを選ぼうか迷う状態である．たとえば，卒業旅行の行き先をヨーロッパにするか，米国にするかで迷っている状態や，同時に2人の人からプロポーズされてどちらの人と結婚しようか迷っている状態である．しばらくはどちらを選択してよいか躊躇するが，思い切って決めてしまえば葛藤は解消される．

2）回避－回避型コンフリクト

マイナスの誘意性をもった回避したい2つの選択肢があり，どちらからも逃れたいが，逃れられない状態である．たとえば，試験勉強はしたくないが単位を落とすのはイヤだという状態や，運動はしたくないけど太るのもイヤだという状態である．なかなか葛藤から抜け出せず，逃避が生じやすい．また，一度選択しても不快感が増加し，葛藤に戻る場合もある．

3）接近－回避型コンフリクト

1つの対象に対して，プラスの誘意性とマイナスの誘意性の両方が並存している状態である．または，マイナスの状態を通過しなければ，プラスの状態に到達できない状態である．たとえば，ある会社に内定をもらったが，給料が高いことは魅力的だが残業が多いことが嫌だといった場合や，手術をするのは怖いが手術をすれば健康になれるといった状態である．プラスとマイナスの強度が同等であるほど，なかなか選択できない．

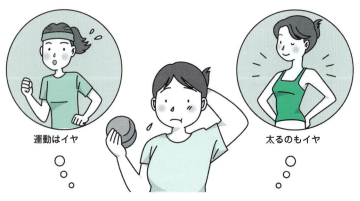

回避－回避型コンフリクト

2. フラストレーション

人間には多くの欲求が存在するが，その欲求が常に充足されるとは限らず，阻止されたり，制限されることが多い．こうした欲求が充足されない状態を**フラストレーション**（欲求不満）という．

1）フラストレーションの原因

フラストレーションは，次のような原因によって生じる．

①障害

物理的環境や社会的環境の要因が，欲求の充足を妨げる障害となっている場合である．たとえば，近道をしようと思っても工事中で道が通れない場合などである．

②欠乏

物理的環境の要因に欠乏を生じ，欲求が充足されない場合がある．たとえば，水が飲みたくても水がない場合，野球をしたくても野球をする十分な場所がない場合である．

③コンフリクト

コンフリクトもまたフラストレーションを生じる．たとえば，ヨーロッパにも行きたいが米国にも行きたいというような接近－接近型コンフリクトの場合，選択されなかった欲求は充足されないためフラストレーションが生じる．

2）フラストレーション反応

フラストレーションに陥ったときに起こる反応をフラストレーション反応という．たとえば，フラストレーション状況からの逃避，フラストレーションを引き起こす障害への攻撃行動など，さまざまな行動がみられる（**表4-2**）．

表4-2　主なフラストレーション反応

攻撃的反応	障害に向かって直接攻撃したり，別の対象を攻撃したりする反応 例）暴力，言葉を使った暴力，やつあたりなど
退行的反応	未分化，未発達の行動様式に逆戻りする反応 例）指しゃぶり，おねしょ，すねる，よく泣くなど
逃避的反応	自分をその場から遠ざける反応 例）しかられているときに部屋に閉じこもる，空想にふけるなど

3）フラストレーション耐性

適度なフラストレーションを経験することで欲求を抑える方法を学び，フラストレーションに耐える力を身につけていく．これがフラストレーション耐性である．このフラストレーション耐性のあり方にいくつかのタイプが存在する．1つ目のタイプは，フラストレーション状況下でもその不満をあまり感じないタイプである．2つ目のタイプは，不満は感じるがじっと我慢できるタイプである．3つ目のタイプは，フラストレーション状況を積極的になんらかの手段で解消しようとするタイプである．子どもの頃，あまりフラストレーションを体験していないと，成長して

4章　感　情

フラストレーションに出会ったときに，どのように対処してよいかがわからなくなることもある.

▲ 3．防衛機制

コンフリクトやフラストレーションは，個人に不満感，不安感をもたらす．こうした不快感によって自分自身が傷つくことを避けるためにさまざまな手段を用いる．この自分を守ろうとするこころの働きを**防衛機制**という（**表**4-3）．これらの防衛機制は，多かれ少なかれ誰にでもみられるものである．また，現実社会によりよく適応しようとするための手段であり，その意味から**適応機制**ともよばれる．適応機制の中には攻撃などのように反社会的なものや非社会的なものもある.

表4-3　代表的な防衛機制

抑　圧	強い不安や苦痛，不快感情を無意識下にとどめること 例）嫌なことを思い出さないようにする，かなり重症の患者が自分の病気を軽いと信じこむ
反動形成	抑圧された感情や衝動があらわれるのを防ぐために反対の行動や態度をとること 例）嫌いな人には逆に非常に親切にする
昇　華	社会的に認められない衝動を社会的に価値のある行動に向けること 例）攻撃性の強い人がスポーツに熱中する
補　償	望ましい特性を強調することによって弱点をかくすこと 例）勉強があまりできない人がスポーツでがんばる
合理化	自分の行動を正当化すること 例）アルコールを禁止された患者が酒を消毒代わりといってやめようとしない
退　行	未熟な行動様式に逆戻りすること 例）弟や妹が生まれたときに，兄や姉がおねしょや指しゃぶりをする
投　射	自分の中にある認めることができない感情や願望を他者のものとみなすこと 例）自分が敵意を持っているときに，相手が自分に敵意を持っていると思う
同一視	相手のいろいろな傾向を自分のものとして取り込み，相手と自分を同一であると思うこと 例）憧れているアイドルと同じ髪型や服装をしたり，行動のまねをすること
置き換え	ある対象に向けられた感情や衝動を他の無害な対象に向けること 例）上司に怒られた人が机を蹴飛ばす

3　ストレス

▲ 1．ストレス

ストレスはもともと圧力や圧迫を意味する工学用語であったが，カナダの生理学者セリエはその用語を援用し，ストレス学説を唱えた．生体に外から刺激が加えられると，生体に歪みが生じる．その歪みに適応しようとある反応が起こる．その状態をストレスとよび，ストレスを生じさせる刺激をストレッサーとよんだ（**図**

> **ストレス**
> ストレスの語源はstrainで,もともと機械工学の「歪み」や「変形」を意味していた.

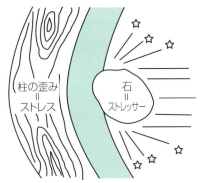

図4-9　ストレッサーとストレス（田中,1987[15]）

4-9).ストレッサーの種類には,物理的ストレッサー（寒冷,酷暑,外傷,騒音など）,生理的ストレッサー（飢餓,疲労など）,精神的ストレッサー（不安,緊張,恐怖,興奮など）がある（p.152参照）.同じストレッサーであっても,本人の受け取り方次第で,ストレス状態となるかならないかは異なる.

1）日常生活ストレス

　ホームズとレイによると,日常生活上の重大な出来事（ライフイベント）が起こると,いままで確立されてきた生活の様式になんらかの変化が生じるためにストレス状態が引き起こされる.ストレス状態を引き起こす可能性が高いライフイベントは,「配偶者の死」,「離婚」,「夫婦別居」などである（表4-4）.また「結婚」などストレスとは無縁であるかのような喜ばしい出来事も,緊張や興奮を伴うこともありストレスとなりうる.これを快ストレスという.過去1年間に起きた重大な出来事が多いほど心身疾患になる可能性が高くなることが報告されている.

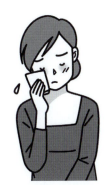

配偶者の死・離婚などのストレス
（不快ストレス）

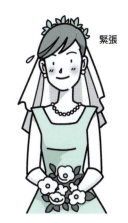

結婚などのイベントでもストレスとなる（快ストレス）

快ストレスと不快ストレス

表 4-4 社会的再適応評定尺度 (Holmes & Rahe, 1967[4])

	生活の出来事	ストレスの評価点*		生活の出来事	ストレスの評価点*
1	配偶者の死	100	24	しゅうと（め）とのいさかい	29
2	離婚	73			
3	夫婦の別居	65	25	優れた業績をあげる	28
4	刑務所などへの拘留	63	26	妻の就職，復職，退職	26
5	近親者の死	63	27	本人の進学または卒業	26
6	本人のけがや病気	53	28	生活条件の変化（家の新改築，環境悪化）	25
7	結婚	50			
8	失業	47	29	生活習慣を変える（禁煙など）	24
9	夫婦の和解	45			
10	退職や引退	45	30	職場の上司とのトラブル	23
11	家族が健康を害する	44	31	勤務時間や勤務条件の変化	20
12	妊娠	40	32	転居	20
13	性生活がうまくいかない	39	33	学校生活の変化（転校）	20
14	新しく家族のメンバーが増える	39	34	レクリエーションの変化	19
15	合併・組織変革など勤務先の大きな変化	39	35	教会（宗教）活動の変化	19
			36	社会活動の変化	18
16	経済状態の変化	38	37	1万ドル以下の抵当（借金）	17
17	親友の死	37	38	睡眠習慣の変化	16
18	職種換えまたは転職	36	39	同居の家族数の変化	15
19	夫婦の口論の回数の変化	35	40	食習慣の変化	15
20	1万ドル以上の抵当（借金）	31	41	休暇	13
			42	クリスマス	12
21	抵当流れまたは借金	30	43	ちょっとした法律違反	11
22	職場での責任の変化	29			
23	子どもが家を去ってゆく	29			

*評価点：結婚を50点としたときに，そのほかの43のライフイベントがどのくらいの負荷をもっているかを示している．

2) 汎適応症候群

セリエは，持続的にストレッサーにさらされた結果生じる生体の抵抗について，汎適応症候群という考え方を提唱した（**図 4-10**）．ストレスに対する反応は，警告期，抵抗期，疲憊期の3つの時期に分けられる．

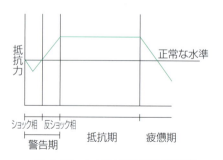

図 4-10 セリエの汎適応症候群

①警告期

ストレッサーにさらされショックを受けている時期をショック相といい，血圧の低下や体温の低下などがみられる．その後しばらくするとショックから立ちなおり，ストレッサーに対して抵抗を示す反ショック相になり，血圧や体温の上昇などショック相とは逆の反応がみられる．

②抵抗期

この時期はストレッサーへの抵抗力が強まり，一応安定した状態である．

③疲憊期
ひはいき

さらにストレッサーにさらされ続けると抵抗力は弱まりショック相と同様の反応，免疫力の低下や体重減少などがみられる．さらにストレッサーにさらされ続けると死に至ることもある．

▶ 2. ストレス・コーピング

個人がストレッサーにさらされたときには，そのストレス状態を低減しようとさまざまな対処行動を行う．ラザラスとフォルクマンは，これを**コーピング（対処行動）**とよんだ．彼らは，コーピングを，情動的な苦痛を低減させるための情動焦点型コーピング（気分転換をするなど）と，ストレスの原因となる問題を解決するための問題焦点型コーピング（解決策を考えるなど）に分類している．効果的なコーピングは，ストレッサーの種類や状況に応じてコーピングを使い分けることであるといわれている．

コラム

うそ発見器

犯罪捜査のなかで，被疑者の供述の真偽を判別するために，いわゆる「うそ発見器」を利用することがある．うそ発見器とは，被疑者の皮膚電気反応，脈拍数，血圧，呼吸数およびその深さ，眼球運動などの生理的変化を測定し，記録するものである．このうち皮膚電気反応は，かつては皮膚電気反射（GSR：galvanic skin response）が主流であったが，現在は皮膚電位反応（SPR：skin potential response）を測定することが多い．うそをついていると汗腺の働きによる皮膚の電位が変化するので，皮膚電位反応として測定する．呼吸は浅くなり速度はゆっくりとなる．吸気はあまり変化しな

いが，呼気に変化がみられる．このように生体内の複数の現象を同時に記録するポリグラフ（polygraph）という装置が，うそ発見器の正体である．うそ発見器はうそを記録するものではなく，ポリグラフによって記録された生理心理学的検査のことである．

つまり，人が自分の供述がうそであると知っているとき，または故意に目的をもってうそをつくとき，不安や恐怖などの情緒的反応をともなう．情緒的反応は，生理的反応を引き起こすことから，これらの生理的変化によって，うそをついているかどうかが推測されるのである．

コラム

顔を読む

次の2つの顔のどちらが幸せそうに見えるだろうか．

実はこの2つの顔は，左右を逆にしただけである．この図をぱっと見たとき，左の顔の方が幸せそうに見える．

表情の判断が文化によって普遍的であるならば，この能力に神経的基盤があると考えられる．表情を読み取る能力は右脳が優位であるという．例えば右脳のある部位に損傷を受けた患者は，声や姿勢から感情を読み取ることができるにもかかわらず，表情から読み取ることができなくなった．

左の視野に投射された像は，まず右脳で処理される．左の顔は右脳で処理される左の視野に「あがった口」があるため幸せそうに見える．一方，右の顔は左の視野に「さがったまゆや口」があるため，悲しげに見えるのである．

参考文献：レズリー・A・セブロウィッツ／羽田節子・中尾ゆかり（訳）1999[17] より引用

第5章
パーソナリティ

5章　パーソナリティ

5 パーソナリティ

この章のねらい

　同じ環境にあっても一人ひとりの行動には，それぞれ「その人らしさ」があり，また，環境が変わっても，ある人の行動には常に「その人らしさ」があらわれる．こうした，行動における「その人らしさ」がパーソナリティである．人の行動を理解するためには，パーソナリティの理解が不可欠である．

　この章では，次の3つの目標の理解をねらいとしている．

1 パーソナリティの特徴をどのように記述し，説明するかを知る．

2 パーソナリティはどのように調べられるかを理解する．

3 パーソナリティの障害とはどのようなものかを学ぶ．

1 パーソナリティの記述

1. パーソナリティとは

　寒くなってきたので上着を着る，きれいな景色が広がったので車を停めて眺める，教室で友だちをみつけたので隣に座るというように，行動は常に一定の環境との関わりのなかで生起し，人が意識している**行動的環境**が行動を規定する重要な要因の1つである．

　しかし，同じ環境にあっても一人ひとりの行動には，それぞれ個人差があるし，また，環境が変わっても，ある人の行動には常にその人らしい独自性があらわれる．つまり，人の行動は，環境的要因と，その人自身の内部にある個人的要因の2つによって規定されているのである．パーソナリティは，このように個人の内部にあってその人の行動にその人らしい特徴をもたらす個人的要因を説明するものである．

2. 類型論

> **ユング**
> **Jung.C.G.**
> **1875-1961**
> スイスの精神科医で分析心理学の創始者．1948年にユング研究所がチューリッヒに設立され現在も研究が続けられている．

日常生活において，ある人のパーソナリティの特徴を表現しようとするとき，「芸術家タイプの人」とか「親分肌の人」というようにパーソナリティのタイプについて表現する場合がよくある．このような表現の仕方が，いわば類型論的な性格の表現である．**類型論**とは，典型的なパーソナリティの特徴を**類型（タイプ）**としていくつか設定し，現実の人にみられる多様な性格をその類型に分類して理解しようとするものである．代表的な類型論には，体質的・生物学的なものに着目した**クレッチマー**，心的なエネルギーの働く方向性という心理的特徴に基礎をおく**ユング**，文化や社会との関わりにおける価値の志向性に基礎をおく**シュプランガー**らの理論がある．

1) クレッチマーの類型論

太っている人はおおらかで，やせている人は神経質であるというイメージは多くの人が共通してもっており，体格と性格の間になんらかの関連性があることは経験的に認められている．クレッチマーはこうした体格と性格との関連性に注目し，精神科医としての経験から，統合失調症（従来は精神分裂病とよばれていた）の患者さんには細長型，躁うつ病の患者さんには肥満型の体型の人が多いことを見出した．さらに，患者さんの発病前の性格（病前性格）や家族など近親者の性格にまで研究の範囲を広げて，統合失調症に対応する**分裂性気質**は細長型に，躁うつ病に対応する**循環性気質**（躁うつ性気質）は肥満型に，そしてこれら2つほどには体型との関連性が明確ではないものの，てんかんに対応する**粘着性気質**（てんかん性気質）は闘士型に多いことを指摘したのである（図5-1）．

これら3つの類型の特徴は**表5-1**に示すようなものである．表中，分裂性気質のbとcは明らかに矛盾する特徴だが，この二面性が同時に混在するところが分

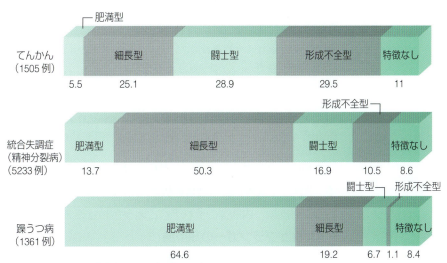

図5-1　各体型と精神病の出現頻度（％）
（Kretschmer, 1955／相場（訳), 1960[2]）

5章 パーソナリティ

表5-1　クレッチマーの3類型の特徴

分裂性気質	a．基本的特徴	非社交的，もの静か，用心深い，きまじめ，変わり者といわれる
	b．敏感性	臆病，はずかしがりや，繊細，敏感，神経質，興奮しやすい，自然や書物を好む
	c．鈍感性	従順，お人好し，無関心，鈍感，平板な感情
循環性気質	a．基本的特徴	社交的，親切，温かみがある，善良
	b．明朗性	明朗，ユーモアがある，興奮しやすい，活発
	c．憂うつ性	静か，無口，落ち着いている，柔和，憂うつ
粘着性気質	a．基本的特徴	熱中しやすい，几帳面，秩序を好む，がんこ
	b．粘着性	まわりくどい，過度の丁寧さ，仕事などは確実だが手早くやるのは苦手
	c．爆発性	突然激しく興奮する，カッとしやすい，爆発的に怒る

裂性気質の特徴でもあるとされている．循環性気質のbとcも，明らかに矛盾する特徴だが，循環性気質では同時に混在するのではなく，循環する（交互にあらわれる）形で存在することが特徴である．

2）ユングの類型論

> **リビドー**
> **libido**
> 　欲望を意味するラテン語．フロイトは性欲動という精神的エネルギーをリビドーとよび，心的活動を説明しようとした．
> 　ユングは，性的なものではなく，活動源としての一般的な心的エネルギーとしてこの言葉を使用した．

　ユングは**リビドー**といわれる心的エネルギーの働く方向性に注目し，それが外界の事物や人に向かうか，自分自身に向かうかによって外向的態度と内向的態度とが区別されるとした．人はもともと誰でもこれら2つの態度をもっているが，しだいに一方の態度が習慣化し，もう一方の態度が隠れることによって，全く対照的な特徴をもつ**外向型**，**内向型**の2つの類型ができあがるとした．

　外向型と内向型の特徴を**表5-2**に示す．

表5-2　外向型・内向型の特徴

外　向　型	内　向　型
外界の事物や人についての関心が強い	自分の内面についての関心が強い
実用性や必要性を重視する	ものごとの本質的な特徴を重視する
環境の変化にすぐなじむ	環境の変化になじむのに時間がかかる
社交的で友達がすぐできる	引っ込み思案で友達は多くない
感情は細やかでなく，やや雑なところがある	感情は細やか
自分自身をあまりかえりみない	自己分析的，自己批判的である
欲求不満場面では，攻撃など直接的な行為に出る	欲求不満場面では，現実から逃避したり，空想にふける

　さらに，ユングはリビドーのあらわれる形式を**心的機能**として，合理的機能である「思考」「感情」と非合理的機能である「感覚」「直観」の4種類に分類し，これらを外向型，内向型のそれぞれと組み合わせて8類型を設定した．

3）シュプランガーの類型論

　シュプランガーは6種類の基本的生活領域を考え，どの生活領域に最も価値を認めるかという生活形式の違いに基づいて類型を設定した．

これら6つの類型の特徴を**表5-3**に示す.

表5-3　シュプランガーの6類型の特徴

経済型	経済性を第一に考え，ものごとを判断する．財産の獲得や保全に熱心
理論型	ものごとを客観的に冷静にとらえ，知識や理論に価値を求める．実際的な問題解決には必ずしも強くない
審美型	現実生活よりも自分の感覚を重視し，「美しいもの」に価値を求める
宗教型	宗教的なものや神秘的なものに価値を求める
権力型	権力志向が強く，より上の地位を求め，他人を支配したり命令することを求める
社会型	他人や社会一般の幸せのために役に立つことに価値を求める

　以上，3つの類型論についてみてきた．いずれの類型論においても一定の理論的背景をもとに，典型的なパーソナリティの類型を示している．一人ひとりがもつ多様なパーソナリティ特徴の全体像を日常的な場面で直観的に把握するためにはとても便利である．しかし，多様なパーソナリティを少数の類型に簡単に分類しきれるのかという点に問題がある．また，ある人のパーソナリティを1つの類型に分類することによって，その人が実際にはもっていない特徴でも，その類型の特徴とされているものをすべてもっているに違いないと決めつけてしまうような見方（包装効果：p.127，表10-1参照）に陥りやすいという問題点もある.

▲ 3．特性論

1）　オルポートの特性論

　ある人のパーソナリティの特徴を表現するとき，類型論的な表現をすることもあれば，「あの人は控えめでおとなしいが，誠実で好感がもてる」というように，その人の特徴をいくつか並べて表現する場合もある．このような表現の仕方が特性論的なパーソナリティの表現である．特性論では，パーソナリティはいくつかの構成要素つまり**特性**によって記述されると考え，そのために必要な特性を見出すことが重要な課題である．そして，これらの特性はすべての人に共通に存在するものであり，それらをどの程度もつかの違いが一人ひとりのパーソナリティの特徴となってあらわれると考えるのである.

　特性論を最初に主張したオルポートは，ウェブスター大辞典に収録されている40万語から，パーソナリティを表現していると考えられる17,953語（全収録語の約4.5%）を取り出し，これを整理分類して，14種類の特性を抽出した．そして，これらの特性があらわれる場合の心理的・生理的素材となる7項目を加え，合計21項目について11段階に評定し，パーソナリティの構造の特徴をプロフィールの形で表現するために，**表5-4**のような**心誌**を作成した[1].

1　パーソナリティの記述　**57**

表5-4 オルポートの「心誌」(Allport, 1937／江見，1984[1])

心理的生物的基礎							一般的人格特性													
身体状況			知能		気質		表出的				態度的									
											自己に対し	他人に対し				価値に対し				
容姿整	健康良	活力大	抽象的知能上（言語的）	機械的知能上（実際的）	感情広	感情強	支配的	拡張的	持続的	外向的	自己客観化	自負的	群居的	社会的愛他的	社会的知能上（如才なさ）	理論的	経済的	芸術的	政治的	宗教的
不整	不良	小	下	下	狭	弱	服従的	縮小的	動揺的	内向的	自己欺瞞	自卑的	独居的	自己的	社会的知能下（非社会的行動）	非理論的	非経済的	非芸術的	非政治的	非宗教的

（各項目は 5・4・3・2・1・0・1・2・3・4・5 の尺度で評定される）

2）キャッテルの特性論

キャッテルは，上述したオルポートらによるパーソナリティ表現語をはじめ，従来の多くの研究結果を検討して，171種類の特性要素を選び出した．そして，これらについて，多くの対象のパーソナリティ特徴を測定し，測定結果に**因子分析**を行い，最終的にパーソナリティは35種類の**表面特性**と12種類の**根源特性**から構成されていることを明らかにした．キャッテルの根源特性の名称と内容を**表5-5**に示す[5]．

> **因子分析**
> 心理学において，最も多く使われている多変量解析の手法の1つ．この方法の基本的なねらいは，観察されるテストや調査での値など各種の変量の変動を，より少ない数の因子とよばれる変数を用いて説明することである．(p.214参照)

このように，特性論はパーソナリティの成り立ちについて特性に沿って具体的に検討し，個々の特性を数量的に測定できるようにした点で，その意義は大きい．しかし，研究者によって，見出される特性が必ずしも一致せず，そのため，抽出された特性がパーソナリティの構成要素として決定的なものといえるかどうか問題がある．また，個々の特性が，互いにどのような関連性をもって組み合わされ，全体としてのパーソナリティが成り立っているのかについても，検討の余地が残されてきた．

▲ 4．ビッグファイブ（big five）

上述のような特性論での問題点について，これまで見出されてきた特性の関連性

表 5-5　キャッテルの根源特性 （Cattell, 1950 ／瀧本，1990[5] を改変）

因子の名称	内容
①躁うつ気質 - 分裂気質	クレッチマーの類型とほぼ同じ内容
②一般的精神能力 - 能力欠如	聡明さ・思慮深さと，愚かさ・無反省を両極とする一般知能因子
③情緒安定性 - 情緒不安定性	情緒が安定した現実的生活態度と，不満が多く未成熟な傾向を両極とする因子
④支配性 - 服従性	自己主張的で自信のある外罰的な傾向と，服従的で自信に欠け内罰的な傾向を両極とする因子
⑤高潮性 - 退潮性	快活，社交的，精力的な傾向と，抑うつ的，悲観的，鈍重さをもつ傾向を両極とする因子
⑥積極的 - 消極的	決断的で責任をとる態度と，移り気で軽薄な態度を両極とする因子
⑦冒険的躁うつ性 - 退嬰的分裂性	冒険的で親切，率直で衝動的な傾向と，恥ずかしがり屋で冷淡，秘密主義の傾向を両極とする因子
⑧小児的・空想的情緒性 - 成熟した安定性	依存的で空想的な傾向と，情緒が安定し空想などに影響されない傾向を両極とする因子
⑨洗練・教養 - 粗野	知的教養があり洗練した感じと，無反省，無作法，無教養を両極とする因子
⑩信じやすさ - 疑い深さ	信じやすくものわかりのいい傾向と，疑い深く嫉妬深い傾向を両極とする因子
⑪ボヘミアン的無頓着さ - 現実主義	型破りで想像力に富むがあてにならない傾向と，平凡で面白味はないが手堅い傾向を両極とする因子
⑫如才なさ - 単純さ	洗練された緻密さと，気が利かなくてまとまりがないことを両極とする因子

　を検討し，さまざまなパーソナリティ理論を統合していこうとする試みが行われてきている．最近では，**ビッグファイブ**とよばれる 5 つの因子によってパーソナリティをほぼ記述できるという 5 因子論に収束してきている．ビッグファイブは，研究者によって少しずつ表現が異なる部分もあるが，「外向性 - 内向性」，「愛着性 - 分離性」，「統制性 - 自然性」，「情動性 - 非情動性」，「遊戯性 - 現実性」の 5 つである．各因子の特徴を**表 5-6** に示すが，丹野（2003）によれば，それぞれの一般的特徴が極端になると，病理的傾向をもつようになり，各因子のどちらの極もよい面と悪い面の両面をもち合わせているとしている[6]．

表 5-6　ビッグファイブの特徴 （辻ら，1997 ／丹野，2003[6] を改変）

病理的傾向	一般的特徴	因子の名称	一般的特徴	病理的傾向
無謀	積極的	①外向性 - 内向性	控えめ	臆病，引っ込み思案
集団に埋没する	親和的	②愛着性 - 分離性	自主独立的	敵意，自閉的
仕事中毒	目的合理的	③統制性 - 自然性	あるがまま	無為，怠ける
神経症的	敏感さ	④情動性 - 非情動性	情緒安定	感情鈍麻
行動の逸脱，妄想	遊び心がある	⑤遊戯性 - 現実性	堅実	権威主義

1　パーソナリティの記述　**59**

2 パーソナリティの調べ方

パーソナリティを調べる方法には，観察法，面接法，性格検査法などがある．観察法と面接法は 15 章（p.208～209）で解説するのでここでは特に性格検査法について述べる．

性格検査法はパーソナリティを科学的に診断するための心理学的方法であり，質問紙法（目録法），作業検査法，投影法に大別される．

1. 質問紙法（目録法）

質問紙法とは，さまざまなパーソナリティ特徴をあらわす質問項目を目録のように並べ，それらの項目に対して，自分のパーソナリティの特徴が当てはまるかどうかを回答者に応答させる検査法であり，**目録法**や**インベントリー**ともいわれる．質問紙法は，効率的に実施できることや，採点や判定などの結果の処理が客観的に行われ，誰が実施しても一定の診断結果を得ることができることなどの利点がある．しかし，目録法での応答は，回答者自身が判断した結果なので，回答者が質問を正しく理解し，自己を内省する能力をもち，しかも質問に対して正直に応答しようとする態度がとられていることが前提となる．特に**社会的望ましさ**に関連するような質問項目に対しては，自分をよくみせようとしたり，本当の自分を明らかにしたくないといった自己防衛的な態度がとられやすく，意識的に，また，無意識的に反応が歪められてしまう可能性がある．こうした問題点に対しては，**虚偽尺度**などを設けて，反応の歪曲をチェックする工夫がされている検査もある．

目録法の代表的な検査として，**矢田部ギルフォード性格検査（YG）**，**ミネソタ多面人格目録（MMPI）**，向性検査，コーネル・メディカル・インデックス（CMI）などがある．広く用いられている YG 性格検査は，12 のパーソナリティ特性尺度について，それぞれ 10 項目ずつの 120 の質問項目から構成されている．結果は

社会的望ましさ
人の行動や性格が，その社会においてどの程度望ましいと考えられているかを指す．性格検査においては，回答者が社会的に望ましい性格と考える方向に回答が歪む傾向がみられる．

虚偽尺度
回答者が意図的に自分をよくみせかけようとして起こる反応の歪みを検出するための尺度である．社会的に望ましいがほとんどあり得ない行為や，あまり望ましくないがよくみられる行為についての質問項目から構成される．

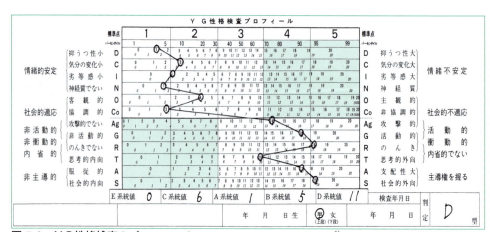

図 5-2　YG 性格検査のプロフィール（辻岡ら，日本心理テスト研究所[9]）

表5-7　YG性格検査プロフィールの5典型 (辻岡ら，1965[9])

典型	英語名	型による名称	情緒安定性	社会適応性	向性
A型	Average Type	平均型	平　均	平　均	平　均
B型	Blast Type	右寄り型	不安定	不適応	外　向
C型	Calm Type	左寄り型	安　定	適　応	内　向
D型	Director Type	右下がり型	安　定	適応または平均	外　向
E型	Eccentric Type	左下がり型	不安定	不適応または平均	内　向

図5-2のようなプロフィールで示され，さらに12尺度の特徴を集約した5つの類型（表5-7）に分類されるようになっている．

2. 作業検査法

作業検査法は，被検査者に一定条件のもとで作業をさせ，作業経過や作業結果からパーソナリティを診断しようとする検査法である．作業検査法では，検査の目的が被検査者にはわかりにくく，そのため，質問紙法でのような自己防衛的な態度はあらわれず，反応の歪曲が起こりにくいという利点がある．

作業検査法の最も代表的な検査には，**内田クレペリン精神検査（クレペリン）**がある．この検査は，横に並んだ1桁の数を加算する作業を1行1分間の割合でまず15分間連続して行い，5分間の休憩の後，再び15分間連続して行う．1分間ごとの作業量の変化を作業曲線（図5-3）に描いて，この曲線の型を中心に分析する．パーソナリティの特異な偏りを発見するのに有効で，職員採用試験での適性検査などとして幅広く利用されている．

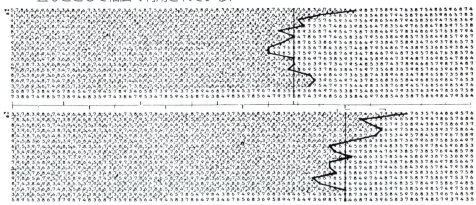

図5-3　クレペリンの作業曲線 (日本・精神技術研究所，1975[3])

3. 投影法

投影法とは，曖昧でさまざまな意味に解釈できるような刺激や自由な構成材料を与え，それに対する回答者の反応を手がかりとしてパーソナリティを診断しようとする検査法である．曖昧で，どのようにでも解釈できるような刺激材料に意味づけ

5章　パーソナリティ

WAIS と WISC
ウェクスラーが作成した知能を診断的にとらえるための個別式の診断性知能検査で，WAIS は成人用，WISC は児童用の検査である．検査は，6 種類の言語性検査と 5 種類の動作性検査によって構成されている．言語性 IQ，動作性 IQ，全体 IQ の 3 種類の知能指数が求められるほか，下位検査のプロフィール表示ができるようになっている．

表 5-8　心理検査の使用頻度（%）からみた順位（小川ら，2011[4] を改変）

順位	検査名	使用頻度（%）
1	バウムテスト	67.1
2	WISC	50.7
3	SCT	50.5
4	WAIS	49.4
5	TEG	46.0
6	ロールシャッハテスト	45.8
7	HTP	39.4
8	風景構成法	32.3
9	ビネー式	32.3
10	P-F スタディ	31.7

をしようとする場合には，回答者のパーソナリティの特徴が，多面的に，しかも自らも気づいていないような形で反応に投影されやすく，パーソナリティをより深く全体的に診断できる可能性が大きい．こうした利点のため，特に心理臨床の現場において，描画法を中心に投影法は多用されている．**表 5-8** は，心理臨床業務の従事者を対象に，心理検査の使用頻度を調査した結果に基づくランクである．しかし，投影法での検査結果を解釈して診断する過程は，質問紙法や作業検査法と比べるとかなり複雑なものも多く，検査者の技量が大きく影響する場合もあり，検査法の習熟が求められる．

　投影法は，使われる刺激材料の性質によって次のように分類される．
①視覚刺激（図版など）を用いるもの：ロールシャッハ・テスト，TAT（主題統覚検査），PF スタディ（絵画欲求不満テスト）など
②言語刺激を用いるもの：SCT（文章完成法），言語連想検査など
③構成材料を用いるもの：バウムテスト（樹木画），人物画テスト，HTP，家族画などの描画法，箱庭など
代表的な投影法の検査の内容を**表 5-9** に示す．

3　パーソナリティの異常と障害

　パーソナリティが統計的な基準からみて著しく偏っていたり，また精神病理的な症状がみられることによって，日常生活に支障があらわれることがある．ここでは，こうしたパーソナリティの異常と障害のうち，神経症，統合失調症，パーソナリティ・ディスオーダー（人格障害）について述べる．

表 5-9　投影法による代表的な検査

ロールシャッハ・テスト	左右対称のインクのシミ状図版を 10 枚用い，それが何に見えるかを答えさせる（p.14 図 1-21 参照）．
TAT（主題統覚検査）	主に人物を配した絵を見せて，それについて自由に物語をつくらせる．人物の代わりに動物を配した絵を用いる子ども版（CAT）もある（p.32 図 3-4 参照）．
PF スタディ	欲求不満を生じさせるような場面を線画で示し，そこでどう応答するかのせりふを書かせる．
SCT（文章完成法）	未完成の短文を示し，文章を完成させる．
言語連想検査	いくつかの刺激語を提示し，連想する単語を答えさせる．
描画法	バウムテスト（樹木画），HTP（家屋・樹木・人物の描画），人物画，家族画，動的家族画（家族で何かしているところを描く），風景構成法などがある．

▲ 1. 神経症

　神経症はノイローゼの訳語である．中枢神経系には器質的な障害がなく，心理的な要因によって心身にさまざまな症状があらわれる状態を総称した呼称である．基本的には自分が通常の状態ではないことを自覚しており，パーソナリティの統合は保たれ現実吟味に障害はない．しかし，強い不安や攻撃衝動が内在し，現在の自分の症状にとらわれていて，日常生活に著しい支障が出ている状態をいう．

　神経症には多様な症状があるが，従来は症状の特徴によって，それぞれ○○神経症と表現されてきた．現在では，代表的な精神症状の国際的分類基準である ICD-10（p.76 参照）や DSM-5（p.154 参照）において神経症という用語を用いず，前者では「状態」や「障害」，後者では「障害」という用語を用いるようになった．ICD-10 の神経症的障害の分類は，恐怖症性不安障害，その他の不安障害，強迫性障害，重度ストレス反応および適応障害，解離性障害，身体表現性障害，その他の神経症性障害の 7 つである（**表 5-10**）．

表 5-10　ICD-10 による，神経症性障害，ストレス関連障害及び身体表現性障害の分類
（厚生労働省　2016　より作成）

恐怖症性不安障害	広場恐怖（症），社会恐怖（症），特定の［個別的］恐怖症（高所，動物，閉所など）　など
その他の不安障害	恐慌性〈パニック〉障害，全般性不安障害　など
強迫性障害〈強迫神経症〉	主として強迫思考又は反復思考，主として強迫行為［強迫儀式］　など
重度ストレスへの反応及び適応障害	急性ストレス反応，外傷後ストレス障害，適応障害　など
解離性〈転換性〉障害	解離性健忘、解離性遁走、解離性昏迷　など
身体表現性障害	身体化障害，心気障害，身体表現性自律神経機能不全，持続性身体表現性疼痛障害　など
その他の神経症性障害	神経衰弱，離人・現実感喪失症候群　など

（厚生労働省　2016　疾病，障害および死因の統計分類　ICD-10（2013 年度版）準拠内容例示表）

3　パーソナリティの異常と障害　　**63**

5章　パーソナリティ

▲ 2．統合失調症

統合失調症は従来，精神分裂病といわれてきた病態である．しかし，精神分裂病という和名は誤解を招きやすく社会的な偏見が強いという指摘を受け，日本精神神経学会では 2002 年より和名を統合失調症と変更することになった．

統合失調症は 10 代半ばから発症することが多い原因不明の精神疾患で，出現率は人口の 0.7 〜 0.9％とされている．この病気の概念をはじめて提唱したブロイラーは，統合失調症の基本症状として次の 4 つをあげている．

①思考障害による連合弛緩（思考のまとまりのなさ）

②感情障害（感情の鈍麻，過敏，不調和）

③自閉（外界との接触を避け，自分の世界に閉じこもる）

④両価性（同一対象に相反する感情を抱く）

DSM-5 による診断基準を**表 5-11** に示す[7]．中核症状のうち妄想とは，非現実的で誤った考えを確信し，それを訂正しようとしない状態であり，**関係被害妄想**や**誇大妄想**などがみられる．また，幻覚では幻聴（他者の声が聴こえ，あるいはそれと対話してしまう）が中心である．

統合失調症は，症状が進行するとパーソナリティの統合が失われ，対人関係や社会生活に重大な支障があらわれる疾患であるが，早期に適切な治療・援助が行われれば，十分に社会生活への適応が可能である．

> **関係被害妄想**
> 実際には自分と関係のない偶然の出来事を自分と関係づけ，自分に対する特別な意味があると確信し，それによって，自分が迫害されたり危害を加えられたりするおそれがあるという内容の妄想．

表 5-11　DSM-5 による統合失調症の診断基準（APA，2013[7]より作成）

統合失調症の中核症状を 5 つの主領域とし，症状の有無，強さ，持続時間の違いによって重症度が異なる
(1) 妄想 (2) 幻覚 (3) まとまりのない思考（発語） (4) ひどくまとまりのない，または緊張病性の行動 (5) 陰性症状（感情の平板化，意欲欠如）
重症度により，症状がはっきり現れない軽度のものから，現実検討能力に問題がある重度のものへ 5 つに分類する
(1) 統合失調型パーソナリティ障害 (2) 妄想性障害：主領域のうち（1）だけを有する (3) 短期精神病性障害：症状が 1 か月以内に消失する (4) 統合失調症様障害：統合失調症の診断基準を 6 か月以内に下回る (5) 統合失調症：統合失調症の症状が 6 か月以上持続する

3. パーソナリティ・ディスオーダー（人格障害）

パーソナリティ・ディスオーダー（人格障害）は，「その人の属する文化から期待されるものから著しく偏り，広範でかつ柔軟性がなく，青年期または成人期早期に始まり，長期にわたり安定しており，苦痛または障害を引き起こす，内的体験および行動の持続的様式」と定義されている．

つまり，パーソナリティの特徴が平均的なレベルから著しく偏っているために，本人が気分や感情を適切にコントロールできず苦痛を感じていたり，周りの環境や対人関係に適応できなくなっている状態をいう．

パーソナリティ・ディスオーダーの分類と特徴は，**表 5-12** に示すとおりである．

表 5-12　パーソナリティ・ディスオーダーの分類と特徴

A 群	猜疑性パーソナリティ障害／妄想性パーソナリティ障害	他人の動機を悪意あるものと解釈するといった，不信と疑い深さ
	シゾイドパーソナリティ障害／スキゾイドパーソナリティ障害	社会的関係からの離脱，感情表出の範囲の限定
	統合失調型パーソナリティ障害	親密な関係で急に不快になること，認知または知覚的歪曲，および行動の風変わりさ
B 群	反社会性パーソナリティ障害	他人の権利を無視し，それを侵害する
	境界性パーソナリティ障害	対人関係，自己像，感情の不安定および著しい衝動性
	演技性パーソナリティ障害	過度の情動性と人の注意を惹こうとすること
	自己愛性パーソナリティ障害	誇大性，賞賛されたいという欲求，および共感の欠如
C 群	回避性パーソナリティ障害	社会的抑制，不全感，および否定的評価に対する過敏性
	依存性パーソナリティ障害	世話をされたいという過剰な欲求に関連する従属的でしがみつく行動
	強迫性パーソナリティ障害	秩序，完璧主義，および統制にとらわれる様式

3　パーソナリティの異常と障害

5章 パーソナリティ

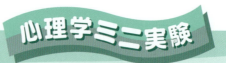

自己概念の測定

目的 自己概念を，20答法によって調べる．
方法 「私は誰か」という質問に「私は」で始まる回答を下の用紙に20通り書く．

20答法回答用紙
下の1から20までの，それぞれの横線の上に，「私は誰だろうか」という質問について，頭に浮かんできたことを，20通りの違った文章に書いてください．

1. 私は＿＿＿＿＿＿＿＿＿＿＿＿＿＿＿＿＿＿＿＿＿＿＿＿＿＿＿＿＿＿＿
2. 私は＿＿＿＿＿＿＿＿＿＿＿＿＿＿＿＿＿＿＿＿＿＿＿＿＿＿＿＿＿＿＿
3. 私は＿＿＿＿＿＿＿＿＿＿＿＿＿＿＿＿＿＿＿＿＿＿＿＿＿＿＿＿＿＿＿
4. 私は＿＿＿＿＿＿＿＿＿＿＿＿＿＿＿＿＿＿＿＿＿＿＿＿＿＿＿＿＿＿＿
5. 私は＿＿＿＿＿＿＿＿＿＿＿＿＿＿＿＿＿＿＿＿＿＿＿＿＿＿＿＿＿＿＿
6. 私は＿＿＿＿＿＿＿＿＿＿＿＿＿＿＿＿＿＿＿＿＿＿＿＿＿＿＿＿＿＿＿
7. 私は＿＿＿＿＿＿＿＿＿＿＿＿＿＿＿＿＿＿＿＿＿＿＿＿＿＿＿＿＿＿＿
8. 私は＿＿＿＿＿＿＿＿＿＿＿＿＿＿＿＿＿＿＿＿＿＿＿＿＿＿＿＿＿＿＿
9. 私は＿＿＿＿＿＿＿＿＿＿＿＿＿＿＿＿＿＿＿＿＿＿＿＿＿＿＿＿＿＿＿
10. 私は＿＿＿＿＿＿＿＿＿＿＿＿＿＿＿＿＿＿＿＿＿＿＿＿＿＿＿＿＿＿
11. 私は＿＿＿＿＿＿＿＿＿＿＿＿＿＿＿＿＿＿＿＿＿＿＿＿＿＿＿＿＿＿
12. 私は＿＿＿＿＿＿＿＿＿＿＿＿＿＿＿＿＿＿＿＿＿＿＿＿＿＿＿＿＿＿
13. 私は＿＿＿＿＿＿＿＿＿＿＿＿＿＿＿＿＿＿＿＿＿＿＿＿＿＿＿＿＿＿
14. 私は＿＿＿＿＿＿＿＿＿＿＿＿＿＿＿＿＿＿＿＿＿＿＿＿＿＿＿＿＿＿
15. 私は＿＿＿＿＿＿＿＿＿＿＿＿＿＿＿＿＿＿＿＿＿＿＿＿＿＿＿＿＿＿
16. 私は＿＿＿＿＿＿＿＿＿＿＿＿＿＿＿＿＿＿＿＿＿＿＿＿＿＿＿＿＿＿
17. 私は＿＿＿＿＿＿＿＿＿＿＿＿＿＿＿＿＿＿＿＿＿＿＿＿＿＿＿＿＿＿
18. 私は＿＿＿＿＿＿＿＿＿＿＿＿＿＿＿＿＿＿＿＿＿＿＿＿＿＿＿＿＿＿
19. 私は＿＿＿＿＿＿＿＿＿＿＿＿＿＿＿＿＿＿＿＿＿＿＿＿＿＿＿＿＿＿
20. 私は＿＿＿＿＿＿＿＿＿＿＿＿＿＿＿＿＿＿＿＿＿＿＿＿＿＿＿＿＿＿

結果の整理 いろいろな分析方法があるが，ここではローカス・スコアを求める方法を紹介する．回答が「私は学生です」などの客観的事実を述べたもの（合意反応）と「私は怖がりです」などの主観的判断によるもの（非合意反応）に分ける．反応が合意反応から非合意反応に変わる回答番号をローカス・スコアという．この値は，回答者がどれだけ客観的に社会的枠組みから自己定義しているかを示している．この値が高いほど，社会の中での自分の役割や立場を多く意識しているといえる．

自分の回答一つひとつについて，その意味内容を検討することも大切である．

第6章
知　　能

6章　知　能

6 知　能

この章のねらい

　かしこい，頭がよいとはどういうことか．従来の学校での知的能力とは異なる社会的かしこさの考え方もでてきている．また，知能の障害や知的能力の低下が顕著にみられる認知症の問題も，現在の高齢社会では知っておく必要がある．

　この章では，次の3つの目標の理解をねらいとしている．

1 知能とは何か，その構造はどのようになっているのか知る．

2 知能をどのように測定するのか学ぶ．

3 知能の障害の仕組みはどうなっているのか理解する．

1 知　能

1. 知能とは

　知能はパーソナリティにおける知的側面の個人差である．知能の定義は，心理学者の知能観，測定方法あるいは時代背景によって，さまざまに変化してきた．一般的には，「学習する能力，学習によって獲得された知識および技能を新しい場面で利用する能力，獲得された知識によって選択的に適応する能力」を指すことが多い．知能検査によって知られる**ウェクスラー**（1955）は，知能を「目的的に行動し，合理的に思考し，効果的に環境を処理する総合的・全体的な能力」であると包括的に定義している．

> **ウェクスラー**
> **Wechsler, D.**
> **1896-1981**
> 　ルーマニア生まれ．1932年以降，ニューヨーク大学医学部教授と附属ベルヴュー病院精神科心理学主任を歴任した．

　知能をどう定義するかは，知能をどう考えるかという知能の構造の問題と関わっている．

2. 知能の構造

　知能はどのような構造をしているのか，についていくつかの考え方がある．その代表的なものを，年代を追って紹介する．

68

1）スピアマン（1904）の理論

知能に関係があると思われる感覚・思考・記憶・態度などの検査を実施し，あらゆる検査問題に共通にみられる因子と，個々の問題の特殊性に応じた因子を仮定した（**図 6-1**）．前者を一般知能因子（g），後者を特殊因子（s）とよび，二因子説を提唱した．

2）サーストン（1938）の理論

56 種類のテストを行い，知能は次の 7 つの異なる基本的精神能力の因子から構成されると提案した（**図 6-1**）．

① 計数：簡単な計算を速く正確に行うことに関係する能力
② 語の流暢さ：話したり書いたりするための基礎能力
③ 言語理解：語い，理解などの言語的概念を扱う能力
④ 記憶：簡単な材料を保持・再生し，記憶する能力
⑤ 推理：複雑な問題から一般的規則，原理を導く能力
⑥ 空間：平面・立体図形など空間関係を知覚することに関する能力
⑦ 知覚：知覚的判断の速さに関係する能力

サーストンは，知能を多因子からなる複合的な構造をもつものとしてとらえた．

3）キャッテルとホーン（1966）の理論

最初に抽出された因子の上位に二次因子を仮定した階層群因子モデルを立て，流動性知能と結晶性知能という 2 つの知能を提案した（**図 6-2**）．**流動性知能**とは，記憶・推理・数計算・図形処理など新しい課題に対する探索的な問題解決能力であり，18 歳－20 歳頃にピークが訪れ，その後低下する．**結晶性知能**とは，言語理解や経験的評価など経験の集積による知的能力であり，この能力のピークはずっと

> **サーストン**
> Thurstone, L.L.
> 1887-1955
> アメリカにおける心理測定分野の第一人者．態度測定の手法，因子分析における因子抽出法などを開発した．

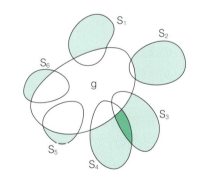

二因子説（Spearman, 1927[13]）
知能は一般知能因子（一般精神エネルギー）g と各知的活動特有の特殊因子 s からなる．g は遺伝的に決定され，s は特殊な学習と経験によって決定される．

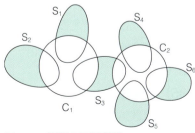

多因子説（Thurstone & Thurstone, 1941[19]）
知能はいくつかの特殊因子（s）から構成されている．一般因子はこれらの特殊因子から二次的に発見される（c）が，すべての特殊因子に共通のものではない．

図 6-1　知能の因子構造

6章　知能

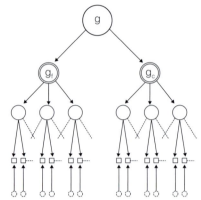

図 6-2　階層群因子モデル
個別検査得点から抽出された多因子の上に二次因子，そのさらに上に g 因子という階層構造を考えたモデル．ここで例にあげたのはキャッテルらの流動性知能〔g_f〕，結晶性知能〔g_c〕のモデルである．

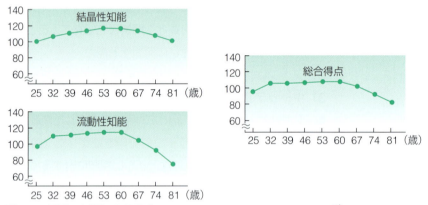

図 6-3　知能の年齢による変化（Schaie, 1980 のデータから中里，1984[10] が作図したもの）

後まで続くとされる（図 6-3）．

4）ギルフォード（1967）の理論

知能に含まれる下位能力は，具体的には内容（情報の種類）・知的操作・知的所産の 3 つのカテゴリーによって表現できるとした（図 6-4）．内容とは，与えられた情報の種類であり，図・記号・意味・行動の 4 つが想定されている．知的操作とは，情報に対して加えられる心理的操作であり，5 つある．このうち従来の知能観では論じられなかった拡散的（発散的）思考を集中的（収束的）思考（p.83 を参照）と区別しており，前者は創造性とも関係が深いものである．知的所産とは，情報を伝えるもののカテゴリーで，6 つが考えられている．この知能構造論は，4 × 5 × 6 = 120 個の因子から構成される 3 次元の立方体モデルであり，情報処理過程の観点からとらえられている．

5）スターンバーグ（1985）の理論

知能にはそれを支える 3 つの下位理論がある，という知能の鼎立（ていりつ）理論を提唱した（図 6-5）．1 つ目は，「コンポーネント理論」であり，その下位に流動性知能と

> **鼎立（ていりつ）**
> 三者が鼎の足のように互いに向かい合って立つさまをいう．2 つが並び立つことは「両立」である．

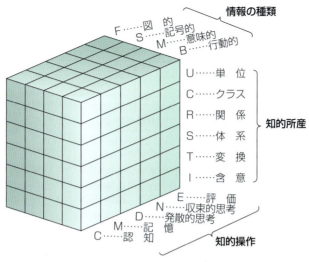

図 6-4　知能の構造模型（Guilford, 1967[7]）
〔情報の種類〕
　図　的……感覚によって組織される情報．視覚的イメージ，音，運動についての印象など
　記号的……数字，文字（単語に組み合わされていない段階），符号などのような任意の記号によって伝えられる情報
　意味的……ほとんどの場合，言葉によって伝えられる，概念上多様性に富む情報
　行動的……私たちの周囲の状態に関連しており，人との接触で言語を介しないで伝わる情報
〔知的所産〕
　単　位……ある特定の語とか像のような知的作業の1つ1つの項目
　クラス……ある特性を共有する単位の集まり
　関　係……「～より大きい」，「～の次に」など，項目と項目を結び合わせるもの
　体　系……「サッカーについての知識」のように何かについて首尾一貫した知識のかたまり
　変　換……前からあった情報が変化すること
　含　意……以前は無関係であった情報がつながりをもつこと
〔知的操作〕
　認　知……情報にすぐ気づくこと
　記　憶……情報をたくわえたり定着させること
　発散的思考……与えられた情報から論理的に一般化すること
　収束的思考……与えられたいくつかの情報から論理的に結論を出すこと
　評　価……個々の情報をある基準に照らし合わせて比較すること

結晶性知能の考え方を置いている．知的活動でさまざまな問題に直面したとき，これをどのような問題とみなし，どのように解くべきかを考え，自分の思考をモニターするなど，個人の知的活動を支えるメカニズムに関する「個人内世界理論」である．2つ目は，「文脈理論」であり，こうしたメカニズムを日常生活で使い，外的環境に適応することに関する「個人外世界理論」である．実用的・社会的な知能で，場面即応能力といえる．3つ目は，個人の内と外との世界を橋渡しする「経験理論」であり，新しい刺激を扱う能力や情報処理を自動化する能力などが想定されている．スターンバーグは，これら3つの知能がバランスよく発達することが健全な知能の発達であると考えている．

6）ガードナー（2001）の理論

複数の独立したモジュール（部分・部品の意味）からなる知能の構成体を考え，

6章　知能

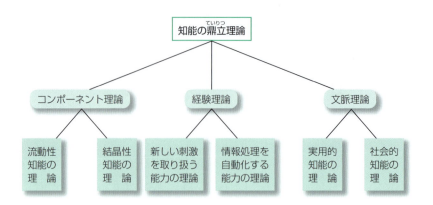

図6-5　知能の鼎立理論の構造

多重知能の理論を提唱した．現在では，次の8つの知能が考えられている．

① 言語的知能：言葉，言語能力に関する知能
② 論理－数学的知能：論理的に考える力や数的処理をする能力
③ 音楽的知能：作曲や演奏，鑑賞などに関する能力
④ 空間的知能：絵を描く能力，建築など立体的に考える能力
⑤ 身体－運動的知能：スポーツや体を使った舞踊などの能力
⑥ 個人内知能：自分自身のことを理解する力，内省的知能
⑦ 個人間知能：人と人との関係をうまくこなす能力，対人的な社会的知能
⑧ 博物学的知能：物を見分けたり，分類したりする能力

　ガードナーの多重知能の考えは，従来取り上げられなかった音楽的知能や身体－運動的知能，個人間知能などといった社会的かしこさを扱っているところに特色がある．

2　知能の測定

　知能をどのように測るかについても，いくつかの考え方がある．歴史的な流れとともに，その代表的なものを紹介する．

1）ビネーによる知能検査の開発

　今日の知能検査の原型を作成したのは，フランスのビネーである．1905年に，医学生のシモンと協力して30項目の平易な問題から順に難しい問題を並べた知能検査を公表した（**表6-1**）．この検査は，理論的・分析的な方法ではなく，実際的・総合的な方法によって，個人がどの問題まで解けるかを知るためのものであった．
　1908年に発表された改訂版では，今日のビネー式検査で用いられている年齢尺

> **ビネー**
> Binet, A.
> 1857-1911
> フランスの心理学者で，世界で最初の知能検査をシモンとともに1905年に作成した．

表 6-1　異常児の知的水準を診断するための検査項目

（Binet et Simon，1905／中野・大沢（訳），1982[1]）

第1問	凝視	物を見る行動に伴う頭と眼の動作に協応があるかどうか調べる．燃えているマッチを使い，被検児の眼の前をゆっくりとマッチを動かし，炎を追うように被検児の眼と頭の運動をうながす．
第2問	触覚の興奮によって引き起こされる把握動作	手の触知覚とつかんだり口にもっていく動作との協応を調べる．たとえば木片を置き，それを手に触れさせ，口までもっていくかどうかを調べる．
第3問	視覚刺激によって引き起こされる把握動作	物を見ることと物をつかむことの間に，協応があるかどうかを調べる．子どもの手が届く範囲内に物を提示し，意図的に手を使ってそれをつかむよう，子どもをうながす．
第4問	食べ物の認識	視覚によって，食べられる物と食べられない物とを弁別する．一枚の板チョコと木製の白色立方体1つを順番に提示し，視覚で区別してチョコレートを選ぶかどうかをみる．
第5問	ちょっとした機械的な困難さを加え，食べ物を探させる	このテストによって，簡単な記憶力と意志的努力と動作との協応がはっきりと調べられる．第4問で用いたチョコレートを子どもの見ている前で紙にくるみ，再び子どもに提示する．それをとって紙をはがす動作をするかどうかをみる．
第6問	簡単な命令の実行と単純な動作の模倣	被検児ははじめて検査者との社会的関係に加わる．命令については，座るように指示したり，起立させ，戸を閉めさせ，もう一度こちらに呼び戻すなど．模倣については，手を叩き，その手を肩や背中に置くなどを，見てまねさせる．
第7問	言葉による事物の認識	このテストは，事物とその名前とに連合が成立しているかどうかを調べる．子どもの眼の前で頭・髪・眼などの身体の部分の名前を言葉でいい，子どもに指示させる．コップ・鍵・ひもを並べ，言った物を取るように求める．
第8問	言葉による絵の認識	前のテストと同じ形式だが，実物ではなく絵を用いる．
第9問	指された物の名前をいう	第8問の逆．別の色彩画を用いて，小さな女の子，犬，街灯などを尋ねる．
第10問	長さが異なる2本の線の直接比較	どちらが大きいかを尋ねる．
第11問	3つの数字の反唱	直接記憶と意図的注意をみるテスト．一桁の「3，7，1」のようにランダムな一桁の3つの数字をいい，そのとおり復唱できるかどうか．
第12問	2つの重さの比較	注意力と比較力と筋感覚を要求するテスト．重さだけ異なる2つの立法体（3gと12g または6gと15g）の重さの比較を尋ねる．
（以下略）		

度が採用された（**表6-2**）．ビネーらの関心は，ある子どもの知能の程度が，一般の子どもの平均的な発達水準の何歳に相当するかを調べることにあった．知能の発達の程度をあらわす**精神年齢**（MA）という指標である．

　ビネーらの作成した検査の特色は，暦年齢（CA）に対する精神年齢の遅れを知能の遅滞の指標にした点にある．

　ドイツのシュテルンは，精神年齢（MA）／暦年齢（CA）を指標とすることを

2　知能の測定　**73**

6章　知能

スウ (sou)
フランスの旧銅貨. 1フランの100分の1がサンチームであり, スウは5サンチームに相当する.

表6-2　1908年版知能測定尺度の年齢別検査項目
(Binet et Simon, 1908／中野・大沢 (訳), 1982[1])

年齢	検査項目	年齢	検査項目
3歳	目, 耳, 口の指示 絵の中の事物の列挙 2数字の反唱 文章の反唱 (6音節文) 家の名 (姓) を言う	8歳	2つの記憶のための読み方 9スウの計算 (1スウ3個と2スウ3個で) 4つの色の名 20から0まで逆に数える 記憶から2つの事物の差異をあげる 書き取り
4歳	自分の性別を言う 見なれた事物の名を言う 3数字の反唱 2本の直線の比較	9歳	年月日を完全に言う (年号, 月, 日, 曜日) 1週間の曜日の名 用途以上の定義 6つの記憶のための読み方 20スウでのつり銭 5つの重さならべ
5歳	2つのおもりの比較 正方形の模写 文章の反唱 (10音節文) 4つの硬貨の数え方 2片によるはめ絵遊び	10歳	1年間の月の名 9種の通貨の名称 3語を2つの文章に用いる 了解問題 (その1) － 3問 了解問題 (その2) － 5問
6歳	文章の反唱 (16音節文) 2つの顔の美の比較 身近な事物の用途による定義 同時になされた3つの命令の実行 自分の年齢を言う 午前と午後の区別	11歳	不合理な文章の批判 3語を1つの文章に用いる 3分間に60語以上あげる 抽象語の定義 語順を正す
7歳	絵の欠けている部分の指摘 手指の数 (10本) を言う 手本の文の模写 三角形と菱形の模写 5数字の反唱 絵の内容の叙述 13の硬貨の数え方 4種類の通貨の名称	12歳	7数字の反唱 韻合わせ 文章の反唱 (26音節文) 絵の内容の解釈 記事に関する問題
		13歳	切り抜き問題 三角形の置換

提案した. この考えは, アメリカ・スタンフォード大学のターマンによって, 次の式による**知能指数** (IQ) という考え方が採用された.

$$知能指数 (IQ) = \frac{精神年齢 (MA)}{暦年齢 (CA)} \times 100$$

精神年齢が年齢に比例して上昇することを仮定している.

なお, この知能指数という指標のほかに, **知能偏差値**という考え方もある. これは平均50, 標準偏差10のT得点で表される. 個人の検査結果を集団内の相対的位置づけで示すもので, IQとは異なる指標であるので注意が必要である.

T得点
知能検査や学力検査などの得点表示に使われる標準得点の1つで偏差値ともよばれる.

わが国では, 田中寛一 (1954) による「田中ビネー式知能検査」があり, ターマンらの1937年改訂版を基礎としている. 鈴木治太郎 (1953) による「実際的個別式知能検査 (鈴木ビネー)」は, 1916年のスタンフォード改訂版を基礎として, 何度も改訂を重ねている.

2）知能の集団検査

多数の人に対して個別式の知能検査を実施していると，測定に多くの時間を要する．アメリカのオーティスがビネー検査を集団で実施する試みを行った．アメリカ陸軍は，第一次世界大戦における士官候補生の選抜に，陸軍α式とよばれる言語性検査と，英語を理解しなくても実施できる陸軍β式検査を採用した．その後，α式は**言語性検査**（A式），β式は**非言語性検査**（動作性検査：B式）という知能検査のタイプをあらわす基礎となった．

3）ウェクスラーの知能検査

アメリカの**ウェクスラー**は，1939年に精神障害の診断のために「ウェクスラー・ベルヴュー知能検査」を発表した．この検査は，6種類の言語性検査と5種類の動作性検査によって構成され（**表6-3**），10歳から60歳までを適用範囲とする個別検査であった．この検査の特徴は，個人内の差異を明らかにするためにテスト・バッテリー形式をとったことである．つまり，知能を多面的・総合的にみるために，複数のテスト（下位検査）を組み合わせて使用することであった．その後の改訂を経て，現在では以下の3つの検査がある．

① 成人用（16歳以上）：WAIS（Wechsler Adult Intelligence Scale）
② 児童用（5歳〜15歳）：WISC（Wechsler Intelligence Scale for Children）
③ 幼児用（4歳〜6歳半）：WPPSI（Wechsler Preschool and Primary Scale of Intelligence）

わが国では，ウェクスラーの知能検査は，児玉省，品川不二郎などによって標準化された．

表6-3 WAISの問題構成（Wechsler, D／日本版 WAIS-Ⅲ刊行委員会（訳編）2006[20]）

言語性検査	動作性検査
言　語　（32）	絵画完成（24）
類　似　（19）	符　号　（133）
算　数　（21）	積木模様（14）
数　唱　（15）	行列整理（26）
知　識　（27）	絵画配列（11）
理　解　（18）	記号探し（60）
語音整列（7）	組合せ　（5）

3 知的能力障害（知的発達症）(Intellectual Disabilities)

▲ 1．知的能力障害（知的発達症）とは

知的能力障害（知的発達症）は，論理的思考，問題解決，計画，抽象的思考，判断，

6章　知能

学校での学習，経験からの学習のような全般的精神機能の欠陥によって特徴づけられる．それらの欠陥は，家庭または地域でのコミュニケーション，社会参加，学業または職業機能，および自立を含めた日常生活の複数の場面における自立，社会的責任の標準を満たすことができないという適応機能の障害をもたらす．全般的発達遅延とは，知的機能のいくつかの領域において期待される発達の里程標に到達できない場合に診断される（表 6-4）．

知的障害の生物学的要因には，図 6-6 に示したようなさまざまな要因があるが，原因不明の場合が多い．

> **知的障害の診断**
> 知的障害の診断には，田中ビネー検査やWISC－Ⅲなどの知能検査が用いられている．知能指数（IQ）により，軽度，中度，重度，最重度，測定不能に分類される．表6-4に，アメリカ精神医学会（APA）の精神疾患診断・統計マニュアルDSM-5（Diagnostic and Statistical Manual of Mental Disorders）の診断基準を示した．

表 6-4　DSM-5 による知的能力障害の診断基準 （APA, 2013[17]）

知的能力障害（知的発達症）は，発達期に発症し，概念的，社会的，および実用的な領域における知的機能と適応機能両面の欠陥を含む障害である．以下の3つの基準を満たさなくてはならない．
A．臨床的評価および個別化，標準化された知能検査によって確かめられる，論理的思考，問題解決，計画，抽象的思考，判断，学校での学習，および経験からの学習など，知的機能の欠陥．
B．個人の自立や社会的責任において発達的および社会文化的な水準を満たすことができなくなるという適応機能の欠陥．継続的な支援がなければ，適応上の欠陥は，家庭，学校，職場，および地域社会といった多岐にわたる環境において，コミュニケーション，社会参加，および自立した生活といった複数の日常生活活動における機能を限定する．
C．知的および適応の欠陥は，発達期の間に発症する．

> **国際疾病分類（ICD-10）**
> WHOによる世界各国の死亡および疾病統計に使用される，国際疾病分類（International classification of diseases）の第10回修正版（ICD-10）．精神保健に関わる「精神および行動の障害」の章では，統合失調症および妄想性障害，気分（感情）障害，神経症性障害・ストレス関連障害および身体表現性障害など10個の診断カテゴリーが示されている．

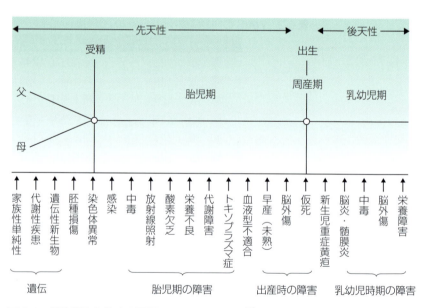

図 6-6　知的障害を生ずる要因 （柚木・白崎, 1998[22]）

2. 認知症

1) 認知症の種類

認知症は，以前は痴呆とよばれていたが，現在では認知症というようになった．**認知症**とは，いったん正常に発達していた脳が広範囲に侵されて，知能が段階的または持続的に低下することである．老年期に特徴的な症状であり，主に脳血管性とアルツハイマー型の2つがある．

①脳血管性認知症

脳梗塞や脳出血で脳組織が障害を受け，機能を損なうことによって起こる（図6-7）．知能低下の内容は，脳血管障害が起こった脳の部位に対応している．記憶の低下が中心であり，それに運動麻痺，構音障害などを伴うことが多い．症状が進むと，見当識（時間，場所，自分などについての認識）が失われ，排泄や摂食などの日常生活の動作が稚拙になる．生活全般についての介護が必要となり，さらに進行すると寝たきりの状態になる．

②アルツハイマー型認知症

1906年にドイツの医学者アルツハイマーによって報告されたもので，アルツハイマー原線維変化とよばれる脳の組織学的異常との関連が認められている（図6-8）．脳全体の萎縮や脳の神経細胞の脱落がみられる．知的障害は重く，知的機能は全般的に低下する．進行につれて，自分の名前や年齢すらわからなくなる失見当がみられ，末期になれば全く話すこともできなくなる．

認知症の進行と重症度については，表6-5に示した．

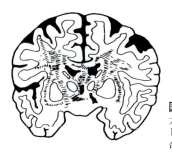

図6-7　脳血管性認知症と傷害部位（大友，1987[11]）
大脳皮質下白質，基底神経核部などに病巣（梗塞巣）が散在している．すなわち大脳皮質（司令部に相当）に出入する情報，命令の通路が冒された形である．

> **トキソプラズマ症**
> 原虫の1つであるトキソプラズマの感染による人や動物の疾患．人にはイヌやネコから感染することが多く，胎内での先天性感染では，流産や水頭症などを生ずる．

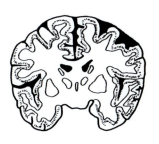

図6-8　アルツハイマー型認知症と傷害部位（大友，1987[11]）
肉眼的に白質，基底神経核部には病巣はなく，指令部に相当する大脳皮質が原発性に傷害された形である．

6章 知 能

表6-5 認知症の進行と重症度 (江藤, 1989[4])

ステージⅠ	物忘れがひどい，考えがまとまらないなどと訴える（ある程度の自覚）. 注意力減退. 興味の減退. 言語機能は十分保たれ，対話や対人関係を形成しうる.
ステージⅡ	近時記憶の著明な障害. 軽度の失見当識. 対話可能だが言語機能の低下がみられ，知的労働は不能.
ステージⅢ	年齢，生年月日を忘れる. 著明な記憶障害と失見当識. 日常生活の動作困難が著しく，自立生活不能.
ステージⅣ	言語機能はほとんど喪失し，対話困難. 尿失禁. 便失禁. 歩行不安定. 日常生活は全介助.
ステージⅤ	ほぼ無言. 臥床傾向著明ないし屈曲性対麻痺を呈する.

アルツハイマー病の進行段階は3期（ステージ）に分けることが一般的だが，少し細かく5段階に分けた. 認知症の診断はステージⅠではつけにくいことがある. 最も期間として長いのはステージⅢである. 末期には，両下肢を曲げたまま伸びなくなり（屈曲性対麻痺），食物を嚥下することも困難になる.

表6-6 改訂長谷川式簡易知能評価スケール

（検査日： 年 月 日）		（検査者： ）

氏名：	生年月日： 年 月 日	年齢： 歳
性別：男／女	教育年数（年数で記入）： 年	検査場所
DIAG：	（備考）	

1	お歳はいくつですか？（2年までの誤差は正解）		0 1
2	今日は何年の何月何日ですか？ 何曜日ですか？ （年月日，曜日が正解でそれぞれ1点ずつ）	年 月 日 曜日	0 1 0 1 0 1 0 1
3	私たちがいまいるところはどこですか？（自発的にでれば2点，5秒おいて家ですか？ 病院ですか？ 施設ですか？ のなかから正しい選択をすれば1点）		0 1 2
4	これからいう3つの言葉をいってみてください. あとでまた聞きますのでよく覚えておいてください. （以下の系列のいずれか1つで，採用した系列に○印をつけておく） 1：a）桜 b）猫 c）電車 2：a）梅 b）犬 c）自動車		0 1 0 1 0 1
5	100から7を順番に引いてください.（100−7は？，それからまた7を引くと？ と質問する. 最初の答が不正解の場合，打ち切る）	(93) (86)	0 1 0 1
6	私がこれからいう数字を逆からいってください.（6−8−2，3−5−2−9を逆にいってもらう，3桁逆唱に失敗したら打ち切る）	2−8−6 9−2−5−3	0 1 0 1
7	先ほど覚えてもらった言葉をもう一度いってみてください. （自発的に回答があれば各2点，もし回答がない場合以下のヒントを与え正解であれば1点） a）植物 b）動物 c）乗り物		a：0 1 2 b：0 1 2 c：0 1 2
8	これから5つの品物を見せます. それを隠しますのでなにがあったかいってください. （時計，鍵，タバコ，ペン，硬貨など必ず相互に無関係なもの）		0 1 2 3 4 5
9	知っている野菜の名前をできるだけ多くいってください. （答えた野菜の名前を右欄に記入する. 途中で詰まり，約10秒間待っても答えない場合にはそこで打ち切る）0〜5＝0点，6＝1点，7＝2点，8＝3点，9＝4点，10＝5点		0 1 2 3 4 5
		合計得点：	

78

表 6-7　柄澤式－老人知能の臨床的判定基準の例（柄澤，1981[9]）

	判定	日常生活能力	日常会話・意思疎通	具体的例示
正常	（−）	社会的，家庭的に自立	普通	活発な知的活動持続（優秀老人）
	（±）	同上	同上	普通の社会活動と家庭内活動可能
異常衰退	軽度（+1）	・通常の家庭内での行動はほぼ自立 ・日常生活上，助言や介助は必要ないか，あっても軽度	・ほぼ普通	・社会的な出来事への興味や関心が乏しい ・話題が乏しく，限られている ・同じことを繰り返し話す，たずねる ・いままでできた作業（事務，家事，買物など）にミスまたは能力低下が目立つ
	中程度（+2）	・知能低下のため，日常生活が 1 人ではちょっとおぼつかない ・助言や介助が必要	・簡単な日常会話はどうやら可能 ・意思疎通は可能だが不十分，時間がかかる	・なれない状況で場所を間違えたり道に迷う ・同じ物を何回も買い込む ・金銭管理や適正な服薬に他人の援助が必要
	高度（+3）	・日常生活が 1 人ではとても無理 ・日常生活の多くに助言や介助が必要，あるいは失敗行為が多く目が離せない	・簡単な日常会話すらおぼつかない ・意思疎通が乏しく困難	・なれた状況でも場所を間違え道に迷う ・さっき食事したこと，さっき言ったことすら忘れる
	最高度（+4）	同上	同上	・自分の名前や出生地すら忘れる ・身近な家族と他人の区別もつかない

2）認知症の診断

認知症を診断するには，精神医学的な診察に加えて，脳の画像診断，各種認知症（痴呆）検査を組み合わせて診断する．

①脳の画像診断

ＣＴ（コンピュータ断層診断）やMRI（磁気共鳴像）などによる画像診断である．

②認知症（痴呆）検査

知能評価テストと行動観察評価スケールが使用されている．知能評価テストの代表的なものとして，長谷川式簡易知能評価スケールがある（**表6-6**）．行動観察評価スケールは，日常生活上の行動や能力について，家族や介護者から得られた情報をもとに評価するものである．代表的なものとして，柄澤式－老人知能の臨床的判定基準が使用される（**表6-7**）．

CT : computed tomography の略.
MRI : magnetic resonance image の略.

コラム

こころの知能指数（EQ）[3) 6)]

　ゴールマン（1995）が「情動的知能：な
ぜそれが IQ より重要か」という本を出版し，
一躍ベストセラーになった．日本では『EQ:
こころの知能指数』（土屋京子（訳）　講談社，
1998）として翻訳された．日本語版のタイ
トルに含まれる EQ は原書にはない．アメ
リカの週刊誌『タイム』が，ベストセラー
となったゴールマンの本を話題として取り
上げたときに使用したものである．アメリ
カだけでなく，日本でもこの EQ という言
葉が有名になった．

　ゴールマンによれば，EQ には次の 5 つ
の要素がある．

① 自分自身の情動を知る：自分自身の
感情をモニターする能力．

② 感情を制御する：自分の感情を鎮め，
不安や憂うつやいらだちをふり払う

こと．

③ 自分を動機づける：目標達成に向か
って自分の気持ちをふるい立たせる
こと．

④ 他人の感情を認識する：他人の欲求
をあらわす信号を敏感に受けとめる
こと．

⑤ 人間関係をうまく処理する：社会的
知能を発揮する能力．

　こうした情動的知能の概念は，その後も
注目されており，チャロキーたちの本「エ
モーショナル・インテリジェンス：日常生
活における情動知能の科学的研究」（中里浩
明ほか（訳）ナカニシヤ出版，2005）が翻
訳されている．今後の研究動向が期待され
る．

第7章
思　　考

7章　思考

7

思　考

この章のねらい

　私たちは物事を認識したり，考え，推理し，批判し，想像したりする．さらには，新しいものを創造する．こうしたこころの働きについて，理解を深めよう．

　この章では，次の3つの目標の理解をねらいとしている．

1 考えるとはどういうことなのかを理解する．

2 問題を解決するにはどのような方法があるかを知る．

3 新しいものを創り出す過程と方法は何かを学ぶ．

1

思　考

1. 思考とは

パスカル
Pascal,B.
1623-1662
　フランスの哲学者・数学者・物理学者．著書「パンセ」の中で思考する存在としての人間の本質を表現した．

　「人間は自然界で最も弱い一本の葦にすぎない．しかしそれは考える葦である」と述べたのは，フランスの哲学者パスカルである．たしかに，私たちはいろんなことについて，考え，判断し，推論する．心理学では，**思考**を「知識を構成し，構成した知識を新しい状況に適用すること」と広く定義している．知識を構成し適用するためには，知識間の関係を理解し，判断し，推理することが必要である．

　知識とは，情報処理アプローチの立場からみれば，最終的には長期記憶に蓄積されたものである．しかも知識は，断片的な記憶の集まりではなく，意味的にまとめられ，体系化されて貯蔵されている．膨大な量の知識から，必要な場面ごとに適切な知識が取り出され，適用されなくてはならない．

　ピアジェの認知発達の考えによれば，知識は伝達されるのではなく，環境と相互作用するなかで構成されるものである．知識獲得は，経験の反復による熟達化，事例からの帰納的推論，観察学習，既有知識からの推論などによっている．

82

2. 集中的思考と拡散的思考

集中的思考とは，いろいろな手がかりを利用して，1つの答えまたはいくつか少数の答えにたどり着こうとする思考である．収束的思考ともいう．算数の問題を解くときの思考が，その代表的な例である．

一方，**拡散的思考**とは，わずかな手がかりをもとに多様な答えを探し出す場合の思考である．発散的思考ともいう．未知の新しい課題に取り組むときの思考がその例である（図 7-1）．

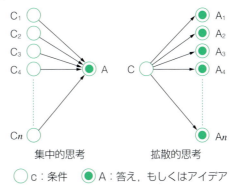

図 7-1　集中的思考と拡散的思考（新井，1997[1]）

3. 概　念

概念とは，「個々の事物・事象に共通する性質を抽象し，まとめあげることによって生活体内につくられる内的表現」である（山崎，1999[16]）．つまり，個々の事物・事象の特殊性を捨て，共通性だけを取り出してつくり上げられる．

イヌを例にとってみると，黒いイヌもいれば，白いイヌ，茶色のイヌ，小型犬や大型犬，毛がふさふさしたものや短毛のイヌなどさまざまな種類がある．しかし，ネコとは異なる共通の特徴をもっている．この共通の特徴の集合が，イヌという概念である．

概念は，階層的に組み立てられている（図 7-2）．階層の一定の場所に位置づけられた下位概念は，その上位概念を内に含むものとして認識される．イヌは，イヌ科・哺乳類・動物・生物として認識される．こうした概念の階層化によって，思考は効率的になる．

カテゴリー事例の特徴情報を抽象化し，統合したものを**プロトタイプ**（原型）という．プロトタイプは最も中心的・典型的なものであり，カテゴリー事例と最も多くの共通特徴をもつものである．たとえば，鳥のプロトタイプは，羽があって，空を飛び，卵を産むなどの特徴がある．事例のカテゴリー化は，プロトタイプとの類似性によって決定される．鳥の事例では，ハトやスズメはプロトタイプと類似性が高く，容易に鳥であると判別できる．しかし，ペンギンは空を飛ばないためにプロ

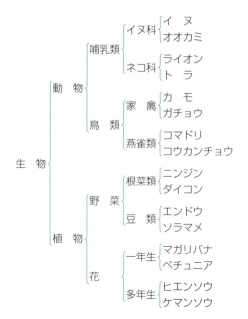

図 7-2　概念の階層性（Vinacke, 1968[14]）

トタイプとの類似性が低く，鳥という概念になかなか入れにくい．このようにプロトタイプによって，カテゴリー化を行っている場合が多い．

概念は具体的な事物だけでなく，言語のもつ抽象化の働きによって，「宗教」「音楽」「経済」などといった抽象的な概念にまで拡大して考えることができる．

また，同じ事物でも異なる概念を用いれば，異なる抽象化，異なる分類の対象になる場合がある．村田（1987[5]）は次のような例をあげている．「水は〈飲むもの〉でもあり，〈冷やすもの〉でもあり，〈濡らすもの〉でもあり，〈洗うもの〉でもある」つまり「水」という概念は，その用途によって違ったカテゴリーに分類される．

2　問題解決

問題解決とは，目の前にある問題を解決しなければならない課題としてとらえ，目標とする状態にまで導くことである．つまり，現在の問題となる状態と目標とする状態との間にあるギャップ（溝）を，なんらかの認知的操作によって埋めることである．

1．試行錯誤と洞察

問題解決についての古典的な考えとして，試行錯誤説と洞察説がある．

ソーンダイクは，ペダルを踏むと扉から外に出られる仕組みになっている問題箱という実験装置（図 7-3）にネコを閉じ込めた．ネコはさまざまな行動を取るが，偶然ペダルに触れて外に出られるという経験をする．こうした試行を繰り返すうち

> **ソーンダイク**
> **Thorndike, E.L.**
> **1874-1949**
> アメリカのコロンビア大学教授．学習には動物の能動的な行動が必要であるという練習の法則や効果の法則を提唱した．

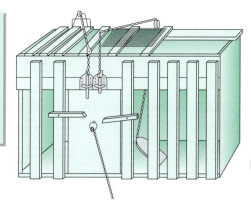

図 7-3　ソーンダイクの問題箱
（Thorndike, 1911[11]）

図 7-4　チンパンジーの知恵試験の実験例（Köhler, 1921[6]）より作図）

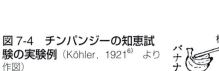

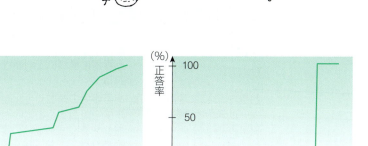

図 7-5　試行錯誤と洞察[6]

> **ケーラー**
> **Köhler, W.**
> **1887-1967**
> ヴェルトハイマーらとともにゲシュタルト心理学の中心人物の1人．
> 1913〜20年までスペイン領テネリフェ島の類人猿研究所所長としてチンパンジーの研究にあたった．

に，ネコは問題箱に入れられるとすぐにペダルを踏んで脱出するようになった．ネコは**試行錯誤**によって問題解決の方法を学んだのである．問題解決に役立つ（効果のある）反応を行うと，その反応を引き出した刺激とその反応との間の連合が強められる．これを**効果の法則**という．

　ケーラーは，チンパンジーを檻の中に入れ，檻の外の手の届かない所にバナナを置いた（**図 7-4**）．檻の中には1本の棒が置いてある．チンパンジーは，はじめのうちは檻から手をのばしたりするが，そのうちに騒ぎ立てるのをやめ，棒に目をとめる．しばらくして突然棒を手に取り，バナナを手元に引き寄せるという行動をとった．このようなバナナを得るという目的のために，試行錯誤ではなく，目的と手段との関係を直観的に把握し，余分な行動をとることなく一挙に正しい反応をした．瞬間的な**洞察**（見通し）によって問題を解決したのである（**図 7-5**）．

2. 問題解決の方略

人間が問題解決のために用いる方略として，大きくアルゴリズムとヒューリスティックスに分けることができる．

アルゴリズムとは，問題解決のための一連の規則的な手続きのことである．たとえば，算数の足し算・引き算は，一定の手順にしたがって計算していけば，必ず正解を出せる．正解に至る手順が決まっている問題の解き方をアルゴリズムという．

ヒューリスティックス（発見的探索法）とは，どのような手順で問題を解けばよいのか見通しのつかない場合に用いられる．適当と思われる方法を実際に試しながら得られた結果を評価し，それを繰り返して目標に近づいていく方法である．

私たちは，日常生活でさまざまな問題に出会う．その場合，多くは実用的で認知的節約のためにヒューリスティックスな解決をとることが多いが，誤りも多い．トヴェルスキーとカーネマンは，代表性，利用可能性，シミュレーション，調整と係留の4つのヒューリスティックスを指摘している（**表7-1**）．

表7-1　主なヒューリスティックス（Tversky & Kahneman, 1974[12]）

名称	認知事象	定義	適用例
代表性ヒューリスティックス	確率判断	AがBに所属する確率は，AがBを代表している程度に基づいて判断される	ある人（A）は，風貌や振る舞いがあなたの芸術家ステレオタイプにぴったりなので，芸術家（B）に違いないと判断される．
利用可能性ヒューリスティックス	頻度または確率判断	ある事象の頻度や生起確率は，該当する事例の利用しやすさに基づいて判断される	離婚率を推定するのに，離婚した事例をどのくらい思いつくかを利用する．友人や知人にたくさんいれば，離婚率が高いと判断する．
シミュレーション・ヒューリスティックス	予期，原因帰属，印象，感情経験	ある事象に関するシナリオを心のなかでシミュレーションできる程度に応じて，判断や印象が決定される	宝くじの当選番号と1つ違いではずれたときのほうが，全く違う番号のときよりも，当たった場合のことが想像されやすいので，悔やむ気持ちが強くなる．
係留と調整ヒューリスティックス	ある事象の位置の推測	ある事象の推定に，なんらかの初期値を設定し，それを係留点として，新たな事例について調整を行う	ある人の貯蓄額を判断するのに，自分の貯金残高を基準にして行う．

3. 帰納的推論と演繹的推論

帰納的推論とは，いくつかの事例から1つの結論を導く形の推論である．仮説検証型の思考では，この帰納的推論が重要な役割を果たしている．観察した事実や事象に基づき，それらを生じさせている原因や法則性を推論する．

一方，**演繹的推論**とは，ある命題が真であるという前提に立って，具体的な知識や仮説を導く推論である．数学の証明問題を解くときには，この演繹的推論を用いている．

4. 日常的推論

　心理学では，私たちが日常行う推論を扱っており，私たちが間違いやすい推論の過程が検討されている．

　ウェイソンの「4枚カード」問題を，**図7-6**に示した．E，K，4，7と書かれた4枚のカードがある．これらのどのカードも，一方の面にはアルファベットが，その裏側には数字が書かれている．「『片方が母音ならその裏側は偶数でなければならない』という規則が正しいかどうか確かめるには，少なくともどのカードを裏返してみる必要があるか」という問題である．

　多くの人は，「Eと4」あるいは「Eだけ」と解答する（**表7-2**）．これらはどれも誤答である．正解は「Eと7」であり，正答率はわずか4%である．子音であるKは裏側を確認する必要はない．4はもし裏側が母音であれば規則通りであるし，もし子音であっても問題はない．規則は「母音であれば裏側は偶数」なのであって，「子音であれば裏側は奇数」とは限らない．よって「4」も裏返して調べる必要はない．なぜ「7」のカードを裏返さなければならないかというと，もし裏側に母音が書いてあれば，この規則は誤りだからである．

　この例から，ウェイソンは「人は仮説を反証する証拠を探そうとせず，仮説を支持する証拠だけを探す傾向がある」と指摘し，この傾向を**確証バイアス**といった．私たちの思考が常に論理的に働くわけではないことがわかる．

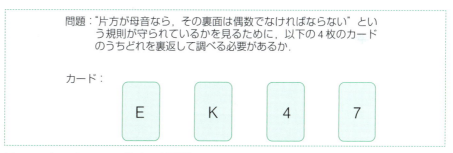

図7-6　ウェイソンの4枚カード問題
（Wason，1966／中島，1994[16]）

表7-2　4枚のカード問題に対する対応

選択したカード	選択した人数（割合）
Eと4	59人（46%）
E	42人（33%）
Eと4と7	9人（ 7%）
Eと7	5人（ 4%）
その他	13人（10%）

7章 思 考

5. 確率判断

　人が行う判断や推理で「絶対にこうだ」といえる場合は少なく，むしろ「多分こうだ」とか「五分五分だ」などの場合が多い．「いくつかの可能性が考えられる場合に，そのうちのいずれの可能性が高いか」を考える場合での推理や判断を，**確率判断**という．

　図 7-7 にある「タクシー問題」を考えてみよう．多くの人は青タクシーを犯人と考える傾向があり，その大半は 80% の確率と回答する．正解は，青タクシーがひき逃げをした確率は 50% 以下（正確には 41%）で，むしろ緑タクシーが犯人である確率のほうが大きい．条件確率のベイズの定理を数学的に使って解くと，**解答**のようになる．日常何気なく行っている直観的判断と合理的に考えられる規範的な解とは，大きく異なる．

　トヴェルスキーとカーネマンは，この「タクシー問題」について，基準比率の無視が誤答の原因で，潜在的な確率（タクシーの台数の割合）を考慮しないで判断する傾向があると指摘している．

【物語】
　ある街には，緑タクシーと青タクシーがあり，全タクシーのうち，85% は緑タクシーで，残りの 15% は青タクシーです．ある夜，タクシーが引き逃げ事件を起こしました．目撃者があらわれて，「引き逃げを起こしたのは，青タクシーだった」と証言しました．裁判では，その目撃者の証言がどれだけ信頼できるかをみるために，事件が起きたのと同じような夜に，タクシーの色を区別するテストをしました．その結果，80% の場合は正しくタクシーを識別できることがわかりました．

【質問】
①さて，あなたは，証言通りに青タクシーが引き逃げをしたと思いますかそれとも，そうは思いませんか，いずれかを○で囲んでください．
（そう思う・そう思わない）
②つぎに，証言どおりに青タクシーが引き逃げをした確率は何パーセントくらいだと思いますか，数値で答えてください．
[　　]%

【解答】
この場合は次のような 4 つのケースを考える必要がある．
①緑タクシーが犯人で，証言も緑タクシーの場合（確率　0.85×0.8 = 0.68）
②緑タクシーが犯人で，証言は青タクシーの場合（確率　0.85×0.2 = 0.17）
③青タクシーが犯人で，証言も青タクシーの場合（確率　0.15×0.8 = 0.12）
④青タクシーが犯人で，証言は緑タクシーの場合（確率　0.15×0.2 = 0.03）
そこで，"目撃者の証言は青タクシー"のケース（②と③の合計の確率）のうちで，実際にも青タクシーが犯人であるケース（③の確率）がどれくらいありえるかを考えればよい．計算は，次の通りになる．

$$\frac{③のケースの確率}{②のケースの確率＋③のケースの確率} = \frac{12}{29} \fallingdotseq 0.41$$

図 7-7　**タクシー問題**（Tversky & Kahneman，1974[12]）

3 創造性

1. 創造性とは

創造性とは，新しく，めずらしく，ユニークで，オリジナルなものとしてとらえられることが多い．創造性が発揮される分野として，①芸術における創作，演奏，演技，演出など，②科学・技術における発明，発見など，③社会問題を解決するに至った計画，システムの創立，リーダーシップの遂行など，がある．

創造性の内容をパーソナリティの一部として分類整理し，創造性の構造を示したのが**図7-8**である（恩田，1971[9]）．この図では，創造性を大きく創造力と創造的人格（態度）の2つに分けている．

またギルフォードは，創造性の因子論として7因子説を提唱している．①課題に対する感受性，②概念形成（思考）の流暢さ，③構えの柔軟さ，④概念形成（思考）の斬新性，⑤統合能力，⑥構造の分析力，⑦評価の能力の7つである．

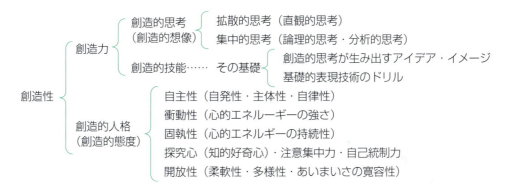

図7-8 創造性の構造（恩田，1971[9]）

2. 創造性の段階

ウォリスは，創造的な業績を残した科学者や芸術家の思考過程を分析し，4つの段階を提唱した．

①準備期：この段階では過去の経験やすでに習得している知識や技能を総動員して問題解決にあたる．しかし，懸命の努力にもかかわらず何度も失敗する．

②あたため（孵化）期：この段階では，問題の解決を一時あきらめ，問題解決とは関係のない散歩や休息など無活動な状態に身をおく．無意識の世界で創造的なアイデアをあたためている段階である．

③啓示（ひらめき）期：一瞬のひらめきによって，創造的な解決方法が見出される．それは強い確信をもって突然訪れる．

④検証期：見出された解決法をさまざまな角度から吟味・検討し，それが正し

いことを検証する．

　創造的発想を生み出すためには，型にはまった思考様式から解放され，問題とは関係のない活動をする「あたため」の段階が重要である．

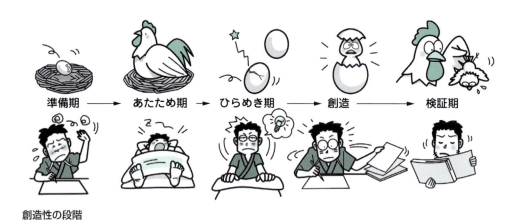

創造性の段階

3. 創造性の開発方法

1) ブレーン・ストーミング

オズボーンが開発した集団的創造思考法で，集団討議の形式で自由奔放にアイディアを出し合う．ポイントは，集団のメンバーはなんの制約を受けることなく意見を出し，さらには他者の発言に対する批判や否定をしないことである．アイディアが出つくした段階で評価に移り，実際に使えそうなアイディアを絞り込んでいくやり方である．

> **ブレーン・ストーミング**
> （brain storming）
> 既存の考え方にとらわれずに発想し，独創的なアイディアを生み出すために，集団の機能を利用する方法．

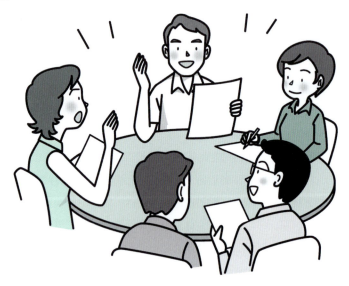

ブレーン・ストーミング

> **KJ 法**
> KJ 法の KJ とは
> 川喜田二郎（1920-
> 2009）のアルファ
> ベットの頭文字であ
> る.

2）KJ 法

　文化人類学者の川喜田二郎が，調査データの整理法に基づいて考案した方法で，最初にアイディアを１つずつ「ラベル」（同一サイズの小さな紙片）に書き込む．次にラベルの分類を繰り返しながら，最終的には大きな紙に図式化して整理する．こうしたプロセスを経ることによって，問題の構造や要因間の相互関係が明瞭になり，新しい発想や発見が促進される．KJ 法は，バラバラなアイディアを分類・整理・構造化することにより，それを目にみえる形に図式化することがポイントである．

　具体的には，次のような手順で行う．

　まずブレーン・ストーミングによって出されたアイディアや，すでに収集した資料を要約したカード（ラベル）づくりをする．次に大きな紙（台紙）をひろげ，そこへ記録されたカードをバラバラに広げる．そして，カルタ取りの要領で，参加者全員で見ながら，関連のあるカードを近くに置き換えていく．「関連がある」というのは，共通している，関係がある，近い内容である，などを意味する．反対の内容のものも関連があるわけなので，近くにまとめて置く．

　１つのまとまりは，５〜８枚くらいのカードで構成されることが望ましい．それ以上になるときは，再度点検してまとまりを分ける．少ないほうは３枚とか，ときには１枚ということもある．

　何度か点検して，カードのまとまりが安定したら，それぞれのまとまりが何を示しているのか，短い表現でまとめ，新しいカード（ラベル）に書き，そのまとまりの上部に置く．こうしたまとまりどうしの関連を考えて，まとまりを並べ替える．

　カード群の配置が決まったら，台紙に糊付けし，カードのまとまりを丸や楕円で囲み，それぞれの囲みの間の関係を示す線を書き込む．ある囲みから別の囲みへの流れを示すなら一方向の矢印，相互に関連しているなら両方向の矢印などを書き込む．

　こうした手順で，資料整理や項目整理をし，目に見える形で図式化する．

3　創造性

心理学ミニ実験

「4枚カード」問題

目 的 演繹推論における意味内容の効果を検討する．

方 法 実験参加者に次の2つの「4枚カード」問題を提示し，選んだカードとその正誤を記録する．

問題1 「片方が母音ならその裏は偶数でなければならない」という規則が正しいかどうかを確かめるためには，少なくともどのカードを裏返す必要があるか．

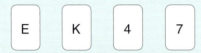

問題2 「もしビールを飲んでいるならば，その人は20歳以上でなければならない」という規則が正しいかどうかを確かめるためには，少なくともどのカードを裏返す必要があるか．

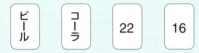

結 果 (1) 問題1において確証バイアスがみられたかどうか確認する（p.87参照）．
(2) 問題1と問題2のどちらが正答率が高かったか比較する．

解 説 問題1と問題2は全く同じ論理的規則であるが，正答率は問題2において高くなる．問題2の正答は，「ビール」と「16」である．問題2では「飲酒を許可するかどうか」という規則を用いて問題を解こうとする．そのため「飲酒の前提条件が守られていない状況」を探し出そうとして「16」のカードを選択する．問題1のように単なる数字と英字では，「許可するかどうか」といった規則は活性化されず，「7」のカードを選択する必要性を感じない．人は必ずしも論理規則だけで演繹問題を解くわけではない．正しく推論されるかどうかは，問題の意味内容によって影響を受ける．

第8章
発達（1）—児童期まで

| 8章 | 発達⑴ ― 児童期まで |

8 発達⑴ ― 児童期まで

この章のねらい

　人は誕生してから死ぬまで絶えず変化している．その変化は，身体的な大きさ・重さ・構造・機能の側面に限らず，知的な面でも，情緒的な面でも，社会性といった面でもみられる．人間の一生の間に生じるさまざまな心理・行動上の変化である発達について，理解を深める．

　この章では，次の3つの目標の理解をねらいとしている．

1 発達に影響をおよぼす要因は何かを知る．

2 生涯にわたる発達のそれぞれの段階で果たさなければならない課題は何かを学ぶ．

3 乳幼児から児童期にかけての発達の姿はどのようなものかを理解する．

1 「発達」を考える

1.「発達」の意味

　発達とは，一般に「個体と環境との継時的な相互作用をとおして，さまざまな機能や構造が分化し，さらに統合されて個体が機能上より有能に，また構造上より複雑な存在になっていく過程」である（三宅，1981[9]）．発達は価値観を含んだ概念である．行動の機能や構造が変化したからといって，その変化がある価値観に合致していなければ発達というには正しくない．どのような変化が発達というにふさわしいかは，社会や文化，さらにはその時代の規範によっても異なる．発達と類似した概念として**成長**があるが，それは個体の変化を量的増大という点からとらえるときに用いられるので，価値的な概念である発達とは異なる．

　発達に伴う変化を青年期や成人期で終わりとする考え方から，一生涯発達は続くとする考えに変化してきた．1970年頃には，児童心理学，青年心理学あるいは老年学などのような年齢区分ごとにバラバラに切り離されたものとしてではなく，人間を発生から死に至るまでの時間軸の中で統一的に理解しようとする**生涯発達心理**

> **生涯発達心理学**
> life span developmental psychology
> ラングランが，1965年にユネスコの成人教育会議で「生涯教育」の重要性を説いた．心理学の分野でも，一生涯発達は続くとする考えに変化していき，1970年に生涯発達心理学の構想が出された．

学の構想が出されるようになった．

2. 発達の規定因

1)「遺伝 × 環境」論争

発達を規定しているのは遺伝か環境かについては，古くから論争が繰り広げられてきた．大きく3つの考え方がある．

(1) 単一要因説

発達の規定因を「遺伝か環境か」のいずれか一方に求めるという考え方である（図8-1）．遺伝を重視する考え方が生得説，環境を重視する考え方が経験説や環境説とよばれる．

> **経験説**
> 18世紀イギリスのロックの経験主義のように，性白紙説（タブラ・ラサ）は，経験説の典型である．

(2) 輻輳説

発達には「遺伝も環境も」ともに関係しているという考え方である．シュテルンによって提唱された説で加算的寄与説ともよばれている（図8-2）．

(3) 相互作用説

発達の過程において，遺伝と環境は相互に影響し合っており，相互に影響を与えることによって，発達的変化が生じるという考え方である．つまり，環境と遺伝の両者がどのように相互関連して，発達に影響しているかを問題としている．ジェンセンは，「環境は閾値要因として働く」という環境閾値説を提唱した（図8-3）．最近では，発達の進行は環境に対して受け身ではなく，能動的であるという考え方がなされるようになり，時間軸を入れた力動的で双方向的な影響が協働する相乗的相互作用説が出されている（図8-4）．

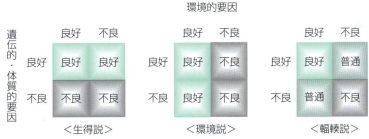

図8-1　発達の単一要因説と輻輳説（加算的寄与説）（Sameroff, 1975[18]）

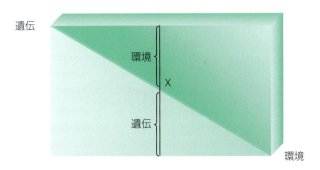

図8-2　遺伝と環境の輻輳説の図式化（高木, 1950[19]）

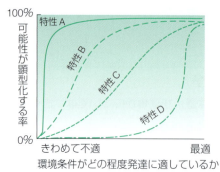

図 8-3　ジェンセンの環境閾値説の解説図 （東, 1969[1]）

特性 A：身長や体重のような，極端に不利な環境でなければ，顕型化するもの．
特性 B：知能検査の成績のような，環境の影響を中程度に受けるもの．
特性 C：学業成績のような，広い範囲で環境の影響を受けるもの．
特性 D：絶対音感や外国語の音韻の弁別のような，特定の訓練や好適な環境条件がない限り，顕型化しえないもの．

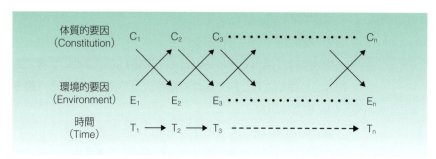

図 8-4　発達の相乗的相互作用モデル （Sameroff, 1975[18]）

2）ライフコースの考え方

生涯発達心理学を提唱したバルテス（1987）は，生涯発達の複雑性と複数性について，次の3つの要因が影響していると指摘した（図 8-5）．

　①年齢に伴う標準年齢的要因：ほとんどの子どもに同一のように出現してくる年齢的・成熟的要因
　②歴史に伴う標準歴史的要因：どの時代に生まれ，どのような環境に育ったかといった世代的・文化的要因
　③一定の基準のない非標準的要因：個々人の生き方，暮らし方，生育史といったその人固有の個人的要因

そして，幼い頃は標準年齢的要因が最大で，青年では標準歴史的要因が，高齢に

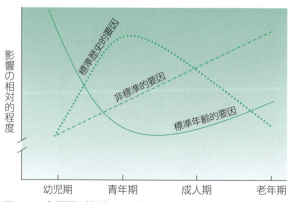

図 8-5　各要因が発達に及ぼす程度 （Baltes, 1987／鈴木（訳），1993[2]）

なると非標準的要因が最大になるとした．

エルダーは，「ライフコースとは年齢によって区分された，一生涯を通じてのいくつかの人生行路（トラジェクトリ），つまり人生上の出来事（ライフイベント）についての時期（タイミング），持続時間，配置，順序にみられる社会的パターンである」という考え方を示した．どんな時代に生きたかというそのときの社会構造は，発達のプロセスの構成要素と考えられ，個人のライフコースを形成する際に重要な役割を果たしている．100年前と現在では，大きな社会構造の違いがあり，それがその人の人生行路に影響を与えている．また，入学・卒業，就職，結婚といったライフイベントをどの年齢でどういう順序で経験するかも，その人の人生行路に影響する．つまり，人間の発達を社会文化的，生物的および心理的力が経時的に相互作用する協働的プロセスとみなしている．個々人は，歴史的・社会文化的環境の中で行う選択や行為を通して自分自身のライフコースを構築するという考え方である．

3）行動遺伝学の考え方

知能指数やパーソナリティ特徴など実際に発現された測定可能な特性の個人差について，遺伝子型（環境と相互作用し合って表現型を導きその特性を規定する一人ひとりの遺伝子構成）の個人差と環境の個人差が，それぞれどの程度，どのように寄与しているかを明らかにする行動遺伝学の考え方がある．

プロミン（1990[17]）は，双生児，親子，養子などの血縁関係の違いを遺伝子型の変数とし，表現型の類似性と相関関係を手がかりに，遺伝，共有環境（家族の成員を類似させるように働く環境），非共有環境（同じ家族でも異ならせるように働く一人ひとりに固有な環境）などの効果を統計的に解析している．知能指数は，遺伝子分散が50％程度と推定され，児童期までは共有環境の効果も大きいが，以後高齢に至るまで遺伝規定性も非共有環境の影響も増加するとしている（図8-6）．また，外向性や情緒的安定性などのパーソナリティの側面では，遺伝の影響が50％程度で，残る環境の影響はほとんど非共有環境であることも示されている．

> **行動遺伝学**
> 遺伝学の一分野で，行動上の変異を遺伝学的に研究する．

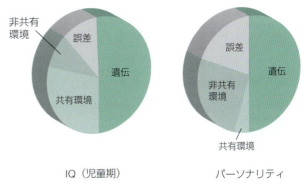

図8-6　遺伝と環境の寄与率（Plomin, 1990／安藤・大木（訳），1994[17]）

8章 発達(1)─児童期まで

2 発達段階と発達課題

1. 発達段階

　人間の一生涯の発達過程は，ある時期には連続的でなだらかな変化がみられる一方で，相互に異質で非連続的な変化がみられる時期もある．ある時期のある特定の機能の特徴が，前後の時期の特徴と異なる場合，その時期を1つの段階として区分したものの系列を**発達段階**という．今日みられる段階の区分の仕方は，おおよそ次の4つにまとめることができる．

> ① 社会的慣習や教育制度に基づく観点（例，小学生・中学生・高校生など）
>
> ② 身体的発達などによる観点（例，第一次伸長期，二次性徴など）
>
> ③ 特定の精神的機能を中心とした観点（例，ピアジェの認知発達段階など）
>
> ④ 全体的な精神構造の発達的変化を基準とした観点（例，ビューラーの客観化と主観化の時期など）

　こうした発達段階に区分する意義は，ある時期に相当するその人たちの全体的な発達の姿や特徴を，直観的・印象的にとらえることができること，ある機能がどのように変化していくのかといった発達過程が理解できることなどがあげられる．

　飯島（2001[7]）がライフコースの視点から提案した発達段階を，**表8-1**に示した．

2. 発達課題

ハヴィガースト
Havighurst,R.J.
1900-1991
　1924年にオハイオ州立大学で，物理化学専攻で博士号を取得．その後，専門領域を転換し，1941年にシカゴ大学の教育および人間発達学の教授になった．

　ハヴィガースト（1953,1972）は，個人が健全な発達を遂げるために，発達のそれぞれの時期で果たさなければならない課題を設定した．「生きていくことは学習することであり，成長することも学習である」とし，そうした**発達課題**について次のように述べている．「発達課題とは，人の生涯のそれぞれの時期に生じる課題で，それを達成すれば，その人は幸福になり，次の発達段階の課題の達成も容易になるが，失敗した場合は，その人は不幸になり，社会からは承認されず，次の発達段階の課題を成し遂げるのも困難となる課題である」．**表8-2**に，ハヴィガーストが具体的にあげた発達課題を示した．各課題は，①歩行の学習などのような身体的成熟にかかわるもの，②読みの学習や社会的に責任ある行動をとることの学習などといった社会からの要請により生じるもの，③職業の選択や準備，配偶者の選択などのような個人の価値・希望などから生じるものからなっている．

心理・社会的危機
　危機とは「危険な」という意味ではなくむしろ道の分かれ目「分岐点」という意味である．心理的にも社会的にも決断を迫られる課題のことをさす．

　エリクソンは，生涯を8つのライフサイクルに分け，自我の発達漸成理論を提起している．健康な活力のあるパーソナリティの発達について，それぞれの時期で解決・克服しなければいけない課題としての心理・社会的危機を想定し，それを克服した状態と失敗した状態を対にした図式を提案している（**図8-7**）．たとえば，乳児は養育者との相互交渉をとおして信頼感を獲得する．そうでない場合には不信感をもつようになる．青年期では，アイデンティティ（自分はどんな人間かという

表 8-1　**発達段階**（飯島，2001⁷⁾）

発達段階とその特徴		生活出来事		年齢に関する行事	道づれ（convoy）
発達段階	特徴	生物学的要因	社会的要因		
		死		白寿	配偶者
			配偶者の死	卒寿	子ども，きょうだい，孫，親戚
			きょうだいの死	米寿	親しい友人，配偶者の対人関係
				喜寿	施設の職員，カウンセラー
				古稀	かかりつけの医師，近隣の人
老年期（65〜）	人生の受容		施設入居		配偶者
成人後期（55〜65）			再就職		子ども，きょうだい，親戚
		身体機能の老化	定年	還暦	友人：先輩・同輩・後輩
		運動機能の老化	親の死		上司
成人中期（30〜55）	自己の再吟味	閉経	孫の誕生	男性の厄年	子どもの友人の親
					配偶者の対人関係
					カウンセラー
			子どもの独立	女性の厄年	かかりつけの医師，近隣の人
					配偶者
					親，きょうだい，親戚
					友人：先輩・同輩・後輩
			祖父母の死		上司＊，子どもの教師
					配偶者の対人関係
					子どもの友人の親
成人前期（22〜30）	両性具有性の発達		子どもの誕生		カウンセラー
			結婚		かかりつけの医師，近隣の人
					親，祖父母，きょうだい，親戚
			就職	成人式	友人：先輩・同輩・後輩
青年後期（18〜22）	生き方の選択		大学・短大・専門学校への入学		上司，配偶者の対人関係
					カウンセラー
			高校への入学		かかりつけの医師，近隣の人
					親，祖父母，きょうだい，親戚
					特定の異性
					友人：先輩・同輩・後輩
青年前期（12〜18）	計画的有能感	二次性徴の出現	中学への入学		親の友人，友人の親
					教師，塾教師，カウンセラー
					かかりつけの医師，近隣の人
			塾への参加		親，祖父母，きょうだい，親戚
			地域活動への参加		友達
					教師，塾教師
			小学校への入学		親の友人，友達の親
児童期（6〜12）	自己効力感				かかりつけの医師，近隣の人
					親，祖父母，きょうだい，親戚
			幼稚園への入園	七五三	友達
幼児期（2〜6）	自己主張・自己実現・自己抑制	身体・運動機能の発達	保育園への入園		保育者，塾教師
			お稽古事への参加		親の友人，友人の親
			公園デビュー	誕生日	かかりつけの医師，近隣の人
乳児期（0〜2）	愛着の形成	誕生			親，祖父母，きょうだい，親戚
					親の友人
胎児期		受精			産科医，看護師，近隣の人

　＊メンターからの自立．友人：学校・余暇活動・職場の友人．毎年の誕生日による自己認知は自己の発達を規定する．
　個人別に非標準的な生活出来事（家族の死，病気，事故，再婚など）がある．
　人生の選択には個人差があるのでコンボイ（道づれ），生活出来事などここに記入されていないものもある．
　子どもの誕生，親の死などは役割の変化という視点から社会的出来事に入れた．誕生日：毎年ある生活出来事．

2　発達段階と発達課題

表 8-2　生涯をとおしての発達課題 （Havighurst, 1972[6]）

乳児期および幼児期	誕生〜ほぼ6歳まで	1. 歩くことを学ぶ 2. かたい食べ物を食べることを学ぶ 3. 話すことを学ぶ 4. 排泄をコントロールすることを学ぶ 5. 性の違いと性にむすびついた慎みを学ぶ 6. 概念を形成し，社会的現実と物理的現実をあらわすことばを学ぶ 7. 読むための準備をする 8. 良いことと悪いことの区別を学んで，良心を発達させはじめる
児童期	ほぼ6歳〜12歳	1. ふつうのゲームをするのに必要な身体的スキル（技能）を学ぶ 2. 成長している生物としての自分について健全な態度をきずく 3. 同じ年ごろの仲間とうまくつきあっていくことを学ぶ 4. 男性あるいは女性としての適切な社会的役割を学ぶ 5. 読み，書き，計算の基本的スキル（技能）を学ぶ 6. 日常生活に必要な概念を発達させる 7. 良心，道徳性，価値基準を発達させる 8. 個人的な独立性を形成する 9. 社会集団と社会制度に対する態度を発達させる
青年期	12歳〜18歳	1. 同性と異性の同じ年ごろの仲間とのあいだに，新しいそしてこれまでよりも成熟した関係をつくりだす 2. 男性あるいは女性としての社会的役割を獲得する 3. 自分の身体つきを受け入れて，身体を効果的に使う 4. 両親やほかの大人からの情緒的独立を達成する 5. 結婚と家庭生活のために準備をする 6. 経済的なキャリア（経歴）に備えて用意する 7. 行動の基準となる価値と倫理の体系を修得する―イデオロギーを発達させる 8. 社会的責任をともなう行動を望んでなしとげる
成人前期	18歳〜30歳	1. 配偶者を選ぶ 2. 結婚した相手と一緒に生活していくことを学ぶ 3. 家族を形成する 4. 子どもを育てる 5. 家庭を管理する 6. 職業生活をスタートさせる 7. 市民としての責任を引き受ける 8. 気のあう社交のグループを見つけだす
中年期	ほぼ30歳〜だいたい60歳くらいまで	1. ティーンエイジに達した子どもが責任をはたせて，幸せな大人になることを助ける 2. 成人としての社会的責任と市民としての責任をはたす 3. 自分の職業生活において満足できる業績を上げて，それを維持していく 4. 成人にふさわしい余暇時間の活動を発展させる 5. 自分をひとりの人間として配偶者と関係づける 6. 中年期に生じてくる生理的変化に適応して，それを受け入れる 7. 老いていく両親に適応する
成熟期	60歳〜	1. 体力や健康の衰えに適応していく 2. 退職と収入の減少に適応する 3. 配偶者の死に適応する 4. 自分と同年齢の人びとの集団にはっきりと仲間入りする 5. 社会的役割を柔軟に受け入れ，それに適応する 6. 物理的に満足できる生活環境をつくりあげる

（死へのレディネス）

	1	2	3	4	5	6	7	8
Ⅷ 成熟期								統合性 対 嫌悪・絶望
Ⅶ 成人期							生殖性 対 自己吸収	
Ⅵ 初期成人期					連帯感 対 社会的孤立	親密さ 対 孤立		
Ⅴ 青年期	時間的展望 対 時間的展望の拡散	自己確信 対 自己意識過剰	役割実験 対 否定的同一性	達成期待 対 労働麻痺	アイデンティティ 対 アイデンティティ拡散	性的同一性 対 両性的拡散	指導性の分極化 対 権威の拡散	イデオロギーの分極化 対 理想の拡散
Ⅳ 学童期				生産性 対 劣等感	労働アイデンティティ 対 アイデンティティ喪失			
Ⅲ 遊戯期	（その後のあらわれ方）		主導性 対 罪悪感		遊戯アイデンティティ 対 アイデンティティ空想	←（それ以前のあらわれ方）		
Ⅱ 早期幼児期		自律性 対 恥・疑惑			両極性 対 自閉			
Ⅰ 乳児期	信頼 対 不信				一極性 対 早熟な自己分化			
社会的発達／生物的発達	1 口唇期 oral	2 肛門期 anal	3 男根期 phallic	4 潜伏期 latent	5 性器期 genitality	6 成人期 adult	(7 成人期) —	8 老熟期) —
中心となる環境	母	両親	家族	近隣・学校	仲間・外集団	性愛・結婚	家政・伝統	人類・親族
virtue 徳	hope 希望	will 意志力	goal 目標	competency 適格性	fidelity 誠実	love 愛	care 世話	wisdom 英智

図 8-7　エリクソンの精神発達の漸成理論図 （西平，1979[11]）

エリクソン
Erikson, E.H
1902-1994

ドイツのフランクフルト生まれ．高校卒業後，画家をめざしてヨーロッパを遍歴．1927年，フロイトの精神分析研究所で訓練を受け，1933年にアメリカに移住．1942年にカリフォルニア大学教授，1960年にハーヴァード大学教授となった．1950年に発表した漸成理論は，その後多くのアイデンティティ研究を生んでいる．

実感）を確立することが課題となり，これに失敗するとアイデンティティ拡散の状態となる．初期成人期では，友情・性愛，競争や協力によって，親密さの確立と孤立感の克服がなされる．成人期では，教育と伝統の思潮の中，社会的分業や家事の共存とから，生産性・生殖性（世代継承性）の確立と自己吸収（沈滞感）の回避が生じる．成熟期では，老いて死に直面するときに，後悔を乗り越えて自分の人生を受け入れることが自我の統合であり，失敗すれば嫌悪・絶望となる．

　そのほかに，ニューマンとニューマン（1984）は，9つの人生段階に分けてそれぞれの時期の発達課題を示している（**表 8-3**）．

　このように多くの研究者が一生涯を通じての発達課題をあげている．

2　発達段階と発達課題　**101**

8章 発達(1) ── 児童期まで

表 8-3 **発達課題**（Newman & Newman, 1984[12]）

人生段階	発達課題
乳児期（誕生〜2歳）	1. 社会的愛着 2. 感覚運動的知能と原始的因果律 3. 対象の永続性 4. 感覚的・運動的機能の成熟
歩行期（2〜4歳）	1. 移動能力の完成 2. 空想と遊び 3. 言語の発達 4. セルフコントロール
学童前期（5〜7歳）	1. 性の同一視 2. 具体的操作 3. 初期の道徳性の発達 4. 集団遊び
学童中期（8〜12歳）	1. 社会的協力 2. 自己評価 3. 技能の習得 4. チームプレイ
青年前期（13〜17歳）	1. 身体的成熟 2. 形式的操作 3. 情動の発達 4. 仲間集団における成員性 5. 異性関係
青年後期（18〜22歳）	1. 両親からの自立 2. 性役割同一性 3. 道徳性の内在化 4. 職業選択
成人前期（23〜34歳）	1. 結婚 2. 出産 3. 仕事 4. ライフスタイル
成人中期（35〜60歳）	1. 家庭の経営 2. 育児 3. 職業の管理
成人後期（61歳〜）	1. 老化にともなう身体的変化に対する対応 2. 新しい役割へのエネルギーの再方向づけ 3. 自分の人生の受容 4. 死に対する見方の発達

3 乳幼児期から児童期

　乳児期・幼児期・児童期の3つの時期の特徴とその代表的な発達の側面の概略を述べることにする．最後に，この時期にあらわれる発達の障害について簡単に紹介する．

▲ 1. 乳児期

1）胎児期・新生児期・乳児期の概要

　乳児期に先立つ胎児期や新生児期について，はじめに少し述べておく．人間として生命を受けた受精卵は，胎内で約40週間を過ごし，人間らしい形態を整え，胎

表 8-4　胎児期の発達　　　（Moore, 1993／瀬口（監訳），1998[10] などを参考に作成）

月数	週数	身長(cm)	体重(g)	主な特徴
第1月	最終月経			最終月経第1日を0日とする（WHO）
	1週			排卵受精（14日頃）
	2週			この時期は，母体も妊娠に気づかないことが多い．各臓器はまだ分化していない．
	3週			
第2月	4～7週	0.4～1.0		胎芽（妊娠8週未満）．主要な体外・体内構造物の原基が発生する最も重要な時期．
第3月	8～11週	2～3	4	胎児（妊娠8週以降）．大体人間の外観を備えるようになり，目・耳・口が分化する．
第4月	12～15週	7～9	20	性区別可能．皮膚は透明で内部臓器がみえる．
第5月	16～19週	16	120	脂肪が皮下に沈着し始め，頭髪・爪が発生し始める．胎動を感じるようになる．
第6月	20～23週	25	250～300	皮膚は鮮紅色，皮脂腺がみられるようになる．まゆ毛・まつ毛が生じる．
第7月	24～27週	30	600～700	皮下脂肪の発達が不十分なため，しわが多い．この時期に早産した場合，呼吸器系がまだ未熟であるため生存はきわめて困難．
第8月	28～31週	35	1,000～1,200	うぶ毛が全身に分布し，頭髪はよく発育している．肺および肺血管系は十分なガス交換ができるまで発育している．
第9月	32～35週	40	1,500～1,700	この時期の終わりまでに皮膚はピンク色でしわがなくなり，上肢と下肢はぽっちゃりと太ってくる．32週以上の胎児は早産しても生存可能．
第10月	36～39週	45	2,000～2,500	成熟胎児となる．成熟徴候として，爪が指先を越えている，黄白色の面皰が鼻先のみに限局している，骨の石灰化が十分などがある．
	40週	50	3,000～3,500	分娩予定日は満280日（40週）．（およそ受精後266日）

（妊娠初期：第1月～第4月／妊娠中期：第5月～第7月／妊娠後期：第8月～第10月）

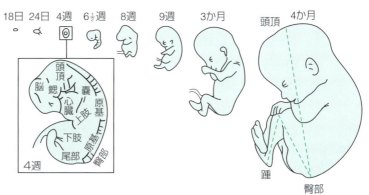

図 8-8　胎児期における身体の発達（Martin & Vincent, 1968[8]）

外で生存していくことができる状態にまで成熟する（**表 8-4，図 8-8**）．第8週から誕生までの時期がいわゆる**胎児期**であり，この時期の終わりには身長約 50cm,

体重約 3,000 g までにもなる.

誕生後，一時的な体重の減少がみられ，その回復とへその緒が脱落した痕跡の治癒といった生理的な基準から新生児期を区分する場合もある．しかし，新しい胎外の環境への適応がひとまず可能になる 1 か月頃までを**新生児期**とする場合が一般的である．新生児の生活は，1 日の約 8 割が眠りであり，自分 1 人の力で移動することも栄養をとることもできず，親たちの養護に完全に依存している．こうした状態の新生児を，かつてポルトマンは「子宮外胎児期」とか「生理的早産」といった言葉で表現した．しかし，新生児は決して未熟で無力な存在ではなく，感覚器官はかなり発達しており，行動の面でもかなり優れた適応能力をもち，最近では「有能な赤ちゃん」という見方が一般的である．

新生児期以降，1 歳から 1 歳半頃までの時期が**乳児期**である．この時期は，誕生後の一生涯のうちで最も発達が著しい時期である．身体の発達では，生後 1 年間で身長は約 1.5 倍，体重は約 3 倍となる．また脳重も出生時が約 300 g だったのが，1 年後には約 800 g となり，その増加量は約 2.7 倍とめざましい．こうした顕著な発達は，身体発達に限らず，運動，知覚，言語，社会性などのさまざまな側面においてみられる．乳児期の終わり頃までには，歩行の開始や言葉の使用が可能となる．

2）言葉の発達

新生児の発声行為のほとんどは，泣きさけぶである．その泣きは，内的あるいは外的な刺激の変化（おなかがすいた，おむつがぬれたなど）を反映した機械的・自動的なものである．生後 1 か月頃から，機嫌のよいときなどに穏やかで静かな発声をするようになる．このような泣き声とは異なるほぼ同じ音の高さの発声をクーイングとよぶ．2 か月から 7・8 か月にかけて，「マンマンマ」などの 1 回の発声時間の長短や音の高さ，調音の仕方に変化がみられる．これがいわゆる喃語（バブリング）であり，文化や言語の違いをこえた普遍的な現象である．1 歳の誕生日を迎える少し前頃に，乳児は盛んに指差し行動をするようになる．これは，第三者に自分の表したい対象物を指差しすることによって，伝えようとする行動である．この指差し行動と相前後して，「マンマ」，「ブーブー」，「ワンワン」などの意味をもつ言葉の使用が始まる．1 語ではあるが，その中にさまざまな意味が含まれ，1 語でコミュニケーションが完結しているので，**1 語文**とよんでいる．1 歳半頃には，いわゆる音声言語としての 2 語文，3 語文がいえるようになる．たとえば，「ママ　クック」，「パパ　カイシャ　イッタ」などである．

3）社会性の発達

乳児にとって，最初の人間関係を結ぶのは主に家族である．特に養育者（普通は母親）との間の情緒的な絆は，その後の社会性の発達にとって重要である．ボウルビィによれば，**愛着**（アタッチメント）とは「他の個体と『くっつく』（アタッチ）ことによって安全感を確保しようとする個体の傾性」を意味する．愛着行動は，愛

ボウルビィ
Bowlby, J.
1907-1990

イギリスの児童精神医学者．WHO の委託を受けて行った施設児の研究で，マターナル・デプリベーション（母性的養育の喪失）の概念を提出し，愛着理論の出発点となった．

表 8-5　愛着の発達段階（Bowlby, 1969／黒田ほか（訳），1976[3]）

	段　階	特　徴
第一段階	人物の弁別を伴わない定位と発信（誕生〜12週）	相手のほうを向く，眼で追う，つかむ，手を伸ばす，微笑む，喃語をいう，人の声を聞いたり顔を見たり抱かれたりすると泣きやむ，といった人間指向の行動をするが，まだ特定の人物を識別する能力はない．
第二段階	1人（または数人）の弁別された人物に対する定位と発信（12週〜6か月）	人間指向的な行動は，より明確に，より頻繁に示されるようになり，特に母性的人物に対してより顕著な形で示される．
第三段階	弁別された人物に対する発信ならびに動作による接近の維持（6,7か月〜2歳）	母親を他から明確に区別し，外出する母親を追う，帰宅した母親を喜んで迎える，探索活動の基地として母親を利用する，未知な人に対して人見知りをする，などの反応があらわれる．
第四段階	目標修正的協調性の形成（2歳〜）	母親が自分から独立して存在することを理解し，母親の感情や行動の目的などを見通せるようになり，互いに自立した存在として安定した協調的な関係（パートナーシップ）を結ぶことができるようになる．

着対象への接近を維持し，接触を求める行動である．発信行動（泣き，微笑，発声など），定位行動（注視，後追い，接近など），能動的身体接触行動（よじ登り，抱きつき，しがみつきなど）のカテゴリーに分類される．ボウルビィは，愛着の発達段階を4つに分けている（**表8-5**）．

2. 幼児期

1）概要

　幼児期の子どもは非常に活動的であり，これまで親に依存していた状態からしだいに自分であれこれ行動することを試みるようになる．また，日常の身辺の社会生活に必要な基礎的な生活技能を身につけていく時期でもある（**表8-6**）．さらに，知的好奇心の旺盛な時期であるとともに，自我が芽ばえ発達する時期でもあり，自己主張のあらわれとしての反抗期とよばれる現象がみられる．

2）認知・思考の発達

　幼児の知覚は，対象物を客観的にとらえず，対象物へ自分の感情や印象を介入させて，情意的・表情的なものとしてとらえる傾向がある．ウェルナーは，このような知覚様式を相貌的知覚とよんだ．

　この時期の子どもは，自他の視点の区別をすることが難しい．他者の視点にたって対象を客観的にとらえることができず，自己の視点に中心化してしまう．ピアジェは，**図8-9**に示した「三つ山」問題を使って，子どもにAの地点にいて，BあるいはCの地点からどのような光景が見えるかたずねた．7〜8歳の子どもでも，自分の地点から見た光景は正しく言えるのに，BあるいはCの地点から見た光景は自分の地点から見た光景と同じだと考えてしまう．このような**自己中心性**に基づいた思考の仕方が，この時期の子どもの大きな特徴である．

ピアジェ
Piaget, J.
1896-1980

　スイスのニューシャテル生まれ．1918年に軟体動物学の論文で博士学位取得．大学在籍中に自然科学と哲学を結ぶものとして心理学に関心をもち，子どもの知能や思考の発達に関する研究を次々と発表した．ジュネーブのジャン・ジャック・ルソー研究所の研究主任をつとめ，発生的認識論を展開した．

3　乳幼児期から児童期　**105**

8章 発達(1)—児童期まで

表8-6 生活習慣にかかわる運動技能の発達 (山下ほか, 1971[21])

年齢 (歳：月)	食事	睡眠	排泄	着衣	清潔
1:0	スプーンの使用，茶碗を持って飲む		排便を知らせる		
1:6			便意を予告		
2:0				一人で脱ごうとする	
2:6	スプーンと茶碗を両手で使う，食事のあいさつをする		夜のおむつが不要	靴をはく，一人で着ようとする	手を洗う
3:0	はしを使用，だいたいこぼさない				
3:6	完全に自立	昼寝の終止	小便の自立	靴下はく，パンツをはく	
4:0		寝るときにあいさつをする	大便の自立，夢中そそうをしなくなる	帽子をかぶる，前のボタンをかける，両袖を通す，一人で脱ぐ	口をゆすぐ，うがい，歯みがき，顔を洗う，鼻をかむ，髪をとかす
4:6			大便の完全自立（紙の使用）		
5:0		寝巻に着替える		ひもを堅結びする	
6:0				一人で全部着る	

3）社会性の発達

乳児期までの人間関係は親子関係が中心であったのが，幼児期になると仲間関係が中心となってくる．仲間との遊びやけんかといった相互作用をとおして，子どもは社会性を身につけていく．

エリクソンは，幼児期後半を遊びの時代とよび，「主導権を獲得し，罪悪感を克服する段階」としている．この時期の集団遊びをとおして，自発性や初歩的な道徳的認識を獲得していく．

これまで親に対して従順であった幼児が，急に反抗的な態度を示し，自分の要求を通そうとしたり，親の指示に「イヤ」といって拒否したりするようになる．また，自分一人でいろんなことをしようと試み，親が手助けしようとすると怒るようになる．これが**第一反抗期**である．自我の芽ばえであり，押

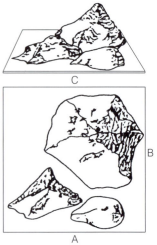

図8-9 三つ山問題 (Piaget & Inhelder, 1956[15])

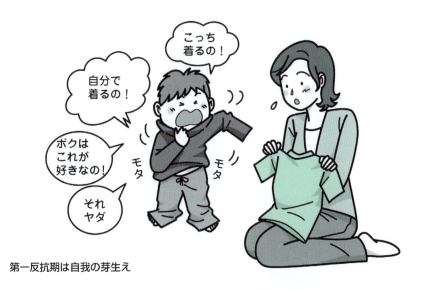

第一反抗期は自我の芽生え

さえつけるのではなく，健全な発達の指標として肯定的に受けとめることが必要である．独立の欲求を満たしつつ，社会的に適切な行動の仕方を学ばせることが大切である．

3．児童期

1）概要

6歳から12歳までのいわゆる小学校6年間を，一般的に児童期とよんでいる．同じ小学生でも1～2年生の低学年児（前期）と3～4年生の中学年児（中期）および5～6年生の高学年児（後期）とでは，心身の発達の特徴は異なっている．児童期前期は幼児期の延長であり，幼児期の特徴を残しながらも急速にそれから脱却する．児童期中期は心身ともに最も安定した時期である．児童期後期は青年期（思春期）の前兆があり，青年期への移行がみられる．

児童期の特徴を要約すれば，順調で平穏な成長を遂げる時期であり，論理的思考が発達し，道徳意識に目覚める時期であるといえる．

2）認知・思考の発達

ピアジェは，思考の発達段階を大きく4つの時期に分け（**表 8-7**），児童期の思考を**具体的操作**の時期として特徴づけた．保存課題を例にとって説明しよう（**表 8-8**）．保存課題では，知覚的判断と論理的判断とが相対立する事態に，子どもを直面させる．保存とは，物質の量や重さ，長さなどは，加えられたり，減じられたりしない限り，外観や形が変化しても同じであることをいう．保存の概念は，具体的操作の段階になってはじめて成立するもので，可逆性（同一性復元の理解）という内的な操作によっている．

児童期に獲得される重要な知的技能の1つに，読みの能力（**リテラシー**）がある．いわゆる読書を通して，さまざまな情報に接し，子どもの認識の世界が広く，深く

8章 発達(1) — 児童期まで

表 8-7　ピアジェの思考の発達段階説

感覚一運動期	誕生～2歳頃まで	感覚と運動的活動を通して外界の事物を認識したり，新しい環境に適応したりする．赤ん坊は吸う，つかむ，たたくなどの身体的な活動を通して環境と関わり，活動を体制化していく．
前操作期	2歳～7歳頃まで	表象的思考が可能となり，外部の刺激と直結した因果関係の認識ができるようになるが，アニミズム（無生物に生物的な性質をもたせる）傾向や自己中心性（他者も自分と同じように物事をとらえていると考える）を示す．
具体的操作期	7歳～11歳頃まで	知覚的な特徴に左右されずに事物の本質的な特徴を判断できる保存の概念を獲得し，系列化や階層構造にもとづく分類などが可能となってくる．しかしそれは具体的な対象や活動に限定されている．
形式的操作期	12歳以降	具体的な事実とは無関係に抽象的な概念をもとに思考できるようになる．論理的推論や抽象的推論が可能となってくる．この時期以降は成人と同様の思考形式となる．

表 8-8　さまざまな保存テスト（野呂，1983[13]）

	相等性の確定	変形操作	保存の判断
液量	容器の大きさの変化によっても，その中の液量は変わらない．		
	どちらも同じ容れものの中に色水が同じだけ入っていますね．	こちらの色水を別の容れものに全部移し替えます．	さあ，色水はどちらにも同じだけ入っていますか．それともどちらかが多いかな．
数	集合内要素の配置の変化によっても，その集合の大きさは変わらない．		
	白色の石と黒色の石とでは，どちらも数が同じだけありますね．	いま，黒色のほうを並べかえてみます．	さあ，白石と黒石とでは，その数は同じですか．それともどちらかが多いかな．
長さ	物の形や位置の変化によっても，その物の長さは変わらない．		
	2本の糸は，どちらも長さが同じですね．	いま，こちらの糸を，ヘビのような形に変えてみます．	さあ，今度も2本の糸の長さは同じですか．それとも，どちらかが長いかな．

なる．自分の興味をもった事柄（スポーツや料理など）について調べたり考えたりすることができるようになる．さらには将棋やトランプなどの知的ゲームをするようになったり，だじゃれやしりとりなど言葉による遊びもするようになる．

3）社会性の発達

　児童期の子どもは，小学校入学を契機に，家庭でのタテの人間関係から，学校という新しい社会の中で，ヨコの人間関係を中心とした生活をするようになる．**仲間**とは，自分と年齢が近く，身体的にも心理的にも社会的にも類似した立場にある人たちをいう．仲間関係は，同等性と互恵性を備えた「ヨコ」の関係である．こうした仲間集団の中で多くのことを学んでいく．児童期後期になると，気の合う数人の特定の友だちとつき合うようになる．この時期のいわゆる「親友」とよべる友人は

きょうだい関係
親子関係の「タテ」の関係と仲間関係の「ヨコ」の関係の両面を備えた「ナナメ」の関係といわれることがある．

同性であることが多い.

　何が善であり何が悪であるかを，自らが考え，判断し，実行することが，**道徳性**の本質である．ピアジェは，道徳性の発達を他律的な大人からの拘束による道徳観から自律的で仲間との協同による道徳観への変化，一方的な尊敬から相互的な尊敬への変化としてとらえた．

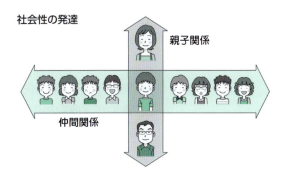

▲ 4．神経発達症群 / 神経発達障害群 (Neurodevelopmental Disorders)

　DSM-5によれば，「神経発達症群とは，発達期に発症する一群の疾患である．この障害は典型的には発達期早期，しばしば小中学校入学前に明らかとなり，個人的，社会的，学業，または職業における機能の障害を引き起こす発達の欠陥により特徴づけられる．発達の欠陥の範囲は，学習または実行機能の制御といった非常に特異的で限られたものから，社会的技能または知能の全般的な障害まで多岐にわたる」．その主なものを紹介する．

1) 知的能力障害（知的発達症）(Intellectual Disability, Intellectual Developmental Disorder)

　診断基準では，認知的能力（IQ）と適応機能の双方を評価することに力点をおいている．重症度は，IQ値よりも適応機能によって決定される（p.76, 表6-4参照）．

2) コミュニケーション症群 (Communication Disorders)

　言語，会話およびコミュニケーションの欠陥．言語症（言語障害），語音症（語音障害）および小児期発症流暢症（吃音）が含まれる．さらに，言語性，非言語性コミュニケーションの対人的な使用に持続性の困難がある社会的（語用論的）コミュニケーション症がある．

3) 自閉スペクトラム症／自閉症スペクトラム障害 (Autism Spectrum Disorders)

　①対人コミュニケーションと対人的相互反応の欠陥，②行動，関心，活動における限定的で反復的な様式，という2つの中核的な領域の欠陥によって特徴づけられる．従前の自閉性障害（自閉症），アスペルガー障害，小児期崩壊性障害，レット障害，および広汎性発達障害を包括する（**表8-9**）．

4) 注意欠如・多動症／注意欠如・多動性障害 ADHD (Attention Deficit/Hyperactivity Disorders)

　文字通り注意の障害（不注意），多動性（過度の動き）と衝動性の持続的な様式で，機能または発達の妨げになっているものである．

5）限局性学習症／限局性学習障害（Specific Learning Disorder）

障害の行動的徴候に関連する認知レベルにおける異常の基盤となるような生物学的起源をもつ神経発達症である．読字の欠陥の特殊な型である「失読症」，算数の欠陥の特殊な型である「失算症」などがある．

6）運動症／運動障害群（Motor Disorder）

DSM-5 で新たに以下のような運動症／運動障害群が含められた．

①不器用，運動技能の遂行における遅さと不正確さによって明らかとなる発達性協調運動症／発達性協調運動障害，②反復し，駆り立てられるように見え，かつ外見上無目的な運動行動の常同運動症／常同運動障害，③突発的，急速，反復性，非律動性の運動または発声であるチック症群／チック障害群．

表 8-9　自閉スペクトラム症／自閉症スペクトラム障害の診断基準（APA，2013[20]）

A	複数の状況で社会的コミュニケーションおよび対人的相互反応における持続的な欠陥があり，現時点または病歴によって，以下により明らかになる（以下の例は一例であり，網羅したものではない）． （1）相互の対人的－情緒的関係の欠落で，例えば，対人的に異常な近づき方や通常の会話のやりとりのできないことといったものから，興味，情動，または感情を共有することの少なさ，社会的相互反応を開始したり応じたりすることができないことに及ぶ． （2）対人的相互反応で非言語的コミュニケーション行動を用いることの欠陥，例えば，まとまりの悪い言語的，非言語的コミュニケーションから，視線を合わせることと身振りの異常，または身振りの理解やその使用の欠陥，顔の表情や非言語的コミュニケーションの完全な欠陥に及ぶ． （3）人間関係を発展させ，維持し，それを理解することの欠陥で，例えば，さまざまな社会的状況に合った行動に調整することの困難さから，想像上の遊びを他者と一緒にしたり友人を作ることの困難さ，または仲間に対する興味の欠如に及ぶ．
B	行動，興味，または活動の限定された反復的な様式で，現在または病歴によって，以下の少なくとも 2 つにより明らかになる（以下の例は一例であり，網羅したものではない）． （1）常同的または反復的な身体の運動，物の使用，または会話（例：おもちゃを一列に並べたり物を叩いたりするなどの単調な常同運動，反響言語，独特な言い回し）． （2）同一性への固執，習慣への頑ななこだわり，または言語的，非言語的な儀式的行動様式（例：小さな変化に対する極度の苦痛，移行することの困難さ，柔軟性に欠ける思考様式，儀式のようなあいさつの習慣，毎日同じ道順をたどったり，同じ食物を食べたりすることへの要求）． （3）強度または対象において異常なほど，きわめて限定され執着する興味（例：一般的ではない対象への強い愛着または没頭，過度に限局したまたは固執した興味） （4）感覚刺激に対する過敏さまたは鈍感さ，または環境の感覚的側面に対する並外れた興味（例：痛みや体温に無関心のように見える，特定の音または触感に逆の反応をする，対象を過度に嗅いだり触れたりする，光または動きを見ることに熱中する）
C	症状は発達早期に存在していなければならない（しかし社会的要求が能力の限界を超えるまでは症状は完全に明らかにならないかもしれないし，その後の生活で学んだ対応の仕方によって隠されている場合もある）．
D	その症状は，社会的，職業的，または他の重要な領域における現在の機能に臨床的に意味のある障害を引き起こしている．
E	これらの障害は，知的能力障害（知的発達症）または全般的発達遅延ではうまく説明されない．知的能力障害と自閉スペクトラム症はしばしば同時に起こり，自閉スペクトラム症と知的能力障害の併存の診断を下すためには，社会的コミュニケーションが全般的な発達の水準から期待されるものより下回っていなければならない．

注：DSM－Ⅳで自閉性障害，アスペルガー障害，または特定不能の広汎性発達障害の診断が十分確定しているものには，自閉スペクトラム症の診断が下される．社会的コミュニケーションの著しい欠陥を認めるが，それ以外は自閉スペクトラム症の診断基準を満たさないものは，社会的（語用論的）コミュニケーション症として評価されるべきである．

第9章
発達(2) —青年期以降

9章 発達⑵ — 青年期以降

9 発達⑵ — 青年期以降

この章のねらい

人の生涯にわたる心身の変化をとらえ，こころの発達過程について理解する．
この章では，次の3つの目標の理解をねらいとしている．

1 青年期：子どもからおとなへと成長していく過程を理解する．
2 成人期・中年期：人生の充実期と転換期を理解する．
3 高齢期：喪失と衰退，成熟と充実の両過程を理解する．

1 青年期

1. 概　要

　青年期は乳幼児期とならんで，身体，心理，社会性の各側面で最も変動の著しい時期である．

　生物学的には，生殖器官，内分泌系の成熟に伴って**二次性徴**が発現し，この急激な変化は青年の心理を強く動揺させ不安定にさせる．このような内的不安定は，知的活動を刺激し思考力を飛躍的に発達させるとともに，自己の内面への関心を深める．また，親をはじめとする成人の世界の現実をあらためて見直しながら，**アイデンティティ**を確立しようとしていく．

　社会の矛盾を批判し，理想を実現しようとするが，主観的，自己中心的な色彩が強いこともあり，挫折や失敗も多くなる．

　この時期には同性の親しい友人・先輩だけでなく，異性の友人も求めて対人関係が広がり，精神的自立を強く求める．

　こうした発達過程のなかで，ときには適応に失敗して現実逃避の非社会的行動や，社会に敵対的な反社会的行動があらわれてくる．この過程で起こる葛藤や失敗のあらわれが，不登校，家庭や学校での暴力，学業不振や留年，あるいは社会的逸脱行為などの問題行動となりやすい．また，この時期は統合失調症，神経症など精神疾患の好発年齢でもある．

112

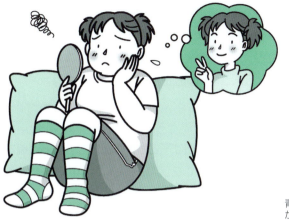

青年期に入ると自己への関心が高まる

2. 子どもからおとなへの過渡期

　青年期は，子どもからおとなへの過渡期であり，ヒトにのみ特有な時期でもある．青年期の始まりは，急激な身体的発達変化に大きな特徴がある．**思春期スパート**といわれる急激な体位の向上と二次性徴の発現である．身体的な発達は心理・社会的な発達に比較して早くあらわれ，両者の発達の間にはこの時期特有のずれが存在する．

　青年はこうした急激な身体的変化を受け入れ，おとなとしての**身体的自己**（ボディ・イメージ）を形成していくが，一般的に，自分の身体や容姿に関して敏感になり，それらについての悩みが生じやすくなる．こうした身体への関心をきっかけとして，自己の内面への関心も高まり内省的な傾向が強まる．性的な発達は性的関心を高め，性的衝動を統制することや，性役割や異性に対する態度を確立することが課題となってくる．おとなになる過程で起こるさまざまな身体的・心理的変化を受け入れ，それらを統合し，将来への見通しを立てていくことが期待されるのである．

> **性役割**
> 男女の生物学的性に付随した社会的な役割として存在する性格的特性や態度，行動様式などのこと．

3. 知的機能と情緒の発達

1）知的発達の特徴

　知能の発達をみると，知能検査の成績は一般的に 20～22 歳がピークであり，青年期においてほぼ最高の水準に達する．形式的操作を基礎とする論理的な抽象的思考が可能になる．**形式的操作**とは，ピアジェが認知発達の最高段階に位置づけているもので，具体的内容から離れて抽象的な概念についても，「もし，こうであるとすると，こうなる」というような，仮説から一定の結論に導く仮説演繹的思考ができる段階である（p.108，表 8-7 参照）．価値観や信念，人生の問題といった抽象的問題に対処できるようになり，内省的になってくるのもこのためである．

　こうした思考の発達に関連して，たとえば記憶では，見たまま聞いたままを丸暗記するような**機械的記憶**は 12～13 歳をピークとして後退し，対象を意味のあるものに体系づけて記憶する**論理的記憶**が優位になってくる．

9章 発達(2) — 青年期以降

しかし，この時期の思考は，論理的でありながら，一方で理想主義的で現実離れした主観的なものにもなりやすい．不合理なものはすべて正しくない，自分が正しいと思ったら，たとえ他人がどう思おうと，慣習がどうであろうと，絶対に正しいと信じてしまうような傾向があり，これが現実的なおとなの社会との軋轢（あつれき）につながったりする．

2）情緒の特徴

前述したように，青年期は子どもからおとなへの過渡期であり，心身の変化が大きいためにコンフリクトやフラストレーションに陥りやすく，そのために情緒的緊張が高められ，情緒の表出形式にもさまざまな特徴が認められる．

まず，情緒の表出が激しくなる．「箸（はし）が転んでもおかしい」年頃などといわれるように，わずかな刺激に対しておおげさに情緒を表出したり，統制することが困難であったりする．また，ささいな状況の変化に過敏に反応して一喜一憂したり，同一の対象に対して，優越感と劣等感，好意と嫌悪，依存と拒否など相反する情緒があらわれ，一貫性に欠けることが多い．さらに，このような激しい情緒の表出は社会的に認められない場合も多いので，これを意識的に抑制しようとして引き延ばされ，**気分**として持続される傾向がある．

このような不安定な情緒のために，緊張や不安を内部にとどめておくことができず，反社会的行動や非社会的行動への**行動化**（アクティング・アウト）が起こりやすくなる．青年期に問題行動が増加するといわれるのはこのためである．

4. 社会的発達

1）自己概念とアイデンティティ

エリクソン（1959）の自我発達の理論によれば，青年期には**アイデンティティ**の統合が課題となる[1]（p.101，図 8-7 参照）．アイデンティティを確立することは「自分であること」の確立であり，「自分は何者か」「自分の存在意義は何か」「自分はどこから来てどこに行くのか」などについて，自己を社会のなかに肯定的に位置づけていくことである．青年期には，アイデンティティの確立に向けて，さまざまな可能性について試行錯誤する必要がある．そのために，青年期は社会的な責任や義務を猶予（ゆうよ）されている期間—エリクソンのいう**モラトリアム**であるとされている．

ところで，アイデンティティは個人が意識している自己のあり方，つまり自己概念ないし自己意識を基礎として形成されている．青年期には，急激な性的成熟や身体的成長をきっかけとして，児童期までに形成されてきた自己概念が揺らぎ，おとなとしての新たな自己概念を形成していくことになる．このため，青年期は，自己概念の転換期，再構成期とされているのである．山田（1989）は，児童期後期から青年期後期にかけての自己概念の形成について，20 答法の手法を用いて検討した．年齢が進むにしたがって，自己の外面的な特徴よりも内面的な特徴について意識するようになること，環境内の事物・事象や他者と自己との関わりについてより

---

20 答法
「私は…」に続けるようにして，20 項目の短文を完成させる方法．自己意識を調べるためによく使われる方法である．（p66 参照）

も自己の特性そのものについて意識するようになることを指摘している[13]．自己の内面に目を向け，さまざまな「○○としての自分」を統合して，根源的な自分を探究していくのである．

2）対人関係

青年期には，自分はもう子どもではないという意識が強まり，精神的自立を強く求めるようになる．親への全面的な依存からしだいに離れて，独立した生活を目指す過程を**心理的離乳**とよんでいる．心理的離乳が進むなかで，両親や教師など周囲のおとなや社会的権威，制度や慣習について，批判的・反抗的な態度が強くなる**第二反抗期**があらわれる．いずれも，1つの独立したパーソナリティを確立することを目指そうとしていることの反映である．

友人関係においても変化があらわれ，児童期までとは異なって，お互いに深く影響を及ぼし合い，悩みを共有し，理解し合えるような精神的なつながりを重視した友人選択が行われる．友人との関係のなかで，同じ立場で理解し合い，励まし合って心理的安定を得ることが重要になる．しかし，現代の青年のなかには，大勢の友人と楽しく過ごせる状態が望ましいと考えるあまり，対人関係において適度な距離を見出すことができず，**ヤマアラシのジレンマ**にたとえられるような状態に陥るものがある．NHK世論調査部（1986）が13～29歳を対象に実施した友人とのコミュニケーションについての調査では，「相手のプライドも傷つけないし，自分のプライドも傷つけられたくない（83％）」「相手のプライバシーにも深入りしないし，自分も深入りされたくない（79％）」「対立しそうな話題は避けるようにしている（57％）」など，表面的な関係に限ることで相手との距離を保とうとする傾向が，以前からあらわれてきていることがわかる[5]．

心理的離乳
この時期の親からの精神的自立の過程を，乳児期での離乳になぞらえてこのようにいう．しばしば，親への反抗，親との葛藤をともない，一時的に親子関係を不安定なものにするが，しだいに親との最適な心理的距離を確立していく．

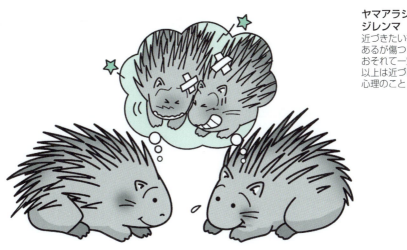

ヤマアラシのジレンマ
近づきたい欲求もあるが傷つくのをおそれて一定距離以上は近づけない心理のこと

5. 心身の障害

上述してきたように，青年期は子どもからおとなへの移行期にあたり，心身の変化が大きく不安定になりやすいため，心身の障害もいろいろな形であらわれやすい．

1）学校不適応

学校不適応とはなんらかの心理的要因のために正常な学校生活ができなくなっている状態のことを指し，非行や校内暴力などの反社会的行動と不登校などの非社会的行動に大別される．

不登校は児童期にもみられるが，青年期になって増加する．学校生活のなかで，よい成績をあげたり，期待される役割を果たしたり，友人関係のなかで自分の立場を確立したりすることが，大きなストレス要因になる可能性が増すためであろう．学校に行けないという**一次的反応**に加え，頭痛，腹痛などの身体症状，家庭内暴力や破壊などの攻撃行動，昼夜逆転，ひきこもりといった自閉的行動など，**二次的反応**がみられる．学校に行けないことだけに目を向けず，その背景にある心理的要因に目を向け，ストレスへの対処（コーピングスキル）の習得を促し，環境の調整を図るなどの解決方法を考えることが重要である（p.51 参照）．

> **アパシー**
> **apathy**
> 無感動，無感情，無関心，感情鈍麻を意味する無気力状態のこと．

また，大学生など青年期後期以降には，スチューデント・アパシーをはじめとする特有の意欲減退傾向があらわれやすく，長期留年などに結びつきやすい．無気力や生き甲斐のなさなどは自覚されているが，日常生活での不安や焦燥，抑うつなどはあまり自覚されていない．本業（学生なら講義に出て単位を修得するなど）には大きな支障が出ているが，副業（アルバイトなど）にはむしろ熱心であったりする．そのため，自ら相談に訪れたり，専門家の援助を求めることが少ない．

2）精神疾患

青年期を好発年齢とする心の病気には，統合失調症（p.64 参照），神経症（p.63 参照）のうち特に不安障害（症）や強迫性障害（症），摂食障害（p.156 参照）などがある．

統合失調症は，その多くが青年期に発症するとされる．統合失調症は，意欲の減退，感情鈍麻（いきいきとした感情が失われること），自閉傾向などを基本症状としてしだいに進行し，思考が解体して，奇妙な独自の世界に埋没し，孤立した生活に陥ることもある．初期の症状は，青年期の一般的な心理的特徴にも共通するものであるため，正しい診断には注意が必要である．

2 成人期

1. 概　要

　この時期は，社会生活において一定の地位や基盤を確立し，さらに発展・拡充することが期待されており，就職，結婚・出産・育児，家庭や社会に対する義務の遂行といったものが発達課題としてあげられる．エリクソンは成人期の心理社会的発達課題として**生殖性**をあげている．これは文字通り「親になること」に加えて，職業や教育を通して次の世代の世話をすることや，企画や生産など創造することについて，中心的役割を担うことを示している．

　熟年と一般にいわれるような充実した響きの半面，身体的・精神的に，また経済的にも，職場や家庭においてのストレス要因が大きい．これに加えて40歳代から徐々に明らかになってくる**加齢現象**，たとえば体力や視力など感覚機能の衰えの自覚は，心理的問題を引き起こす要因となってくる．

　青年期の終わりに一度は確立されたアイデンティティも，中年期のこうした変化に伴って将来への模索が行われ，再び転換期を迎える．岡本（1985）は，中年期のアイデンティティの再体制化のプロセスを**表9-1**のような4段階で示している[7]．

　こうした問題とならんで，神経症，うつ病，心身症などの精神的な疾病も問題である．自殺，アルコール依存症・薬物依存も，この時期には多く発生する．

　また，男性，企業人とは別に考えねばならないグループは中年女性および主婦である．子育てに関わる問題，介護の問題なども精神的不健康のきっかけとなり得るし，**更年期障害**といわれる自律神経の失調状態は，多くの場合，心理的要因と相まってあらわれる．

表 9-1　中年期アイデンティティ再体制化のプロセス（岡本，1985[7]）

段階	内　　容	
Ⅰ	身体感覚の変化の認識にともなう危機期	・体力の衰え，体調の変化への気づき ・バイタリティの衰えの認識
Ⅱ	自己の再吟味と再方向づけへの模索期	・自分の半生への問い直し ・将来への再方向づけへの試み
Ⅲ	軌道修正・軌道転換期	・将来へ向けての生活，価値観などの修正 ・自分と対象との関係の変化
Ⅳ	アイデンティティの再確立期	・自己安定感・肯定感の増大

2. 身体的変化

　青年期に心より早くおとなになった身体には，心より早く加齢現象があらわれる．一般的に，人間の生理機能のピークは20歳代半ばとされており，成人期のはじめにすでに機能の低下が始まっているといえる．運動機能についても，ピーク時を100とすると，30歳でおよそ90%，40歳で75%，50～60歳代では50%程度に低下するとみられている．こうした加齢現象は，中年期以降，明確に自覚され

2　成人期　　**117**

るようになる．視力，疲労回復力，頭髪や体型の変化などが自覚されやすいし，定期検診で生活習慣病の徴候を指摘されたり，実際に自分や同年代の身近な人の病気を体験することが多くなってくる．成人期にあらわれるこうした身体的変化は，成熟にともなってあらわれる「自然な」変化に加え，病気や生活環境の影響などによって増大する変化も加わって，個人差が大きくなってくることも特徴である．

3. 職業生活

職業をもつことは経済的な自立の手段であるとともに，仕事を通して社会的な役割を担い責任を果たすことである．どのような職業を選択するかということは，その人の価値観や生き方の反映であり，職業生活を通して，新たなパーソナリティの特性や行動様式を獲得していくことでもある．

青年期の後期から成人期のはじめにおいて，多くの人は職業を選択し，経験を積み重ねながら，職業を通しての社会的役割を確立していく．しだいに自律的に仕事をこなすことができるようになり，専門性を発揮したり，責任や権限をもつようになっていく．仕事が生活の中心になり，仕事を通して**自己実現**していくことが大きな課題となってくるのである．

こうしたなかで，中年期以降，職業生活においてもさまざまな変化が起こることが多くなる．まず，働き方の変化である．管理・監督者としての働き方は，部下としての働き方と同じではない．権限をもち，自分に与えられる仕事をきちんとこなすだけでなく，部下など他者の仕事について責任を負う地位に置かれる．昇進・昇格できること，できないことも，さまざまな心理的影響を与える．また，部下との関係という新たな人間関係が生まれる．終身雇用・年功序列のシステムが崩れつつある現在，年上の部下・年下の上司との関係が大きなストレス要因になる可能性も高くなっている．海外赴任や単身赴任，出向，リストラと再就職など，働く環境に大きな変化が起こることもしばしばである．やがて，職業人として最も大きな出来事の1つである定年退職が現実的なものになってくる．わが国では「会社人間」という言葉があるほど，仕事と自分の生活とが一体化している場合も多い．

> **自己実現**
> 個人のなかに存在するあらゆる可能性を自律的に実現して自らの社会的使命を達成し，よりよく生きようとし，本来の自分自身に向かうことを目指すこと．

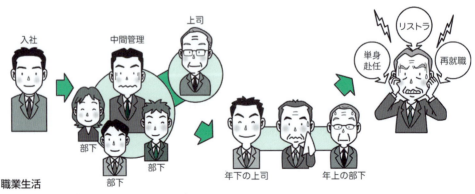

職業生活
働く環境の変化は大きなストレス要因になり得る

さまざまな変化を乗り越えて，このような問題にどう対応していくかは重要な課題である．

4. 家庭生活

成人期における家庭生活での特徴は，多くの人が結婚し，新しい家庭をつくり，子どもを産み育てることであるが，こうした状況にしだいに変化があらわれている．厚生労働省による令和5（2023）年度人口動態統計によれば，わが国の平均初婚年齢は，男性31.1歳，女性29.7歳となっており，晩婚化が進んでいる．出産・育児に対する意識も大きく変化している．**表9-2**は3世代の女性の子育てをめぐる心理的状況を調査した結果である[6]．現在子育てをしている世代の母親世代において，すでに大きな変化があらわれており，子育てが生活のすべてであるとは考えられなくなってきている．こうした晩婚化と少子化の問題は，家族の形態とライフサイクルに大きな変化をもたらしている．**表9-3**は4世代にわたる既婚女性のライフサイクルのモデルを示したものである[3]．少子化と平均寿命の伸びにより，子育てが終わった後本人が亡くなるまでの間に，長い「子育て解放期」が出現するようになってきた．子どもが独立した後，精神的苦痛や抑うつ状態があらわれるとされる**空の巣症候群**はこの時期の問題である．親としてだけでなく，1人の人間としてどう生きるかということも課題になってくる．

新婚期から，出産，子どもの養育，教育，独立という道筋にともなう，親子関係，夫婦関係の変化に適応していくことが重要な課題である．

表9-2 母親の心理的状況 （大日向，1988[6] より作成）

質問項目	A世代（%）	B世代（%）	C世代（%）
子育ては有意義・すばらしい	74	60	40
生き甲斐と子育ては別である	20	20	61
子育ては女性の義務である	56	51	18
子育て中，なんとなくイライラした	34	57	84
やりたいことができなくて焦った	16	37	45
世の中に遅れてしまう気がした	16	37	45
育児ノイローゼに共感できる	4	11	59

注）A世代：昭和初期に子育て　B世代：昭和20年代前半に子育て　C世代：昭和40年代半ばに子育て

表9-3 既婚女性のライフサイクルモデル （井上・江原，1999[3] より作成）　　　（歳）

	結婚	第一子出産	末子出産	死亡
明治38（1905）年生まれ	23.1	25.5	38.0	63.5
昭和2（1927）年生まれ	23.0	24.4	30.8	70.0
昭和34（1959）年生まれ	25.5	26.6	29.0	81.4
昭和45（1970）年生まれ	26.8	27.9	30.1	83.6

注）このモデルの出生年は，1928，1958，1984，1996年の平均初婚年齢から逆算して設定．

合計特殊出生率
一人の女性が一生の間に生む子どもの平均人数の推移．
1950年　3.65
1970年　2.13
1990年　1.54
2020年　1.33
2005年は1.26という最低の値であった．

5. 中年期危機

上述してきたように，中年期には身体的変化や職業・家庭など社会生活において大きな変化を経験することが多く，心理的な問題につながりやすい傾向がある．中年期における特有の心理的な危うさを**中年期危機**とよんでいる．

中年期危機にあらわれる問題のうち，特に注目されているのが中高年男性の自殺である．**表9-4**は日本における自殺率（人口10万対の人数）の年次変化を示したものである．バブル経済終焉前後の1995年と2000年の間では，男性の自殺率が10ポイント以上上昇したが，最近になって国を中心とする自殺防止対策が功を奏したためか減少傾向にある．2020年の自殺者約21,000人のうち，約70%は男性である．社会状況が変化するなかで，追いつめられ，喪失感や無力感におそわれ，抑うつ状態になることが少なくない．

このほかにも，心身症，不安障害，うつ病，更年期障害に伴う失調状態などが起こりやすいが，この時期の問題は本人のみならず家族や職場などにも影響を及ぼしやすい．

表9-4　人口10万人当たりの自殺率の年次変化
（厚生労働省「令和2年度人口動態統計」より作成）

	昭和60 (1985)	平成2 (1990)	平成7 (1995)	平成12 (2000)	平成17 (2005)	平成22 (2010)	令和2 (2020)
男	26.6	20.4	23.4	35.2	36.1	34.2	16.7
女	13.1	12.4	11.3	13.4	12.9	13.2	10.9

3　高齢期

1. 概　要

わが国では，急激なスピードで平均寿命が延長したこと，高齢者を取り巻く社会環境や高齢者に対する家族や社会の意識が変化していることから，高齢者における心身の問題に対する関心が強くなっている．日本における65歳以上の人口比率は，1970年には7.1%であったものが，2000年には17%を超え，2010年には23%，2025年には30%に近づくことが予想されており，64歳までの人口減少と相まって超高齢社会といえる状況である．こうした高齢期の拡大にともなって，わが国では75歳までを**前期高齢期**，75歳からを**後期高齢期**，さらに85歳以上を**超高齢期**と分けるようになっている．

高齢期には，身体面ばかりでなく心理社会的な面にも加齢現象が一層明らかとなってくる．新しい知識を身につけていくことが苦手になったり，新しい事態への適応力が低下する傾向がある．生活環境にも変化が起こり，社会や職場からの引退，

それにともなう社会的地位の喪失，収入の減少，対人関係の狭小化や家族関係の変化，疾病などが生じやすい．しかし，加齢現象の進行には個人差が非常に大きいことも事実である．

心身の加齢現象と環境の変化の影響を受け，高齢者の心理は不安，孤独，抑うつに傾きやすく，心理的危機から精神障害の発症率が高くなる．なかでも脳血管性認知症やアルツハイマー型認知症などの認知症（p.77 参照）やうつ病などが代表的な疾患である．

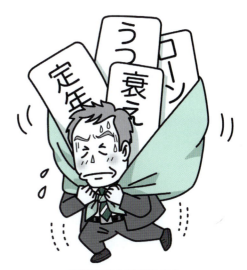

高齢期に抱える問題は多い

▲ 2．身体的変化

中年期からしだいに目立つようになってくる加齢現象は，高齢期になると一層顕著なものになってくる．身体の諸機能や免疫機能の低下から，疾病にかかりやすくなること，また回復に時間がかかるようになることから慢性化の経過をとりやすい．疾病をきっかけとして運動が制限されると，認知機能の低下につながりやすい傾向がある．

身体機能のなかでも，視覚と聴覚は外界からの情報を受けとめるための重要な機能である．情報が不正確であったり欠如したりすることは，心理的な不安を招き心理的危機につながりやすい．視覚のうち，手元の本や新聞などの活字を読む場合の**近方視力**について，最大限どの程度の近さまでピントを合わせることができるかをみると，40 歳代から急激に距離が伸び，60 歳頃には 80 cm 程度になる．また，一般的に視力表で測定される**遠方視力**についても，60 歳頃から低下が顕著になり，年齢とともに健常視力の出現率は著しく低いものになっていく（表 9-5）[8]．聴覚についてその加齢変化をみると（図 9-1），年齢とともに聴力の損失がみられ，特に高音域が聞き取りにくくなる[11]．なお，聴力損失が 20 dB 以上になると，生活に支障があらわれ**難聴**を自覚するレベルである．

dB デシベル
decibel
音の強さやパワーをあらわす物理学的単位．

表 9-5　健常視力（裸眼視力 1.0 以上）の出現率（長田，1993[8]）

	大江（1971）	戸張（1975）	Kornzweig ら（1975）
60～60 歳	23.4	13.6	9.7
70～79 歳	5.0	4.8	1.2
80～89 歳	0.5	2.8	1.4
90 歳以上	0	0	0

3. 心理的変化

1）知的機能・学習能力

高齢期における知能の変化については，**結晶性知能**と**流動性知能**に区別してみる必要がある．結晶性知能は，言語能力やそれに基づく知識や経験，実用的推理などの認知能力に関連しており，経験，教育，キャリアなどを反映するものである．流動性知能は，新しい情報を取り込み，記憶し，必要に応じて使うという情報処理や問題解決などの過程に関連している（p.69 参照）．**図 6-3**（p.70）に示したように，流動性知能は成人期を通して安定しているが，高齢期になると低下していく．一方，結晶性知能は 60 歳頃まで上昇し，その後の低下もゆるやかである[9]．

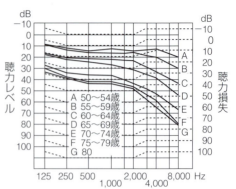

図 9-1　正常日本人の年齢と聴力（立木，1969[11]）

記憶の変化について，山内（1990）は，記憶を符号化，貯蔵，検索の 3 つの過程に分けて考えてみると，高齢者は符号化と検索に機能の低下が起こりやすいと述べている．特に，記憶すべき情報をうまく長期記憶に組み込むリハーサルや体制化のための記憶方略をうまく行うことができず，符号化に時間がかかると指摘している[12]．検索については，再生課題（記憶しているものをそのまま思い出す）と再認課題（提示された刺激が記憶しているものと同じかどうか確認する）の成績を比較してみると，再生課題にくらべ，再認課題の成績には変化があまりみられない．貯蔵はきちんと行われているのに，それを取り出すことが困難になり時間がかかるようになると考えられる．

2）パーソナリティ

高齢期のパーソナリティの変化については，従来からどちらかというと否定的な方向への変化が指摘されてきた．長嶋（1976）は，高齢者のパーソナリティの特徴として，①自己中心性（わがまま，頑固，融通性・柔軟性を欠く，など），②猜疑心（邪推，嫉妬，ひがみ，など），③保守性（新奇なものを嫌う，昔の習慣・考え方を重んずる，など），④心気性，⑤愚痴っぽさ，の 5 点を挙げている[4]．すでに述べてきたように，身体（特に脳や感覚機能）の老化，老いの自覚，社会的な引退などが，こうした否定的な方向への変化に結びつく可能性は十分に考えられる．

しかし，こうした否定的な高齢者のパーソナリティ観は大きく変化してきた．実際，否定的な方向への変化がほとんど見られず，年齢とともに，円熟した安定的なパーソナリティを形成し，「幸福な老い（**サクセスフルエイジング**）」といわれるようなよい適応状態にある場合も多いのである．下仲（1988）は，高齢者用の SCT（p.63 参照）を用いて，各年齢での自己概念を比較している（**図 9-2**）[10]．過去の自己，

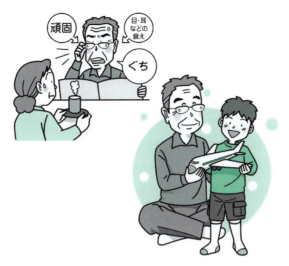

高齢者のパーソナリティの変化
身体は衰えるが精神は円熟し，安定していく場合もある

現在の自己，自己感情・自己省察の項目においては，加齢とともに自己を肯定し受け入れる反応が増加する傾向が認められる．身体的自己については加齢にともなう変化はほとんど認められず，未来の自己だけが否定的方向に変化している．高齢者自身は自己を若者以上にとても肯定的にとらえる側面が強調されている．

▲ 4．心身の障害

　高齢期の心理的問題は，身体機能や社会環境との関連性が強い場合が多い．感覚機能や運動機能の低下によって生活環境が狭まり，行動が家庭内や自室内に限られるようになる．場合によっては「寝たきり状態」になることもあり，心理的な適応に大きな影響を及ぼす．脳機能の低下は，直接，精神的な疾病に結びつきやすい．

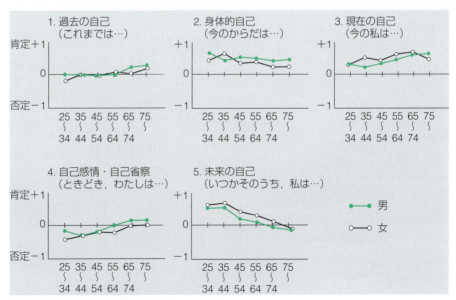

図 9-2　自己概念の年齢変化（下仲，1988[10]）

9章 発達⑵ ― 青年期以降

また，地域社会からの隔離や家族との軋轢などによる孤立化も起こりやすい．高齢期における精神疾患の有病率が若年に比べ高い原因はこうした理由による．脳の加齢現象が直接発症に結びつきやすいのは，認知症性疾患（p.77 参照）である．このほかに，うつ病や**心気症**（身体の不調や健康状態についてこだわり，強い不安状態になる）などが高齢期に多く発症する疾患である．

高齢期のうつ病は，成人期までのうつ病とは異なった特徴をもつことが多い．長谷川（1994）は，高齢期うつ病の特徴として，強い不安・焦燥感，強い心気症状（ささいな身体症状や体調の変化にとらわれる），罪業妄想・貧困妄想といった妄想形成，全身の身体機能低下，意識障害などを伴うことが多く，**仮面うつ病**の形をとるものが多いことを指摘している[2]．

高齢期の精神障害は，複数の疾患が同時にみられたり，ほかの疾患との区別が難しい症状があらわれたりすることが多い点に留意する必要がある．

仮面うつ病
身体的症状が前面に出て，うつ病としての精神症状が目立たないうつ病．全身倦怠感，睡眠障害，食欲不振，痛み，動悸などの身体的な自覚症状があるが，精神症状としての抑うつは乏しいか，あっても気づかれない．このため，うつ病であることが見逃がされやすい．

第10章
人間関係

10章 人間関係

10 人間関係

この章のねらい

私たちは，毎日さまざまな人に出会い，人間関係を展開していく．人との関わりは人にとって不可欠のものであるが，人との関わりのなかで展開される行動にはどのような特徴があるのだろうか．

この章では，次の3つの目標の理解をねらいとしている．

1 人は他者の特徴をどのようにとらえ，印象を形成するのかを知る．
2 自分や他者の行動について，その原因をどのようにとらえているのかを理解する．
3 人を好きになる要因は何かを学ぶ．

1 対人認知

1. 対人認知と印象形成

私たちは，毎日さまざまな人に出会い，人間関係を展開していく．**対人認知**とはこうした際に，他者に対する種々の情報を手がかりにして，その人のパーソナリティや意図，人間関係のもち方などの特徴を推論する働きのことであり，人間関係の始まりである．また，**印象形成**は，対人認知の主な側面の1つであり，他者の顔や表情，声の調子，身振り・しぐさ，ときには噂なども含む他者からの情報のような，限られた情報から他者のパーソナリティを推論することである．

私たちが初対面の人に出会った際など，ごく断片的な情報からだけでも，ある程度まとまった印象を形成することが可能なのは，**暗黙裡の性格観**があるためである．これは，人が漠然とした形でいだいているパーソナリティについての考え方の枠組みであり，日常での印象形成に役立っているが，ときには誤った対人認知の原因ともなる．血液型ステレオタイプや容姿偏見などのステレオタイプもこの一例である．対人認知や印象形成に生じやすい歪みの例として**表10-1**のようなものが知られている．

ステレオタイプ
典型のこと．〇〇大学の学生は優秀とか，公務員は堅いとか，血液型O型の人は大雑把な性格とか，集団とそのメンバーに対して，過度に一般化された認知（信念や期待）を割り当てること．集団のメンバー全員が同じ特徴を持っていると仮定してから，個々人を認知するほうが行動を予測しやすいということから使われやすい．

表 10-1　対人認知や印象形成に生じやすい歪み

光背効果 （ハロー効果）	人を一度よい（悪い）と判断すると，ほかのすべての特性をよい（悪い）と判断してしまう
包装効果 （論理的過誤）	ある特性をもっている人は，必ず別のある特性もあわせてもっていると判断してしまう
寛大効果	他者の望ましい特性をより好意的に，望ましくない特性をそれほど悪くないと評価してしまう
想定類似性	自分が好ましいと思っている他者は，実際以上に自分とよく似たよい特性をもっていると思ってしまう
対比誤差	自分のもっている特性に関連する他者の特性をより厳しく評価する（例：時間に厳しく絶対に遅刻などしないような人は，時間にルーズな人を厳しく評価する）

▲ 2. 印象形成の特性

　印象形成は，与えられた情報の単なる寄せ集めとしてなされるのではなく，断片的な情報が相互に影響しながら全体的な印象を形成すると考えられている．

> **アッシュ**
> **Asch, S.**
> **1907-1996**
> 　ポーランド生まれ
> の社会心理学者．
> 　1920 年にアメ
> リカに渡り，プリン
> ストン大学の教授と
> なった．

　アッシュ（1946）は，人物の特徴を形容詞語のリストで提示し，どのような情報が印象形成の手がかりになるのか，全体としてどのような印象が形成されるかを研究している[2]．まず，ある人物の特徴について，次の例（下記 a と b）のような 2 種類の形容詞語のリストで提示し，形成された印象を比較した．

> a. 知的な―器用な―勤勉な―温かい―決断力のある―実際的な―慎重な
> b. 知的な―器用な―勤勉な―冷たい―決断力のある―実際的な―慎重な

　2 組のリストは，「温かい」と「冷たい」だけを入れ替えたものであるが，a のほうがよい印象が形成されたのである．このことは，印象形成において，与えられた各形容詞語は同じ重みをもつのではなく，中心的な役割を果たすものとそうでないものがあることを示している．人は情報のなかの重要な部分（**中心特性**）にまず注目し，中心特性はそれ以外の情報の認知に影響を与えながら，全体的な印象を形成するのである．「温かい―冷たい」のような**個人的親しみやすさ**に関わる情報のほかに，パーソナリティの**社会的望ましさ**や**活動性・積極性**に関わる情報が中心特性になりやすい．

　また，次の例（下記 c と d）のような，内容は全く同じで提示順序を逆にしただけの形容詞語リストを用いて比較したところ，c のほうがよい印象が形成された．

> c. 知的な―勤勉な―衝動的な―批判的な―頑固な―嫉妬深い
> d. 嫉妬深い―頑固な―批判的な―衝動的な―勤勉な―知的な

1　対人認知　**127**

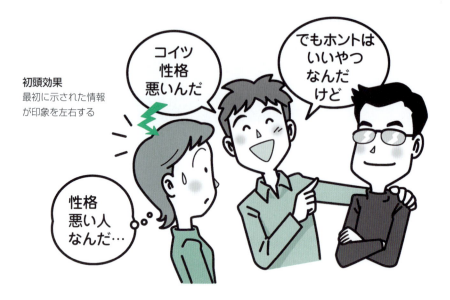

つまり，最初に提示された情報が全体の印象形成を強く方向づけること（**初頭効果**）を示しており，印象形成においていわゆる**第一印象**が重要であることを示している．しかし，その後の研究によって，あらかじめ全体的な印象が形成された後で，それと全く矛盾するような情報が与えられると，はじめの印象が破棄され後から与えられた情報が重要になるという**新近効果**も指摘されている．

すなわち，印象形成には，情報の意味内容と提示順序のわずかな違いが大きく影響する場合があり，第三者に人を紹介するときなど少しの配慮がその人の印象を大きく左右する可能性をもっている．

▲ 3．対人関係の認知

　自分と他者との関係や他者どうしの関係を知ることが対人関係の認知である．

　ウィッシュら（1976）は，親子，教師と生徒などさまざまな2者関係の認知をもとに検討し，対人関係の認知は，友好的・協同的―競争的・対立的，対等―非対等，親密的―表面的，非公式的・情緒的―公式的・課題志向的の4つの次元から成り立っていると指摘している[11]．

　また，ハイダー（1958）は，自分（P）と他者（O），そしてこの2者に関連する第三者や事物（X）の3者関係が対人関係の認知を規定するとし，**バランス理論**を提唱している．バランス理論の **P-O-X モデル**では，3者関係にはバランス（均衡）状態とインバランス（不均衡）状態の2つがあり，インバランス状態では3者関係は不安定なため，バランス状態に向かうように動機づけられるとする[4]．図10-1に示すように，2者どうしそれぞれの関係を好意的関係（＋）と非好意的関係（－）であらわすと，バランス状態は3つの符号をかけ合わせてプラスの場合，インバランス状態はマイナスの場合である．3つの記号がすべて＋となっているバランス状態が最も安定しているといえる．たとえば，自分はサッカー好き，親友は

> **ハイダー**
> Heider, F
> 1896-1988
> 　オーストリア生まれのアメリカの心理学者．1920年グラーツ大学で博士号を取得．
> 　1930年に渡米し，1947年からカンザス大学教授．今日の社会心理学の発展に大きく貢献した．

A-B-X モデル
2人の人物 A, B と環境内の事物 X の関係において, AB 間で X に対する態度に食い違いが存在すると, これを解消しようとして両者間にコミュニケーションが発生するとする. コミュニケーション行動の発現過程を理論化したもの.

認知的不協和理論
自分の考えと実際の行動が不一致であったり, 2つの相いれない考えをもっているような不協和な状態は心理的に不快であるので, 人はこれを解消し, 協和な心理状態に移行するよう動機づけられるとする理論.

バランス状態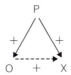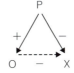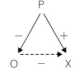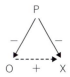

インバランス状態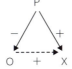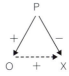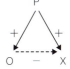

図 10-1　ハイダーの P-O-X モデル（Heider, 1958[4]／高木, 1979[8]）

サッカーぎらいなどという場合, 自分がサッカーを諦める, 親友を何とかサッカー好きにする, あるいは親友をきらいになるといった動機づけがあらわれ, バランス状態に向かおうとするのである. この理論は, **態度の変容**（p.145 参照）を説明するうえでも有効であり, ニューカムの **A-B-X モデル**やフェスティンガーの**認知的不協和理論**に発展したことも知られている.

2　帰属理論

1. 原因の帰属

私たちが, 身の回りに起こるさまざまな出来事や自分や他者の行動について, その原因を推測する過程を, **原因の帰属**という.

ケリー（1972）は, 原因の推測は,「事象の原因はその事象が生じているときに存在し, その事象が生じていないときには存在しない」という共変動の原理を用いて行われているとし, 次のような 3 種類の情報の組み合わせが推測に寄与していることを示している. すなわち, **一貫性**（その行動は時と場合に関わらずいつも一貫しているか）,**弁別性**（その行動はある状況においてだけあらわれるのか）,**一致性**（その人の行動はそこにいるほかの人の行動と一致しているか）である. 3つの基準がすべて満たされている場合は, 行動の原因は環境の側にある（**外的帰属**）と考え, 一貫性の基準だけが満たされている場合は, 個人のパーソナリティなど内的特性の側にある（**内的帰属**）と考えるのである[7]. このような分析は, 心理学でよく用いられる統計手法の分散分析（ANOVA）（p.212 参照）に似ているため, ANOVA モデルともよばれている.

また, ジョーンズとデーヴィス（1965）は, 行動をその人の内的特性に帰属させようとする場合には, 行動に内的特性がどの程度直接的に反映しているかが決め手になるとしている[6]. たとえば, 学生のボランティア活動を例にとると, それが

分散分析
ある変数の値の変動に影響を与えると考えられる要因が, 種類やカテゴリーなど質的変数であるときに, この要因の効果の大きさを調べるために用いられる統計的手法の1つである.
ANOVA（アノーバ）とは Analysis of Variance の略である.

学校の単位として認められることになっているのであれば，学生が親切で正義感の強い性格であることだけが，ボランティア活動をした理由とは考えにくいということである．

▲ 2．成功と失敗の帰属

　成功と失敗の帰属に関しては，ワイナーの理論（1971）がよく知られている[10]．この理論では，成功，失敗に関する原因として，4つの要因（能力，課題の困難度，努力，運）を想定し，統制の所在（要因が個人の内にあるか，外にあるか），安定性（要因が安定しているか，不安定で一時的なものか）の2つの次元を組み合わせ，**表 10-2** のように整理している．また，こうした帰属の結果が，その後の動機づけに及ぼす影響についても検討している．成功の原因を自分の能力に，失敗を運に帰属させれば，プライドが維持され，次の機会への成功期待が高まって，高い達成動機をもつようになる．これに対して，成功を課題の容易さや運に，失敗を自分の能力に帰属させると，プライドが傷つき，次の機会への失敗不安が高まるので，動機づけは高まらないとしている．また，努力に帰属させると，成功，失敗いずれの場合も，次もがんばろうという動機づけを高めることになる．その後，ワイナー（1979）はこの理論を発展させ，統制可能性（自分自身で統制できるものかどうか）の次元を加えて，**表 10-3** のような8つの原因を示している[9]．

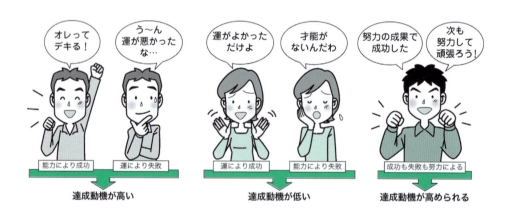

成功と失敗の帰属
帰属のさせ方で動機の高低が変化する

表 10-2 統制の位置と安定性の次元による原因分類 （Weiner, et al., 1971[10]）

統制の所在	安定性	
	安　定	不安定
内　的	能　力	努　力
外　的	課題の困難度	運

表 10-3 統制の所在，安定性，統制可能性の三次元による原因分類 （Weiner, 1979[9]）

統制可能性	内　的		外　的	
	安　定	不安定	安　定	不安定
統制不可能	能　力	気　分	課題の困難度	運
統制可能	持続的な努力	一時的な努力	他者からの偏見	他者からの援助

3　対人魅力 ── 好き・きらいの心理

　他者に対する好意的または非好意的な態度を**対人魅力**という．どのような条件があると，人は他者に対して好意をいだくようになるのだろうか．ここでは，対人魅力を規定する主な条件についてみていく．

▲ 1．近接性

　これは，家が近い，席が近い，学籍番号が近い，など空間的・物理的に近い人に好意を抱きやすいことである．単純な要因ではあるが，対人関係の初期の段階ではよくみられる．

　フェスティンガーら（1950）は，**図 10-2** に示すような学生アパートに入居してはじめて出会った学生どうしが，どのように親しくなるかを部屋の位置との関連で検討している．すぐ隣の部屋を 1，1 軒おいた部屋を 2，2 軒おいた部屋を 3 というように距離を数値化して，友人選択率との関係を示したのが**図 10-3** である．距離が近いほど選択率が高く，遠くなるにつれ選択率が低くなっていることがわかる[3]．

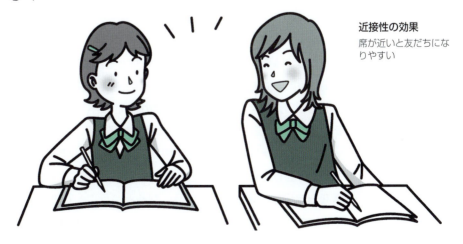

近接性の効果
席が近いと友だちになりやすい

10章　人間関係

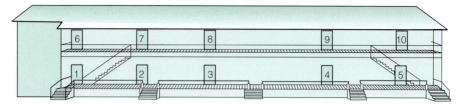

図 10-2　学生アパートの概略図 (Festinger, et al. 1950[3]／広沢, 2004[5])

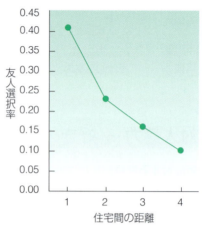

図 10-3　住宅間の距離と友人選択率 (Festinger et al. 1950[3] より作成)

　空間的に近いことが好意に結びつくことについては，2つの理由がある．1つは，同じように知らないどうしの何人かがそこにいる場合，隣に人がいるのにわざわざ通り越して遠くの人に働きかけることは不自然である．近くにいる人に働きかけることは，お互いに時間や労力が少なくて済み，効率的に相互作用ができることになる．もう1つは，近くにいる人は自然に出会う機会が多くなることである．ザイアンス（1968）は，単に何度も会っただけで好意をいだくようになるという**単純接触の効果**を提唱している．人は一般に未知のものには不安感をいだくが，何度も出会ううちに相手の行動は予測がつきやすくなり，安心感をいだくようになるため，好意につながるとも考えられている．

▶ 2．身体的魅力

　顔立ちや容姿，あるいは服装や化粧なども含めて外見の好ましさも，対人関係の初期の段階では対人魅力の重要な要因となる．私たちは他者の外見的な好ましさによってその人の全体的な評価を決めがちであり，「美しい人はよい人だ」というステレオタイプ（容姿偏見）を身につけている．
　こうしたステレオタイプの背景には2つの要因がある．1つは，美しい景色や花を見て感動し，それらを好きになるのと同じように，外見の美しさも私たちに快感情をもたらし，好意をもつようになるということである．もう1つは，私たちは小さい頃からアニメーションやコミック，ドラマや映画などをとおして，ヒーロー

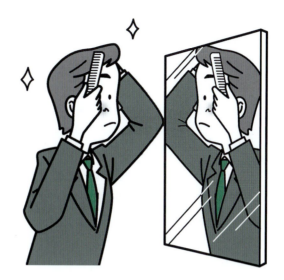

印象管理
外見にまどわされては
いけないが
印象管理も大事である

やヒロイン,正義の味方など好ましい役柄はたいてい美しい容姿をした人物として描かれ,仇役(かたきやく)や悪役などきらわれるような役柄はそれらしい容姿で描かれるのを繰り返し見てきている.このほうが見ている人が感情を投影しやすいからであるが,こうした経験から,美＝善という結びつきを学んでしまうのである.

身体的魅力には人間の判断を歪めてしまう影響力があることを知り,正しい判断をするように注意することが必要である.しかし一方で,私たちが面接など初対面の人にきちんと対応しなければいけない場合には,自分の外見が他者の目にはどう映るかに配慮して,身なりを整えるといった**印象管理**も重要である.

▲ 3.類似性

人間関係が少し進展すると,自分と相手との間で,性格や能力,価値観や意見,態度などがどの程度類似しているかという,相手の内面的な特性についての情報が対人魅力に影響を与えるようになる.対人魅力において特に重要なのは,態度の類似性である.

どうして態度の類似性が好意に結びつくのだろうか.私たちは自分の意見や行動の正当性が支持されることを望んでいる.趣味や好みが同じ人や一致した意見をもつ人は自分に同意してくれる可能性が大きい.同意してくれる人がいれば,私たちは自分が正しいことを確認できるのであり,このような人の存在は安心感など強い快の感情をもたらす.たとえば,ある科目のテスト前夜に,テスト範囲の70％くらいしか勉強できなかったとする.次の朝,登校して誰に声をかけるだろうか.完璧に勉強していそうな人や全く勉強していなさそうな人ではなく,おそらく自分と同じくらいしか勉強していなさそうな人に声をかけるだろう.「自分が70％しか勉強していないこと」の妥当性を確認するのであり,私たちはそれができるような人を友だちに選ぶのである.

また,ハイダーのバランス理論(p.128参照)によっても説明できる.対象(事

物・事象や第三者）に対して，一致して肯定的態度または否定的態度をもつ相手に好意をもつことは，3者関係を示す記号の積がプラスになることであり，バランス状態が成立するのである．

ただし，自分と他者とがあまりにも似すぎてしまうのは，自分の「独自性」を危うくするため，かえって逆効果であるという指摘もある．

4．承認―自分に対する評価

他者からよい評価を受け自分の価値を承認されると，私たちはそうした評価をしてくれた他者に対して好意をいだくようになる．私たちは自分を肯定的に評価し，自分の存在を認めたいという欲求をもっている．自分に対する他者からのよい評価はこうした欲求を満たすことにつながるのであり，自分に好意的な他者を好きになりやすいという**好意の返報性**があるのである．

ところで，こうした評価が始めから終わりまで一貫している場合と，評価が途中で変化する場合とでは，好意の形成に変化があるかについて，アロンソンとリンダー（1965）が実験を行っている[1]．被験者が自分に対する評価を偶然に耳にする場面を設定し，後から被験者の評価を寄せた人に対する好意度を測定した結果（**表10-4**），最も好意度が高いのは，一貫してよい評価だった場合ではなく，悪い評価からよい評価に変化した場合である．また，最も好意度が低いのは，一貫して悪い評価の場合ではなく，よい評価から悪い評価に変化した場合である．よい評価の獲得や損失が好意により大きな影響をもつ（**獲得‐損失効果**）ことがわかる．

表10-4　相手からの評価とその人への好意度の順位
（Aronson & Linder, 1965[1] より作成）

好意度の順位	評価の変化
1	悪い→よい
2	よい→よい
3	悪い→悪い
4	よい→悪い

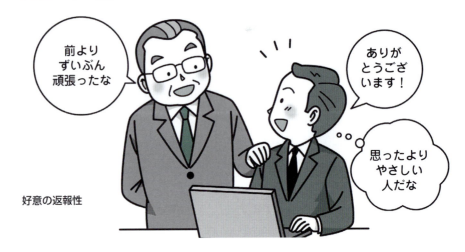

好意の返報性

第11章
集　　団

| 11章 | 集 団 |

11 集 団

この章のねらい

　私たちは家族，学校，職場などさまざまな集団に所属している．人は集団の
なかでどのように行動するのだろうか．また，集団は人にどのような影響を及
ぼすのだろうか．集団の特性と集団のなかでの人の行動の特徴について，理解
を深めておくことが必要である．
　この章では，次の3つの目標の理解をねらいとしている．

1 集団の特徴にはどのようなものがあるかを知る．

2 リーダーシップとは何か，また効果的なリーダーシップとはどのような
　ものかを理解する．

3 集団が人の行動に及ぼす影響はどのようなものかを学ぶ．

1　集団の心理

1. 集団の特徴と構造

　集団は，「2人以上の人々によって形成される集合体」と定義される．さらに，
次のような特徴をもっている．

　　①集団のメンバー間にコミュニケーションなど持続的な相互作用がある

　　②メンバーに共通の目標とその目標達成のための協力関係が存在する

　　③地位や役割が分化している

　　④メンバーが経験や価値観を共有し規範の形成がみられる

　　⑤メンバーがその集団への所属意識をもっている

　人間が集団を形成するのは，次のような理由による．

　　①集団によって，個人では不可能な課題遂行が可能になる

　　②協同・分業によって課題遂行がより効率的になる

　　③1人でいることの不安を低減し親和欲求を充足できる．

　集団の分類の代表的なものの1つに，公式集団（フォーマルグループ）と非公
式集団（インフォーマルグループ）の類型がある．**公式集団**は，なんらかの目標達

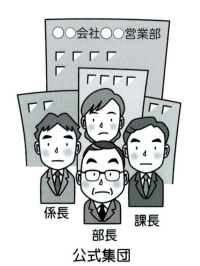
公式集団

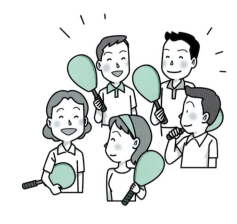
非公式集団

成のためにメンバーを集めてつくられる集団で，メンバーは目標達成のための効率的な役割行動の分担と責任の遂行のために，一定の手続きに基づいて配置されていく．企業や官庁の組織がその例である．一方，**非公式集団**は，メンバーの個人的な感情や欲求に基づいて自然発生的に形成される集団である．友だち，仲間の集団がこの代表的な例である．もともと公式集団である企業組織内にも自然発生的に非公式集団が形成され，ときに強力な力をもち，公式集団の機能を促進したり妨害することもある．

　人は通常，社会生活のなかで複数の集団に所属することになるが，これらの集団のうち，個人の意見や態度，行動などの判断の拠りどころとなる**準拠枠**を提供する集団を**準拠集団**という．準拠集団は一般には家族，友人などの近隣集団や学校，職場などの所属集団であることが多い．

2. 集団規範

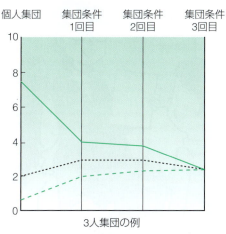

図 11-1 光点の移動距離（Sherif, 1935[9]／柿本, 1997[3]）

　集団内には，メンバーとしてお互いに期待される判断の枠組や行動様式がある．これを**集団規範**という．集団規範は校則や社則のように明文化されることもあるし，メンバーのなかで暗黙のルールとして存在している場合もある．集団規範に従ってメンバーが行動することで，集団としての活動はスムーズに展開していく．しかし，あるメンバーが規範から外れた行動をとろうとすると，そうした行動を抑制しよう

1　集団の心理　**137**

として，直接的・間接的に圧力を加えるように作用することもある．

集団規範の形成について，シェリフ（1935）は自動運動（手がかりのない暗闇のなかで光点を見つめていると，それが動いて見える現象（p.11 参照）の実験を用いて示している．3 人の被験者について，個人ごとに移動距離を報告させた場合よりも，3 人一緒に報告させた場合のほうが，回を重ねるごとに距離のばらつきが少なくなり判断が一致していく（図 11-1）．集団のなかで個人の判断とは異なる共通の基準ができあがっていくのがわかる．集団規範はどのような集団にも存在するが，前項で述べた準拠集団では，集団規範の圧力がメンバーである個人により強く作用するといえるだろう．

▲ 3．集団凝集性

集団凝集性は，メンバーを自発的に集団内にとどまらせるように作用する力の総体のことである．集団凝集性を高める要因には，

　①個々のメンバーが集団全体やほかのメンバーに対して感じる魅力度が高い
　②メンバーどうしの態度や価値観に類似性が高い
　③メンバー間の活発な相互作用により，相互理解・受容が進んでいる
　④集団の目標が魅力的である
　⑤集団のサイズ（人数）が適当である
　⑥集団内での役割分担がうまくいっている

など，さまざまなものがある．

集団凝集性が高いと，メンバーはその集団に所属することに価値を見出し，課題遂行への動機づけが高まり，結果として満足度も高くなる．しかし一方で，集団の秩序を壊すようなことをおそれて，批判や対立を避けようとする傾向が高まり，集団活動に柔軟性を欠くようになる場合もある．

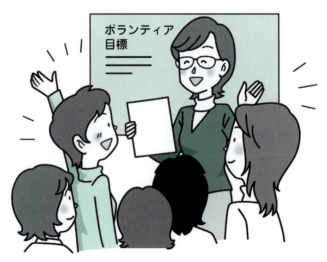

集団凝集性
集団の目標に魅力があると人が自然に集団内にとどまる

2 リーダーシップ

1. リーダーシップ

リーダーシップとは，集団の目標達成や，維持・強化のために，集団のメンバーによってなされる影響力行使の過程のことである．一般的には，集団のリーダーがメンバー（フォロアー）に対して発揮する影響力を指すことが多い．

リーダーシップについては，はじめ「優れたリーダーはどのような特性をもっているのか」を追究しようとする**特性論的アプローチ**による研究が盛んに行われた．多くの優れたリーダーにある程度共通した特性として，知能や学識，責任感，活動性・社交性，状況判断力などが指摘されてきている．しかし，たとえば，ボランティア活動のリーダー，企業の経営者，あるいは野球チームの監督では，それぞれ求められるリーダーとしての特性は必ずしも同じではない．あるいは，1つの集団に複数のリーダーがあらわれ，それぞれが役割を分担していくような場合もある．

そこで，次に「優れたリーダーはどのような行動をとっているのか」を追究しようとする**行動論的アプローチ**が行われるようになり，さらに，集団の特性や集団のおかれた状況を考慮に入れて検討する**条件即応的（コンティンジェンシー）アプローチ**が盛んに行われるようになった．ここでは，リーダーシップ理論のうち，PM理論とコンティンジェンシー理論について紹介する．

2. PM理論

三隅（1984）によって提唱されたPM理論では，リーダーとしての機能は，①集団の目標達成のために計画を立てたり，メンバーに指示・命令を与えたりするよ

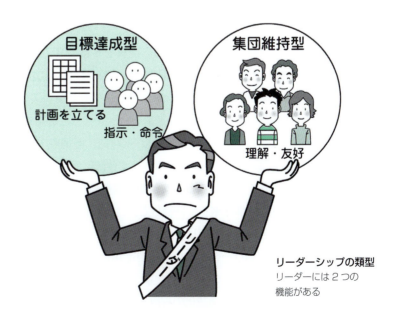

リーダーシップの類型
リーダーには2つの
機能がある

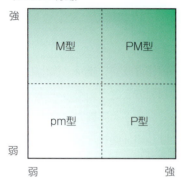

図 11-2　PM 理論でのリーダーシップ類型（松原，1999[6]）

うな **P 機能**（目標達成：performance function）と，メンバーを理解し，集団内に友好的な雰囲気を生み出して，集団のまとまりを維持・強化しようとするような **M 機能**（集団維持：maintenance）の 2 つから構成されるとしている[3]．

　P 機能を横軸に M 機能を縦軸に組み合わせて，それぞれの強弱を考えると，**図 11-2** に示すように，リーダーの行動パターンを 4 つの類型に分けることができる[7]．

　2 つの機能がともに強い PM 型，P 機能が強く M 機能が弱い P 型，M 機能が強く P 機能が弱い M 型，2 つの機能がともに弱い pm 型である．一般に，メンバーの意欲や満足度，および課題遂行の効率や生産性は PM 型で最も高く，pm 型で最も低くなることが知られている．

3. コンティンジェンシー理論

> **LPC**
> least preferred co-worker
> リーダーのリーダーシップ・スタイルの指標として，フィードラーによって考案された対人認知傾向性の変数．

　コンティンジェンシー理論は，フィードラー（1967）によって提唱された，最適なリーダーシップはリーダーや集団を取り巻く状況によって変化するという理論である[2]．

　フィードラーは，「一緒に仕事をする場合，最も苦手な仕事仲間」（LPC）について 18 項目からなる LPC 尺度（**表 11-1**）[11]によって人物評定をさせて，LPC 得点を算出し，この LPC 得点をリーダーシップスタイルの指標とした．LPC 得点の算出は，18 項目の評定値を合計する．この得点が所属する集団での平均値よりも高得点の者を「高 LPC リーダー」，低得点の者を「低 LPC リーダー」とする．高 LPC リーダーは，苦手な仕事仲間にもあまり厳しい評価をせず，できるだけよい関係を維持しようとする**関係動機型リーダー**である．低 LPC リーダーは，苦手な仕事仲間を厳しく評価して，ときに相手との関係を無視しても課題の遂行を最重視する**課題動機型リーダー**である．

　適切なリーダーシップを規定するリーダーや集団の状況要因としては，「リーダーとメンバーの関係」「仕事の目標や遂行のための手続きが明確であるかどうかといった課題の構造化の程度」「リーダーの地位勢力」の 3 つをあげている．これら

表 11-1 LPC 尺度（白樫，1992[11]）

楽しい	8	7	6	5	4	3	2	1	楽しくない
友好的	8	7	6	5	4	3	2	1	非友好的
拒否的	1	2	3	4	5	6	7	8	受容的
緊張	1	2	3	4	5	6	7	8	リラックス
疎遠	1	2	3	4	5	6	7	8	親密
冷たい	1	2	3	4	5	6	7	8	温かい
支持的	8	7	6	5	4	3	2	1	敵対的
退屈	1	2	3	4	5	6	7	8	面白い
口論好き	1	2	3	4	5	6	7	8	協調的
陰気	1	2	3	4	5	6	7	8	陽気
開放的	8	7	6	5	4	3	2	1	閉鎖的
表裏がある	1	2	3	4	5	6	7	8	忠実な
信頼できない	1	2	3	4	5	6	7	8	信頼できる
思いやりがある	8	7	6	5	4	3	2	1	思いやりがない
きたない（卑劣）	1	2	3	4	5	6	7	8	きれい（立派）
感じがよい	8	7	6	5	4	3	2	1	感じが悪い
誠実でない	1	2	3	4	5	6	7	8	誠実な
親切な	8	7	6	5	4	3	2	1	親切でない

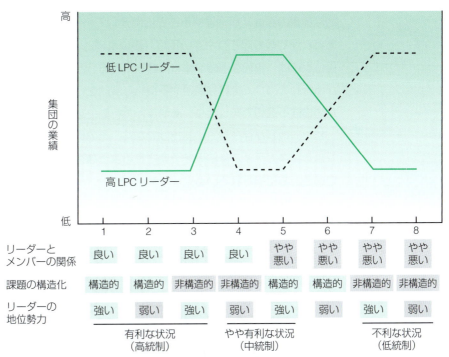

図 11-3 リーダーの LPC 得点と 8 つの集団状況との関連性（Fiedler, 1982／若林, 1989[12]）

の 3 要因は組み合わされ，リーダーにとって最も有利な状況 1 から，最も不利な状況 8 までの，8 つの状況が構成される（**図 11-3**）[12]．リーダーにとって集団を統

制しやすい有利な状況と，逆に不利な状況では低 LPC（課題動機型）リーダーが，中程度に有利な状況では高 LPC（関係動機型）リーダーが有効であり，高い業績をあげることができることがわかる．このように，2つのリーダーシップスタイルが効果的かどうかは，集団のもつ条件によって異なるというのである．

3 社会的影響

1. 社会的促進と抑制

　1人で勉強するよりもまわりに人がいる図書館で勉強したほうが能率があがったり，仲間と大勢で食事をすると普段より食欲が増したりする．このように，個人がある課題を行う場合に，他者の存在によって行動が促進される現象を，**社会的促進**という．また，仕事の種類によっては，逆に，他者の存在によって課題遂行が抑制される現象もあり，**社会的抑制**といわれている．社会的抑制は，こみいった計算をしたり，見慣れない用語を丸暗記するなど，複雑な課題や未経験の課題を遂行する場合に起こりやすいとされている．

　これらの現象が起こる理由は，そばに他者がいることで，個人の覚醒水準（生理的な興奮の程度）が上昇することに関連している．すなわち，覚醒水準の上昇は，ある状況で最も起こりやすい反応（優位反応という）を引き起こしやすくさせる．優位反応は，単純な課題や慣れた課題を行おうとする場合には，課題の達成につながる行動であり，複雑な課題や不慣れな課題を行おうとする場合には，課題達成のためには不適切であったり，あやまった行動であるというのである．

　また，他者が存在しているだけでなく，その他者が自分の行動についてポジティブまたはネガティブな結果を予期させるような存在である場合に，より影響力が大きいことも指摘されている．

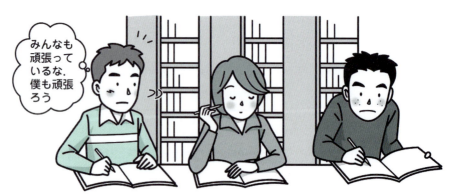

社会的促進
まわりに人がいたほうが勉強がはかどることがある．

2. 社会的手抜き

集団で協同作業を行うとき，メンバー1人当たりの努力量が，1人で作業するときの努力量より低下することが**社会的手抜き**である．一般には，人数が多くなるほど社会的手抜きの程度は強くなる．ラタネら（1979）は，集団の人数を変えて，防音室で大声を出させたり，拍手をさせたりすると，人数が増えるにつれ，各個人が出す声や音の大きさが低下することを示している[5]．社会的手抜きが起こる理由としては，大勢で作業をすると，1人で作業をする場合に比べて，①できるだけ一生懸命やらなければならないという個人に対する圧力が小さくなること，②集団全体の成果に個人の努力量がどれだけ関わっているかという関連性がわかりにくくなることなどである．

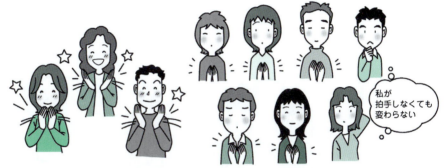

人数が少ないと個人の努力量は大きい　　　集団になると個人の努力量は小さくなる

3. 同　調

集団のなかには集団規範が形成され，集団のメンバーは集団規範に沿って行動するように期待されることはすでに前節1-2．で述べた．集団のメンバーが一定の判断をしようとするとき，個人が自分の判断に確信をもっているような場合でも，他の多数のメンバーの判断に影響を受けて判断を変えてしまうような場合がある．集団のなかの多数派により，少数派の意見や行動を集団規範に一致する方向に変化させようとする圧力が作用するのであるが，こうした変化を**同調**という．

同調については，アッシュ（1955）による有名な線分の長さの判断実験がある[1]．アッシュは**図11-4**の例のような刺激を提示し，左図の線と同じ長さの線を右図の

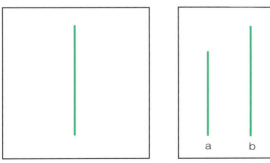

図11-4　アッシュの実験で用いられた判断刺激の例（Asch, 1955[1]）

3　社会的影響　**143**

> **サクラ**
> 露天商などで業者と結託し、客のふりをして他の客の購買心をそそる者。転じて実験者の実験の意図に協力するにせの被験者のこと。

3本から選ぶように求めた。実験は数名のグループで行われるが、被験者1人を除いてほかの参加者は「サクラ」である。サクラは順番にわざと間違った答えを報告し、最後に被験者が報告をする。1人で判断すればほとんど誤りが起きないような単純な課題であるにも関わらず、判断数の約 1/3 が誤答であり、自分の判断を全く変えなかった被験者は 1/4 にすぎなかったのである。しかし、サクラのなかの1人が正しい判断を表明すると、間違った判断が多数派であっても、同調は起きにくくなる。自分と同じ判断や行動をする味方が1人でもあらわれると、集団規範から逸脱した行動でもとりやすくなるのである。

このように集団は、多数派の意見に同調し支配されることが多いが、ときには少数派が全体に大きな影響を与えることもある。これを**少数者の影響**というが、確信をもった少数派が一貫した判断を示し続けるとき、集団全体に影響力を及ぼし、集団規範が変化することがある。

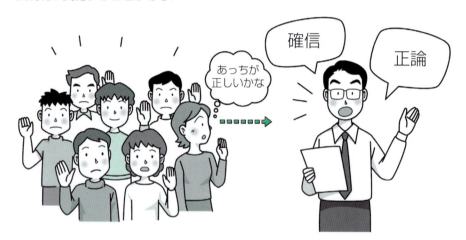

集団は多数派の意見に左右されるが　　少数派でも集団に影響を与えることができる

4. 態度

1）態度とその働き

人の行動を規定する重要な要因の1つに態度がある。**態度**は、日常的には「態度が大きい」とか「親しげな態度」などのように、外にあらわれる行動の特徴を指す場合が多い。心理学では、特定の対象に対してあらわれる好意・非好意の感情を基礎とした個人内部の傾向性のことをいう。ローゼンバーグとホヴランド（1960）は、態度を構成する要素として、

　①認知成分：よい―悪い、望ましい―望ましくない、などの価値判断
　②感情成分：好き―きらい、愉快―不愉快、などの感情
　③行動成分：接近―回避、支援―攻撃、などの行動

の3つをあげている[8]。

また、カッツ（1960）による態度の働きは次の4つである[4]。

　①適応機能：欲求を満足させたり、目標を達成するための道具として働く。た

とえば，就職を希望する会社の面接で，会社に対する積極的な好意や入社を希望する明確な意志を表明することで，内定を得て，満足する．

②自我防衛機能：自分に脅威を与えるようなものや不快なものに対して，否定や拒否の態度を表明して，自我を防衛したり，自尊心を保つ．

③価値表現機能：自分の中心的価値を表明して，どのような人間であるかを示す．たとえば，エコロジストが有機栽培の野菜にこだわったり，ブランド好きな人が特定のブランドだけを身につける．

④知識機能（理解機能）：環境を理解するための判断基準や準拠枠として働く．

2）態度の変容

態度は，おおよそ一貫しており，持続的なものであるが，新しい経験によって得た情報によって変化する．こうした新しい情報は，自らの行動によって獲得される場合もあるが，他者からの働きかけによる**説得**によって獲得される場合もある．説得を目的として行われる言語的働きかけ（**説得的コミュニケーション**）が効果的であるかどうかには，次のような要因がある．

（1）効果的な説得者

全く同じ内容のメッセージでも，信憑性が高い送り手からのメッセージのほうが態度の変化が大きい．メッセージの信憑性に影響を与えるのは，

①専門性（送り手が専門的知識をもっている），
②信頼性（送り手のパーソナリティが信頼でき，そこからの情報が信頼できる），
③権威（送り手の社会的地位，肩書きなどに価値がある），
④魅力・好意（送り手に魅力があり好意をもてる）

などがあると，受け手がみなすことである．テレビコマーシャルは，受け手がその商品に興味をもち購入するように態度変容をはかる説得の1つである．たとえば，歯磨きのコマーシャルに歯科医を起用するのは専門性を利用するものであるし，そのときに最も人気のあるタレントが何本ものコマーシャルに出演することになるの

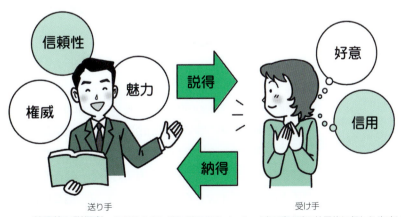

効果的な説得者　信憑性の高い送り手からのメッセージは受け手に効果的に伝わりやすい

は魅力・好意が効果的であると考えられるためである．

（2）メッセージの提示方法

①一面的提示と両面的提示

一面的提示とは，説得したい内容だけを提示することであり，**両面的提示**とは，説得したい内容の反対要素もあわせて提示することである．メッセージの受け手の態度が送り手とは反対であるとき，受け手がすでにある程度の知識や情報をもっているとき，あるいは，受け手がメッセージを受けた後で逆方向の説得を受ける可能性があるときなどは，両面的提示がより効果的であるとされている．

②恐怖の喚起

「メッセージを受け入れて態度を変えないとたいへんなことになる」と受け手の恐怖心を引き起こすような提示の仕方である．安全運転をさせるために悲惨な交通事故現場のビデオを見せることなどは，この例である．ただし，恐怖が強いほど態度の変化が大きいというわけではない．受け手がメッセージに対して強い**自我関与**をもつ場合，強すぎる恐怖は説得にとって逆効果になることがある．たとえば，一般の学生に「講義に欠席すると単位がとれない」ということは出席を促す効果をもつが，ほとんど留年が決まっている学生に同様のメッセージを伝えても，より不安を高めたり反発を招くだけで，出席を促すことにはならないのである．一般には，中程度の恐怖の喚起が効果的といわれている．

> **自我関与**
> 個人がある問題，人物などについて心理的に深く関わっている状態．対象が自己の中心的価値と一致していたり，対象との同一視が行われている場合に自我関与が生じているという．

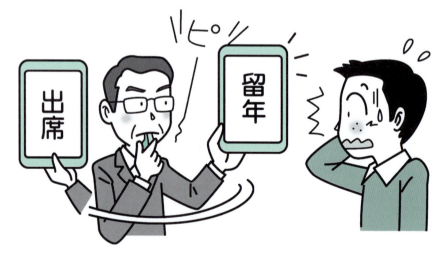

恐怖の喚起

（3）説得のテクニック

①譲歩的説得（door-in-the-face technique）

譲歩的説得とは，はじめに拒否されることを見越して大きな要請をして実際に受け手に拒否させ，次に送り手が譲歩したようにみせかけて，はじめよりも小さい真の要請を受け入れさせるという方法である．ここでは，はじめに一度要請を拒否させるところがポイントである．私たちには「借りは返さなくてはならない」という義務感がある．これを**返報性**というが，相手（送り手）が譲歩してくれたのだから，

今度は自分（受け手）が譲歩しなければならないとして，態度を変えてしまうのである．

②段階的説得（foot-in-the-door technique）

私たちには，態度や行動に**一貫性**を保とうとする傾向がある．段階的説得は，一度態度を決めたら，後から都合の悪いことが判明しても，なかなか態度を変えられないと考える傾向を利用するものである．**段階的説得**では，譲歩的説得とは逆に，はじめに受け入れやすい小さい要請をして，次により大きな真の要請をする方法である．いったん小さな要請を受け入れると，心理的な抵抗感が軽減し，次のより大きな要請を受け入れる準備ができるのである．ウィンドウショッピングのつもりが，店内に入り，すすめられて試着をし，予定外の買い物をしてしまったというような経験は多くの人がもつだろう．段階的説得は正当なセールストークとしても使われているが，キャッチセールスなどの場面でも使われるので，つい知らないうちに態度変容し，不当に高額な商品を購入してしまったなどというようなことがないよう気をつけなければならない．

③特典除去（応諾先取り）説得（low-ball technique）

特典除去説得は，はじめにとてもよい条件をつけたうえで要請を受け入れさせ，その後，なんらかの理由をつけてそのよい条件を取り除いてしまい，よい条件なしの真の要請を受け入れさせる方法である．受け手はもはや自分に有利な条件ではないのに，はじめに要請を受け入れてしまっているので，条件が変わってもそれをくつがえすことがしにくくなるのである．前項の段階的説得と同じように，一貫性に関連するものであろう．

5. 情報の普及過程 ―流行と流言

1）流　行

それまでにはなかったような新しい服装・髪型や身のまわりのもの・言葉・行動パターン・考え方などが，はじめは社会集団のごく少数のメンバーに受け入れられ，やがて比較的短期間のうちに，その集団の多数のメンバーによって受け入れられ共有されるようになる現象が**流行**である．流行のなかには，急激に普及し，その後も社会のなかに一定水準で定着していくものがあるが，多くのヒット曲や流行語のように，急激に普及し，持続することなく急激に消えていくものが多い．また，流行色やファッションなどのように，以前の流行が一定期間をおいて繰り返しあらわれることもある．流行は自然発生的にあらわれるものもあるが，その普及過程にはマスメディアが大きな影響力をもつ．企業などがマスメディアを利用して，意図的に流行を仕掛ける場合も多い．

流行は個人の欲求や動機にも大きく依存して生じる．流行に関連する欲求の代表的なものは，自分を人から区別し，誇示したいという欲求と，社会の流れから孤立したくない，集団に同調したいという欲求である．流行の初期の段階では，新しい

ものを取り入れて「流行の先端」を行くことで，自己顕示したり自分の価値を高くみせる欲求が満足できるし，流行がある程度普及してくると，「流行への乗り遅れ」を避け，集団からの孤立を避ける欲求が強く働くようになる．

2）流　言

情報が人々の間を伝わっていく過程で，その内容が事実であることを示すような具体的なデータがないのに，次々と人々の間に伝えられ信じられていくことをいう．**流言**は，こうした過程が自然発生的に生じる場合をいうが，政治的目的などのために故意に歪んだ情報を流す**デマ**とは一応区別される．

> **デマ**
> **demagogy**
> 情報操作のために流される真実ではない情報のこと．

日本における流言の事例としては，関東大震災の際の社会主義者や朝鮮人が暴動を企てているという流言をはじめとして，新潟地震（1964）の際の流言，オイルショック（1973）でのトイレットペーパー騒動，豊川信用金庫の取りつけ騒ぎ（1973）など多数あるが，いずれも事実無根にも関わらず，大きな騒動や社会不安を引き起こしている．

流言は，その内容が人々にとって重要で，強い興味をそそるようなものであり，しかも，内容の真実性に関して十分な情報がなく曖昧なために，不安につながりやすい状況があるとき発生しやすい．また，人々の間で伝達されていく過程で，その内容が変容しやすい．情報の一部だけに注意が向けられてそこだけが記憶されたり誇張されて伝達されたり（**強調化**），人々がもっている感情や考え方などに一致する方向に再構成されたり（**同化**）するのである．

流言を人から人へと伝える伝達ゲームのような過程としてとらえる立場に対し，シブタニ（1966）は，流言を集団行動としての曖昧な状況の解釈の過程であるとしている[10]．曖昧な状況に直面したとき，人々はそれに対する納得のいく説明をすることを求めて，伝達の過程で次々と新しい解釈を加えていくというのである．

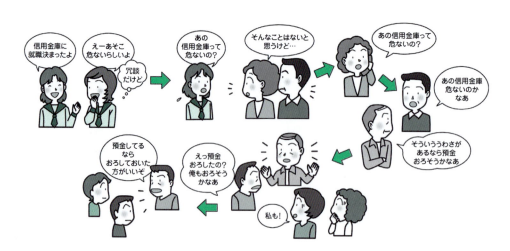

流言　根拠のない情報が信じられ伝わっていく

第12章
精神的健康

12 精神的健康

この章のねらい

　こころが健康な状態とは，こころの働きが円滑で日常生活に支障をきたすような心理的問題がなく，適応している状態をいう．こころの健康が損なわれると，どのような状態があらわれるのだろうか．また，そうした状態に対して心理学ではどのような援助が行われているのだろうか．

　この章では，次の3つの目標の理解をねらいとしている．

1 こころが健康な状態とは何か，また，それはどのように測定されるかを知る．

2 こころの健康が損なわれると，どのような状態があらわれるのかを学ぶ．

3 心理的問題に対する専門的援助の方法とはどのようなものかを理解する．

1 メンタルヘルス

1. 健康なこころ

WHO
World Health
Organization の略.
世界保健機関のこと.

　健康の定義について，WHOの憲章のなかでは，「健康とは，単に身体に病気がないとか虚弱でないとかいうだけでなく，肉体的にも，精神的にも，社会的にも，完全に調和のとれたよい状態のことである」とされている．いうまでもなく，この定義は，身体的な健康だけでなく，こころの健康についてもいえることである．

　こころが健康な状態とは，単に精神的な疾病に罹っていないというだけでなく，こころの働きが円滑で日常生活に支障をきたすような心理的問題がなく，社会のなかで「よい適応」の状態で生活できていることである．**適応**とは，「個人が環境とうまく調和していること」であるが，そのためには，環境からの個人に対する要請と個人の欲求とが，互いに調和的でなければならない．個人が環境とうまく調和できていないとさまざまな心理的問題が生じ，こころが健康な状態とはいえなくなる．すなわち不適応の状態ということになる．**ラザラス**（1984[7]）は不適応の基準として次の4つをあげている．

①心理的不快：継続的な不安，抑うつ，苦痛，みじめさなど，通常とは異なる気分

②認知不全：現実判断力・技能の低下，知的効率の低下やミスの多発，問題解決能力の低下，など

③身体機能の不全：心因性の体調不良，心身症，など

④行動の逸脱：社会的規範・枠組みから逸脱したような問題行動，非行・犯罪，精神症状による行動，など

不適応の状態になると，上記のうちの1つ以上があらわれるとされており，心理的問題の多くは，こうした適応－不適応の視点で理解できることがわかる．

2. 心の健康を測定する

心の健康状態を査定するために，さまざまな心理テストや測定尺度が用いられている．ここでは，p.60～62で取り上げている各種性格検査のほかに，抑うつ，不安，ストレスの測定尺度を紹介する．

1）抑うつ尺度

抑うつ状態の程度を測定する尺度として，ベック（1961）の抑うつ尺度[1]（Beck Depression Inventory：BDI）やツァン（1965）の尺度[10]（Self-Rating Depression Scale：SDS）が広く使われている．これらは，いずれも，最近1週間の状態についての自己評価を4件法で記入し，総合得点で抑うつ状態の重症度を判定するようになっている．**表12-1**に日本版BDI（林，1988）の一部を示した[3]．

表12-1　ベック抑うつ尺度〈抜粋〉（林，1988[2]）

◇　この質問紙のそれぞれの質問文をよく読んでください．そして最近の気持ちを最もよく表しているものをそれぞれ1つ選択して○をつけてください．
第1問　0 私は落ち込んでいない 　　　　1 私は落ち込んでいる 　　　　2 私はいつも落ち込んでいるから急に元気にはなれない 　　　　3 私はとても我慢ができないほど落ち込んでいるし不幸だ
第2問　0 私の将来について特に失望していない 　　　　1 私の将来について特に失望している 　　　　2 私の将来に期待するものはない 　　　　3 私の将来に希望がもてないし，物事はよくならないと思う
第3問　0 私は自分が失敗するとは思わない 　　　　1 私はほかの人よりは失敗してきたと思う 　　　　2 いままでのことを考えると失敗を繰り返してきたと思う 　　　　3 私は人間として全くだめだと思う

〈測定内容〉

(1)抑うつ気分，(2)悲観性，(3)失敗感，(4)満足感の欠如，(5)罪悪感，(6)受罰の予期，(7)自己嫌悪，(8)自己非難，(9)自殺願望，(10)涙もろさ，(11)いらだち感，(12)対人的興味の減退，(13)決断困難，(14)身体像の歪み，(15)活動困難，(16)不眠，(17)疲れやすさ，(18)食欲の減退，(19)体重減少，(20)健康の心配，(21)性欲減退

1　メンタルヘルス　**151**

12章　精神的健康

MMPI
550項目から構成される，質問紙法による性格検査．心気症，ヒステリー，うつ，精神病的偏倚，パラノイア，精神衰弱，精神分裂病，軽躁病の各傾向を測定する臨床尺度に加え，被験者の検査に対する態度を測定するための妥当性尺度も含まれる．

パラノイド傾向
猜疑心や他者への不信感，警戒心が強い傾向．屈辱感に対する過敏性と攻撃性，感情の表出を制限し他者からの侵入を拒むような傾向をもつこともある．

ストレス要因
ストレス状態を引き起こすような環境の変化に伴う要因のことで，寒暑・騒音など物理化学的なもの，空腹・睡眠不足・疲労など生物学的なもの，人間関係のこじれ・仕事の負担など心理社会的なものが挙げられる．

2）不安尺度

不安の程度を測る尺度として，**MAS**（Manifest Anxiety Scale：顕在性不安尺度），**CAS**（Cattel's Anxiety Scale：キャッテル不安検査），**STAI**（State-Trait Anxiety Inventory：状態 - 特性不安検査）などが広く使われており，これらはいずれも市販されている．MAS は **MMPI**（ミネソタ多面人格目録）（p.60 を参照）の項目から，集中力や仕事の持続性の低下，焦燥感，疲労感，緊張の回避などの精神的徴候と，頭痛や発汗，食欲不振などの身体的徴候といった不安に関わる項目を抽出して構成されたもので，どちらかというと神経症的な不安が測定される．

CAS は単に不安の程度を示すだけでなく，不安を構成する5つの因子（自我統制力の欠如，自我の弱さ，疑い深さ・パラノイド傾向，罪悪感，緊張）ごとに得点が算出され，不安を構造的にとらえるようになっているのが特徴である．

STAI は個人がいま現在どれくらい不安か（**状態不安**）と，状態不安を引き起こしやすい傾向，すなわちストレス状態になったとき個人がどれくらい不安になるか（**特性不安**）の2つを測定する尺度で構成されており，日常的な不安の測定に用いられている．

3）ストレス尺度

ストレスに関連する尺度としては，ストレスを引き起こす刺激や日常での出来事（ライフイベント）といった**ストレス要因**を測定するもの，ストレス状態の自覚を測定するもの，ストレスへの対応（**コーピング**）を測定するもの，ストレスによるストレス反応を測定するものなど多様なものがある．

ここでは，現在のストレス状態の程度を精神的なサインと身体的なサインの両面から測定する最も簡便な尺度の1つである市毛（1989）の**ストレス尺度**を紹介する（**表 12-2**）[4]．

ストレスチェック A では，8点までが平均レベル，9〜12点がやや注意レベル，13点以上がかなり注意を要するレベルである．項目1〜5の得点が高い場合は，ストレス状態において逃避的・悲観的に対応しやすい傾向があることを示す．また，項目6〜10の得点が高い場合は，同じく攻撃的に対応しやすい傾向があることを示す．

ストレスチェック B では，12点までが平均レベル，17点までがやや注意レベル，それ以上がかなり注意を要するレベルである．項目1〜5は自律神経系のサイン，項目6〜10は筋緊張系のサイン，項目11〜15は消化器系のサインである．

表 12-2 ストレス尺度（市毛，1989[4]）

◇最近 1 か月にあったことを思い出して，各項目に答えてください．「いつも」感じていたら 3 点，「しばしば」感じていたなら 2 点，「たまに」感じたなら 1 点，「全く」感じていなかったら 0 点に○をつけてください．

【ストレスチェック A】

(1) 新しいことや難しい問題を避けた		3	2	1	0
(2) 不安や寂しさを感じた		3	2	1	0
(3) 落ち込みや諦めを感じた		3	2	1	0
(4) 悩みごとが頭から離れなかった		3	2	1	0
(5) 周りの人についていけないと感じた		3	2	1	0
(6) じっとしていることができず，よく動きまわった		3	2	1	0
(7) 周りの人にじれったさを感じた		3	2	1	0
(8) 電車に乗るときや車の運転中，人に追い越されて腹が立った		3	2	1	0
(9) いくら言ってもわからない人間が多いと思った		3	2	1	0
(10) 待たされていらいらした		3	2	1	0

(1)～(5)の合計点： 点
(6)～(10)の合計点： 点
すべての合計点： 点

【ストレスチェック B】

(1) 動悸	3	2	1	0
(2) 息苦しさ	3	2	1	0
(3) めまい	3	2	1	0
(4) 熟睡できない	3	2	1	0
(5) 手足の冷え	3	2	1	0
(6) 首・肩のこり	3	2	1	0
(7) 目の疲れ・痛み	3	2	1	0
(8) 腰痛	3	2	1	0
(9) 頭痛	3	2	1	0
(10) 手足のしびれ	3	2	1	0
(11) 疲労感	3	2	1	0
(12) 便秘	3	2	1	0
(13) 腹痛	3	2	1	0
(14) 下痢	3	2	1	0
(15) 消化不良	3	2	1	0

(1)～(5)の合計点： 点
(6)～(10)の合計点： 点
(11)～(15)の合計点： 点
すべての合計点： 点

1　メンタルヘルス　**153**

12章 精神的健康

2 心理臨床の対象

1. 心理臨床の役割

心理臨床とは，こころの働きが円滑にいかなくなり，なんらかの心理的問題（精神疾患や不適応の状態）がある状態の人々に対し，心理学の知識や技術によって専門的に援助することをいう．心理臨床の仕事は，心理療法などの専門技法を用いて援助を行うだけでなく，心理査定（アセスメント），集団・地域のなかで他職種の専門家と協力して行う援助，心理的問題の発生と回復の過程や査定技法の開発の研究調査など多岐にわたる．心理臨床が実践されている場所も**表 12-3**のように多様である．

> **心理査定（アセスメント）**
> 診断面接や心理検査を行って，症状や心理的障害の特徴を評価し分類すること．その個人の発達的な特徴，パーソナリティの特徴や構造，心理社会的な状況など，さまざまな側面から問題を理解し，適切な治療法の選択や目標の設定，予後の予測を行う．

表 12-3 心理臨床が実践されている領域と場所

教　育	学校教育相談，スクールカウンセリング，学生相談など
福　祉	児童相談所，社会福祉事務所など
司法・矯正	家庭裁判所，少年鑑別所など
医　療	病院（精神科，神経科，心療内科，小児科，その他各診療科）など
産　業	産業カウンセリング，教育研修など
地　域	精神保健センター，母子保健センターなど
その他	個人開業のカウンセリングルームなど

2. 心理臨床の対象

心理臨床の対象である精神疾患や心理的問題は非常に多岐にわたるが，これらを分類診断するために，ICD-10 やアメリカ精神医学会の DSM-5 が広く用いられている．**表 12-4** は DSM-5 に分類される疾患を示したものである[9]．

表 12-4　DSM-5 での疾患の分類（DSM-5, APA, 2013[1]）

1 神経発達症群／神経発達障害群
2 統合失調症スペクトラム障害および他の精神病性障害群
3 双極性障害および関連障害群
4 抑うつ障害群
5 不安症群／不安障害群
6 強迫症および関連症群／強迫性障害および関連障害群
7 心的外傷およびストレス因関連障害群
8 解離症群／解離性障害群
9 身体症状症および関連症群
10 食行動障害および摂食障害群
11 排泄症群
12 睡眠-覚醒障害群
13 性機能不全群
14 性的違和
15 秩序破壊的・衝動制御・素行症群
16 物質関連障害および嗜癖性障害群
17 神経認知障害群
18 パーソナリティ障害群
19 パラフィリア障害群

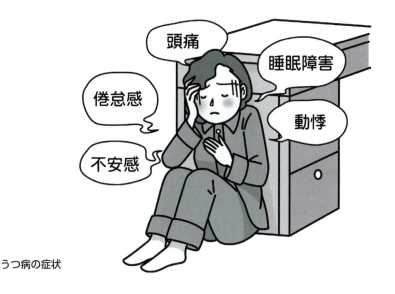

うつ病の症状

表 12-5　大うつ病（Major Depressive Disorder）診断基準（DSM-5, APA, 2013[9]）

> **DSM-5**
> アメリカ精神医学会（APA）の精神疾患の診断・統計マニュアル（Diagnostic and statistical manual of mental disorders）の第5版. 世界的に非常に広く用いられている. 臨床像の記述により各精神障害を定義し, 複数の特徴的病像が認められるかどうかで診断する操作的診断の方法が示されており, 診断の客観性・公共性を高めることができる.

A．以下の症状のうち，5つ（またはそれ以上）が同じ2週間の間に存在し，病前の機能からの変化を起こしている．これらの症状のうち少なくとも1つは下記(1)抑うつ気分または(2)興味または喜びの喪失であることが必要

(1) その人自身の言葉（例えば，悲しみ，空虚感または絶望を感じる）か，他者の観察（例：涙を流しているように見える）によって示される，ほとんど1日中，ほとんど毎日の抑うつ気分

(2) ほとんど1日中，ほとんど毎日のあらゆる活動における興味，喜びの著しい減退

(3) 食事療法をしていないのに，著しい体重減少，あるいは体重増加

(4) ほとんど毎日の不眠，または睡眠過多

(5) ほとんど毎日の焦燥感や行動速度の鈍化（精神運動制止）

(6) ほとんど毎日の易疲労性，または気力の減退

(7) ほとんど毎日感じられる自己評価の低下，自己への無価値感，過剰な罪責感

(8) 思考力や集中力の減退，または，決断困難がほとんど毎日認められる

(9) 反復的な死についての思考，特別な計画はないが反復的な自殺念慮，自殺企図

B．上記の症状のために，著しい日常生活上（社会的，職業的，または他の重要な領域）の困難を引き起こしている

C．症状は物質の生理学的作用，または他の医学的疾患によるものではない

1）気分障害

気分障害はかつて躁うつ病とよばれており，躁とうつの気分の変動を主な症状とする精神疾患である．躁病のエピソード（病相）とうつ病のエピソードを繰り返す双極性気分障害と，うつ病だけを繰り返す単極性気分障害に分けられる．

うつ病の症状は，**表12-5**に示すように，精神症状と身体症状である[1]．精神症状としては，まず，感情や意欲の障害であり，憂うつ感や悲哀感，淋しさ，倦怠感，不安感，焦燥感などが持続する．活動性が極端に低下（精神運動性制止あるいは抑制）し，何をするにもおっくうという状態になる．一方，緊張や焦りのために落ちつけず多動傾向があらわれることもある．また，自己評価が極端に低下し，ときに

罪業妄想や心気妄想がみられることもある．身体症状としては，寝つけない，熟睡できない，早く目が覚めてしまうなど睡眠障害が目立つが，このほかに全身の倦怠感や食欲低下，動悸，手足のしびれ，頭痛など多彩な症状があらわれることが多い．うつ病のなかで身体的な症状だけが強く自覚されるものを**仮面うつ病**とよんでいる（p.124 参照）．うつ病では，強い自責感や絶望感のために，自殺をしようとする（自殺企図）こともしばしばあるので注意が必要である．

躁状態では，気分が高揚し，自信過剰や多弁多動の傾向がみられ，わずかな刺激に反応して怒りっぽくなったり抑制が低下したりする．そのため，快楽的行動や逸脱行動があらわれることもある．

2）不安障害

不安障害は，従来，神経症とされてきた病気を病型によって 4 つに分類し直したものの 1 つである．不安障害はさらに，パニック障害，全般性不安障害，恐怖症性障害，強迫性障害，外傷後ストレス障害（PTSD）などに分類される．これらの症状の特徴を以下に示す．

①パニック障害

動悸，呼吸困難，発汗，めまい，胸部の圧迫感などが突然生じるパニック発作を繰り返す．パニック発作には強い不安感・恐怖感をともなうので，一度この発作を経験すると，またこうした発作が起きるのではないかという予期不安が強まり，悪循環となる．

②全般性不安障害

仕事や学校など毎日の生活についての過剰な心配と不安が慢性的に持続する．

③恐怖症性障害

通常はあまり恐れる必要のない対象や状況に強い恐怖をいだく．**広場恐怖**，社会恐怖，特定の恐怖症（高所恐怖，閉所恐怖など）がある．

④強迫性障害

自分でも不合理だとわかっている考えやイメージが繰り返しあらわれ強い不安や苦痛を生じさせる強迫観念と，強迫観念による不安や苦痛を中和させようとして繰り返される強迫行為（手を洗う，確認するなど）を特徴とする．

⑤外傷後ストレス障害（PTSD）

本人または他者の生命を脅かすような強い恐怖を伴う出来事の後に，強い恐怖や無力感，外傷的な出来事が繰り返されるような体験（フラッシュバックなど），睡眠障害などが持続する症状である．わが国では 1995 年の阪神・淡路大震災などをきっかけに注目されるようになった．

3）摂食障害

摂食障害は食行動の異常を特徴とする障害で，神経性無食欲症と神経性大食症に分けられ，思春期から青年期の女性に多く発症する．

神経性無食欲症は，痩身願望が強く，もう十分に痩せている（DSM-5 での診断

広場恐怖
パニック発作など困った事態が起きたときに，逃げることが困難であるかもしれない場所についての不安．「広場」に限らず，家の外に 1 人でいることや混雑したなかにいることで生じやすい．

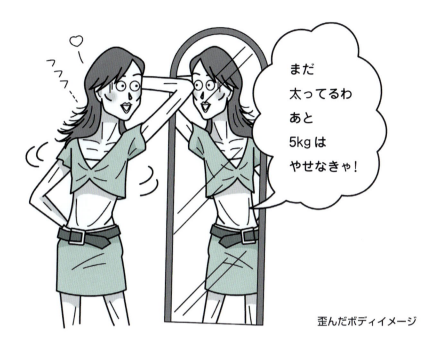

歪んだボディイメージ

基準では「著しい低体重とは，正常下限より低い体重」としている）にも関わらず，まだ太っているのでもっと痩せたいと思うような，自分の身体・体重についての歪んだ認識（ボディイメージの歪み）をもっている人にみられる．体重の増減がそのまま自己評価に影響を与える．極端な食事の制限をする制限型と，むちゃ食いをしては排出行動（自己誘発性嘔吐や下剤・利尿剤の乱用をする）をするむちゃ食い／排出型がある．低体重にもかかわらず，過度の運動や活動性がみられることも特徴である．極端な食事制限や誤った排出行動による低体重は全身機能の低下を招き，女性では無月経にもなる．発症のきっかけはダイエットや心理的ストレスなど日常的なものであり，痩せていることが問題視されないことも多いが，神経性無食欲症の20％は慢性化し，死亡率は9％にのぼるという報告もあり，適切な対応を必要とする症状である．

神経性大食症は過食を繰り返す症状であり，一度食べ始めると止まらなくなり，自分をコントロールできなくなる．また，過食の後にしばしば排出行動がみられる．過食や排出行動は隠れて行われることが多い．過食行動が自己評価を低下させ，抑うつ気分や自己嫌悪感が強まり，自傷行為など問題行動があらわれることもある．

4）適応障害

適応障害は，はっきりと特定される社会心理的ストレス要因に反応して，情緒的または行動的な症状があらわれ，こうした症状がそのストレス要因への反応として予想されるものをはるかに超えるような苦痛をともなうか，または社会的・職業的（学業上の）機能に著しい障害を及ぼすものである．ストレス要因は「仕事での大きな失敗」など単一の出来事の場合もあるし，複数のストレス要因が重複している場合もある．

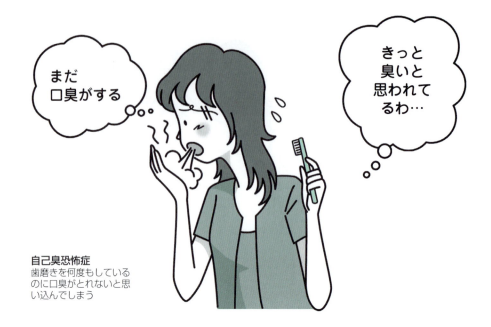

自己臭恐怖症
歯磨きを何度もしているのに口臭がとれないと思い込んでしまう

　症状としては，抑うつ気分をともなうもの，強い不安をともなうもの，怠学・破壊・無謀運転・法的責任をとらないなど行為の障害をともなうもの，社会的ひきこもり，職業上（学業上）の不適応などである．

5）物質関連障害

　物質関連障害は，精神に作用する物質（薬物）への依存や乱用を問題とする**物質使用障害**と，薬物によって引き起こされる中毒や離脱を問題とする**物質誘発性障害**に分けられる．原因となる物質は，アルコールやニコチン，カフェインなどの身近なものから，睡眠薬・抗不安薬，麻薬，覚醒剤，有機溶剤（シンナーなど）など多岐にわたる．これらの物質の摂取はしばしば耐性を生じさせ，しだいに大量に，また長期間にわたり摂取しなければならなくなり，自分の意志ではコントロールできなくなる．社会生活や家庭生活に支障が生じたり，離脱（禁断）症状が起こったり，脳に器質的な変化がみられることもある．

6）心身症

　心身症は DSM-5 の分類には含まれないが，その発症や治療の経過にストレスなど心理社会的要因が強く関与した身体的疾患のことである．筋緊張性頭痛，自律神経失調症，消化性潰瘍，過換気症候群，過敏性大腸症候群，本態性高血圧，気管支喘息，自己臭恐怖症など多彩な疾患が心身症として発症することが知られている．しかし，これらの疾患のなかには，心理社会的要因が全く関与しない場合もあり，これは心身症ではない．

　心身症の症状は，真面目，仕事中毒，頑張り屋，頼まれると断れないなどの傾向がみられる「過剰適応」との関連性が指摘されている．治療には，身体的療法に加えて，心理療法を行うことが有効とされている．

3 心理療法のいろいろ

1. 行動療法

行動療法は，実験的に確立されてきた学習理論（p.16参照）あるいは行動理論に基づいて，不適応行動を消去し，適応的な行動を形成するための技法の総称である．客観的にとらえることができる行動を治療の対象とし，症状や問題行動を「刺激と反応の結びつき」という観点から理解して，現在の症状がどのように形成されてきたか，症状を生起させている現時点での条件は何かを分析し，それを操作していくのである．

行動療法の技法には多様なものがあるが，代表的なものを以下に紹介する．

1）系統的脱感作法

ウォルピによって開発された技法である．不安障害などの治療に用いられることが多い．ある刺激に対して好ましくない反応（不安や恐怖など）が結びついているとき，同じ刺激に対してその反応とは両立しない拮抗反応（リラックスすることなど）を同時に引き起こすこと（「脱感作」）によってそれらの反応を段階的に除去していく方法であり，次のような手続きによって進められる．

①**クライエント**の不安の拮抗反応として，リラクセーション反応を習得させる．

②クライエントに不安を引き起こさせる具体的な場面を列挙させる．また，それらの不安生起場面について，主観的な不安の強さの程度を得点化させる．そして，得点の順に10～15段階程度の不安生起場面を並べ，**不安階層表**を作成する．**表12-6**は不安階層表の一例である[6]．

> **ウォルピ**
> **Wolpe, J.**
> **1915-1998**
> 南アフリカ連邦生まれの精神科医．パヴロフのレスポンデント条件づけの原理を神経症の治療に応用した．
> 「神経症の行動療法」が代表的な著作である．

> **クライエント**
> 来談者ともいう．カウンセリングを求めてきた人の意味である．

表12-6　不安階層表：対人恐怖に伴う不登校の例（古賀，1992[6]を改変）

不安階層	SUD
(1)　1時間目の授業中，シーンとしているとき	100
(2)　通学電車の中，同年齢の男子が集団でいるとき	95
(3)　2時間目の授業中，シーンとしているとき	90
(4)　学校の校門をくぐるとき	90
(5)　登校前，家で朝食を食べているとき	85
(6)　朝，着替えをしているとき	80
(7)　朝，ふとんのなかで学校のことを考えているとき	75
(8)　同級生から電話がかかってきたとき	60
(9)　3時間目の授業を受けているとき	55
(10)　家で学校のことを話しているとき	40
(11)　夜，部屋で学校のことを考えているとき	30
(12)　4時間目の授業を受けているとき	20
(13)　学校から帰宅したとき	10
(14)　部屋で音楽を聴いているとき	0

注）SUD：主観的な不安の程度を示す得点

③不安階層表の最も低い場面からクライエントにイメージさせ，不安を感じたらそれをリラクセーション反応で消失させる訓練を行う．これを繰り返し，1段階ずつ不安の程度が高い場面へ進んでいく．最終的にはイメージによってだけ刺激を与えるのではく，現実の場面で適応的に行動できるようにしていく．

2) オペラント条件づけ法

オペラント条件づけ（p.18 参照）の原理に従って，目標となる行動に対して強化をしたり，しなかったりという手続きを基本として行われる方法であり，①望ましい行動を増加させる，②望ましくない行動を消去する，③新しい適応行動を形成する方法の3つに分類される．①の例としては，望ましい行動がみられたときに仮の報酬（トークン：スタンプやシールなど）を与え，一定の数量に達したところで報酬（欲しい物や活動など）と交換する**トークンエコノミー法**などがある．②の例としては，子どもがパニックを起こした際などに与えられる強化子（機嫌をとるなど）を，子どもが泣き叫んでも無視するなどして与えないようにする**除外学習**などがある．また，③の例としては，目標行動に少しでも類似した行動が出現したらまずそれを強化し，少しずつ段階的に目標により近い行動を強化していき，最終的に目標行動を形成する**シェーピング法**などがある．歯磨きのトレーニングにおいて，歯ブラシを持つ→歯ブラシを口に入れる→歯ブラシを動かす→正しく磨くなどの段階を踏んで強化していくといった方法で，障がい児・者の身辺処理のトレーニングなどに効果がある．また，自閉症児の言語形成にも適用されている．

3) バイオフィードバック法

心理的緊張や不安などにともなう生理的な反応（脳波，心拍，筋緊張など）をクライエントに手がかりとして提示し，それを自覚的にコントロールして安定した状態になるように練習させる方法である．生理的反応は光や音などのわかりやすい情報に置き換えて提示することが多い．自律神経系の疾患や不安・ストレスなどの自己コントロール法として効果がある．また，スポーツ選手の**メンタルトレーニング**などにも利用されている．

4) モデリング法

> **モデリング**
> バンデューラによる観察学習のこと．
> （p.19 参照）

モデル（手本）の行動を観察させたりまねさせたりして，不適応行動を消去したり，適応行動を獲得させる方法である．実際のモデルをクライエントの目前で示す方法のほか，モデルの行動をビデオなどで見せてもよい．また，徐々に完全な行動になっていく過程をみせるコーピングモデリングと，はじめから完成した行動をみせるマスターモデリングがある．

5) 嫌悪療法

レスポンデント条件づけ（p.17 参照）の原理を応用し，不適切な行動に対して苦痛や不快な体験（嫌悪刺激：催吐剤や電気ショックなど）を結びつけて，不適切な行動を起こさないように学習させる方法である．飲酒や喫煙などの嗜癖，依存症，性的不適応などの治療に用いられる．

2. 認知行動療法

　認知行動療法は，前述の行動療法と認知療法の2つの技法を源流としている．行動療法が行動を治療の対象とし，問題行動を刺激と反応の結びつきから理解しようとしているのに対し，認知行動療法では，行動は認知と深く関わっているとする立場に基づいている．不適応的な行動の背景には，習慣化した不適切な認知があるとし，これに働きかけて認知の歪みを是正していこうとするのである．

　ベックらは，こうした認知の歪みについて次のようなものを取り上げている．

①**選択的注意**：「人からきらわれていると思うと，きらわれている部分ばかりが気になってしまう」など，自分が関心のある事柄だけに注意を向けて，結論づけている．

②**独断的推論**：「しばらく友だちから連絡がないだけで，きらわれてしまったと思い込む」など，裏づけになるような十分な証拠がないにも関わらず，独断的に思いつきで判断する．

③**極端な二分割思考**：曖昧な状態に耐えられず，ありかなしか，白か黒かに決めつける．

④**拡大視と縮小視**：あることを過大に評価したり，極端に低く評価する．

⑤**極端な一般化**：「一度だけの失敗から，何をやってもだめだと思い込む」など，わずかな事実があらゆる状況にあてはまると決めつける．

⑥**自己関連づけ**：きちんとした根拠がないのに，出来事を自分に関連づけて考える．

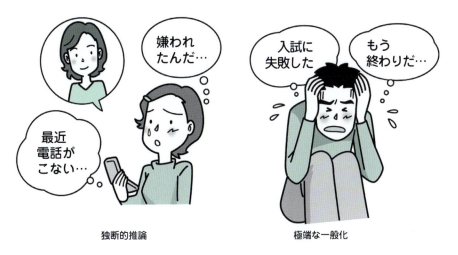

認知の歪み　習慣化した不適切な認知をしていることが多い

▲ 3. 遊戯療法

　遊戯療法（プレイセラピー）は，遊びを主な表現やコミュニケーションの手段として行われ，主として，言語による自己表現が十分でない子どもに適用される．子どもにとって遊びは，自己の内面をありのままに表現する手段であり，子どもは遊ぶことによって成長していく．遊びの治療的価値について，弘中（2002）は，**表12-7**に示すような8つの機能をあげている[3]．

　遊戯療法が最も有効なのは，情緒的不適応の問題に対してである．通常「遊戯室（プレイルーム）」とよばれる安全性や快適性を配慮した専用の部屋で行われる．遊戯療法で使う遊具は特に決められているわけではなく，できるだけ多種多様な遊具を用意する．活発な身体的運動を引き出すもの（トランポリンやすべり台など），攻撃性を引き出しやすいもの（ピストルや刀，パンチングドールなど），自分自身や家族との関係を投影しやすいもの（人形，ままごと道具など），治療者との関係がつくりやすいもの（ボールや電話，ゲームなど），造形的な遊びができるもの（積木や粘土，画用紙・絵具，工作の材料など）などである．

　遊戯療法では，最大限に自由な雰囲気と受容が重視され，遊びをとおして子どもの自己表現を促進するが，治療の開始・終了時間を守ること，遊戯室外へ遊具をもち出さないこと，備品や施設を故意に壊さないこと，治療者やほかの子どもへの身体的攻撃をしないことなど，最小限の制限は設定される．

表12-7　遊びの治癒的機能（弘中，2002[3]より作成）

機　能	内　容
関係の絆	遊びを用いることによって，治療関係が結ばれ，維持され，深まる
大切にされる体験	子どもの遊びを大切に扱うことによって，子どもは自分が認められ，大切にされていると感じる
関係の投影	さまざまな重要な人間関係が遊びのなかに投影される
カタルシス・代償行動	単なるカタルシスだけでなく，現実に追求することが困難な願望・衝動を遊びの形で達成させる
表　現	遊びに込められたメッセージは，言葉では表現し尽くせないものまでも表現する
心の作業	子どもが抱える内的課題が遊びという心的活動のなかで扱われる
前概念的体験	遊びという，意識と無意識の中間領域において，自我の変容を引き起こす決定的な体験が生じる
守　り	子どもの行動が「遊びの枠」に収まることによって，遊戯療法の場が治療的に守られる

> **カタルシス(catharsis)**
> ギリシャ語で「浄化」の意味．ブロイアーがヒステリー治療の中で初めてこの用語を使用した．

▲ 4. 家族療法

　家族療法は，家族を1つのまとまりをもったシステムととらえて，その家族システムを治療や援助の対象とするさまざまな心理療法の総称である．亀口（1992）は，家族システムを「家族を1つのまとまりをもつ生命システムとしてとらえた見方で

ある．生命システムは，有機的に結びあったいくつかの部分（サブシステム）から
なっている．家族システムでは，夫婦，母子，父子，兄弟・姉妹がそれぞれサブシ
ステムを形成している．…それは，さまざまな速さで成長・変化しながらも，全体
としてはまとまりを失わずに維持されている」と定義している[6]．

　家族療法では，問題を個人だけのものとしては考えない．クライエントは，家
族全体の問題を代表して，症状や問題を表している家族メンバーという意味で，
IP（identified patient：患者の役割を担う人）とよばれる．IP個人だけでなくIP
の家族全体を治療と援助の対象とし，家族間の情緒的関係や相互作用を重視する．
言いかえれば，IPが示している症状は，家族全体がうまく機能していないことを
示すサインととらえ，家族全体での相互作用を調整して，問題となっている家族シ
ステムに変化を起こすように介入するのである．

　家族療法には多様なアプローチがあるが，①構造派家族療法，②コミュニケーシ
ョン論的家族療法，③多世代家族療法などが代表的なものである（中村，1999）[9]．
①では，家族メンバーそれぞれの役割と地位，家族のルール，メンバー間の心理的
距離など家族の構造の問題を実際の面接場面のなかで明らかにして介入する．②で
は，家族をコミュニケーションの相互作用のシステムとしてとらえ，問題なのは，
その問題行動自体ではなくそれを持続させるような好ましくないパターンのコミュ
ニケーションが行われていることであるとする．そして，家族間のコミュニケーシ
ョンの問題点を明らかにして，家族が自由で明確なコミュニケーションができるよ
うにしていく．③では，問題を何世代かにわたる家族の歴史と発展の流れの中で理
解し，冷静で客観的な判断や行動を援助し，将来の家族関係に変化をもたらそうと
する．

コラム

問題だ！という状況にだって例外がある [11), 12)]

いじめにあっているという中学生の例を考えてみよう.

「みんなが私を無視する」と訴える. そこでA教諭は子どもを落ち着かせた後に, 彼女のクラスの名簿と赤鉛筆を用意して「あなたをいじめていない友達に丸をつけよう」と言った. 印をつけ始めると多くは彼女をいじめていないことがわかってきたのか, 自分で教室へ戻っていった（長谷川, 2001）.

解決志向アプローチの中心となる概念に「例外」がある. どんなに困った問題を抱えていても, なんとかうまくやれていることがあるはずだ.「いつも…」と言いながら, 落ち込まなかった日, 親と口げんかせずにすんだ日, 授業をさぼらなかった日はなかっただろうか. そんな日は「いつも」と何が違うだろうか.

「最近, なにやってもうまくいかないなぁ.」

そんなあなたは, 問題や不満の中にある例外を探してみてはいかがだろう.

第13章
カウンセリング

13 カウンセリング

この章のねらい

　日常生活の中で苦悩を感じない人はいないであろう．苦悩するたびに，自分で考えたり周囲に相談したりして，多くの場合は解決している．そのとき相談する相手は，カウンセリングの専門家ではないが，自分から相手に話すだけで楽になったり，具体的なアドバイスを受けることで解決することが多い．しかし，悩みが深刻になると，専門家でないと対応できなくなることも事実である．カウンセリングにはどのような意義・種類・理論があるのだろうか．

　この章では，次の3つの目標の理解をねらいとしている．

1 カウンセリングの定義と成り立ち
2 カウンセリングの意義とカウンセリング・マインド
3 カウンセリングの理論と技法

1 カウンセリングの定義と成り立ち

1. カウンセリングとは

　カウンセリングという用語は，心理相談や教育相談などさまざまな領域で今日使用され，「相談」と訳されることもある．しかし，日本語訳や定義が定着しているわけではなく，カウンセリングとそのまま使用されることが多い．カウンセリングの counsel は，ラテン語 consilium（会議，忠告，相談）に由来し，counselor の語は，当初弁護士などの意味で用いられていたようである．その後，心理療法や教育の相談活動で使用されていく中で，いくつかの流派や立場が誕生し，それぞれの考え方に基づいて定義がなされている．今日では，「適応上の問題をもち，その解決に援助を必要とする個人と，専門的訓練を受けて助力者としての資質を備えた専門家とが面接し，主として言語的手段によって心理的影響を与え，問題解決を助ける過程」（倉石精一 1966[3]）という定義が，広く受けいれられている．

　カウンセリングは，主にアメリカにおいて発展してきた．1908年ボストン職業局の創設に尽力し，「特性・因子理論」を唱えたパーソンズらの職業指導が，カウ

ンセリングの源流である．その後の世界大恐慌という経済不況の中で，職業指導は，就職の機会や条件を提供する教育的機能を果たすようになった．その後，1940 年代後半になって社会が徐々に安定し，職業指導としてよりも心理療法としての関心が高まってきた．スーパー（1955）が，「職業指導からカウンセリング心理学へ」の論文をまとめ，さらに，ロジャーズによって，カウンセリングは，個人の適応上の問題解決と人格の成長にかかわる心理療法の中に，明確に位置づけられた．

▲ 2. カウンセリングの分類

1）指示的カウンセリング

元来，**指示的カウンセリング**という派が存在した訳ではないが，ロジャーズが当初，非指示的療法を主張したことにより，その違いを明らかにする過程で指示的カウンセリングといわれるようになった．ソーンの指示的心理療法やガイダンス理論を唱えたウィリアムソンの指示的カウンセリングが代表的なものである．

この指示的カウンセリングという立場は，専門的立場・情報・経験を有するカウンセラーが，カウンセラーの責任において，「適材」と「適所」を結びつけるものである．カウンセラーと**クライエント**（来談者）の**ラポール**（信頼関係）やカウンセラーの受容的態度は，非指示的カウンセリングと同様に必要とされる．

2）来談者中心カウンセリング

わが国において今日では，カウンセリングといえば，ほとんどの場合この**来談者中心カウンセリング**を指す．詳細については後項で述べるが，アメリカのロジャーズによって提唱された方法である．ロジャーズは，クライエントの自己治癒力を信頼する立場から，カウンセリングの主導権はクライエントにあるとした．したがって，指示しないことが特徴であるから当初は非指示的カウンセリングと表現したが，クライエントの自己治癒力を信頼して聴く立場を明確にするために，来談者中心カウンセリングと表現を改めた．この立場では，カウンセラーはクライエントの現在の感情を受容し共感して，それをクライエントに伝え返すことが求められる．そのため，カウンセラーは，まず傾聴することが重要である．

この来談者中心カウンセリングを応用して，ロジャーズはエンカウンター・グループ療法を展開し，枠組みフリーのグループ体験による気づきの拡大や人間関係の洞察による人間性の成長をはかった．ジェンドリンは，感情がからだの感じとして体験される体験過程に注目し，**フォーカシング**（焦点づけ）の技法を開発した．

3）折衷的カウンセリング

ロビンソン（1950）に代表されるように，指示的カウンセリングと来談者中心カウンセリングを折衷した立場である．クライエントの幸福感や適応感の向上，環境に対する適応の改善，不適応感の除去を目標としている．カウンセラーの態度は来談者中心カウンセリングに基づいているが，クライエントが直面する現代社会のさまざまな問題にこたえるために，場合によっては，専門家として心理的アセスメ

ロジャーズ
Rogers,C.R.
1902-1987

イリノイに生まれ，1924 年ウィスコンシン大学史学科，1931 年コロンビア大学大学院を修了し，心理学の学位取得．以後，児童相談臨床に携わり，1940 年にオハイオ州立大学心理学教授，1957 年ウィスコンシン大学心理学および精神医学教授に就き，アメリカ応用心理学会の会長を務めた．

ントの結果や意見などを述べ，指導力を発揮することによってカウンセリングを展開する．

2 カウンセリングの意義とカウンセリング・マインド

1. カウンセリングの理論的根拠

1) 自己理論

　ロジャーズ（1951）は，来談者中心カウンセリングの理論的根拠として自己理論（self theory）を発表した．その中で，「個人はすべて，自分が中心であるところの経験の世界に存在し，場に対して，その場を知覚するままに反応する」ということを前提にして，個人に経験される世界と自己について体制化された概念である自己概念との一致度によって，個人の心理的安定度を説明した（**図 13-1**）．個人が経験する世界は，客観的・絶対的なものではなく，個人が事実と知覚した現象的場である．個人が事実と知覚（経験）した自己とイメージとして体制化されていた自己概念の一致度が高ければ，その個人は心理的に安定し，一致度が低ければ不安定ということである．ロジャーズは，人間のパーソナリティについて，「人間は，本質的に自分の個人的・主観的世界に住んでおり，科学，数学などのような最も客観的な働きといえども，主観的な目的と主観的な選択の結果なのである」（1959）と述べ，個人の現象学的私的世界を重視して，パーソナリティ変容の本質を流動的・受容的に体験していく過程そのものと位置づけた．さらに，クライエントは，自ら自己概念と経験の**不一致**を自覚し，その不一致を**一致**させ心理的適応の状態へ進んでいく能力をもっているとし，カウンセリングにおいて，クライエントは不一致の状態から一致の状態へ変化すると説明した．

2) ハッピィエンド症候群

　譲（1996）は，すべての人間に共通の心理的特徴をハッピィエンド症候群と指摘している．ハッピィエンド症候群は次のように定義することができる．

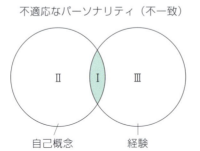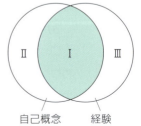

図 13-1　自己理論の一致と不一致（Rogers, 1951[5]）

人間は，自分にとって幸福と感じられる状態を常に探求し，獲得した幸福感がいつまでも持続することに固執している．この幸福と感じられる状態は，自己の期待や想いからなる自己概念に事実が一致することによって獲得されると錯覚していることに，ハッピィエンド症候群の特徴がある．想い通りの事実を経験すれば幸福を感じるのは人間の本能であるが，想いを変化させるのではなく，想いはそのままにして想い通りの事実を獲得することによって幸福を感じようとするところにハッピィエンド症候群の本質がある．言いかえれば，人間はすべてハッピィエンド症候群であるから，人生の目標に向かって努力できるのである．

たとえば，「お若いですね」や「お忙しいところ，ありがとうございます」の社交辞令は，人間がハッピィエンド症候群であることの一例である．「実際の生活年齢よりも若く見てほしい」「自分は有能だから，誰からも期待され忙しくありたい」という想いが人間にあるから，事実はどうあれ，その想いを満たすことばが社交辞令になるのである．

お正月の初詣・節分・厄払い・物忌みなどの意義も，ハッピィエンド症候群で説明することができる．「……しますように」とお願いするのは，自分の想いを実現するために神や仏を利用しているというのではなかろうか．想い通りの事実を獲得するために，努力もするけれどもそれだけでは不安だから，神・仏・先祖を拝んで，その実現に加担してもらうことを信仰だと思い違いしている人は，多いのではないだろうか．

▲ 2．カウンセリングの意義

1）カタルシス（浄化）

人間は，情緒を感じて緊張し，その緊張を情緒に対応した喜怒哀楽などの感情として表出して，緊張を低減する．この表出がうまくできず緊張が持続することを，**ストレス**という（第4章3．参照）．私たちは，日常生活でストレスを感じたら，多くの場合，身近な誰かにその感情を表出して解消している．カウンセリングを受けるクライエントは，日常生活においてこの感情表出がうまく果たせない状態にあると考えることができる．したがって，カウンセリングの意義は，まず第1に心の便秘解消ともいえる**カタルシス**を達成し，日常生活において表出できなかった感情を表出することである．

2）日常生活からの脱却

クライエントが，日常生活においてうまくストレスを解消できない場合，カウンセリングは，日常生活と異なった人間関係・世界・価値観をつくって，クライエントの感情表出を促進する．そのためには，カウンセラーは，徹底した守秘義務を果たし，傾聴してクライエントの感情を無条件に受容する必要がある．カウンセラーのこれらの態度によって，日常生活とは異なる世界を経験しストレスの表出が促進され，クライエントの心理的世界が不一致から一致へ変化する．これが第2の意

義である．

3）鏡の機能

　カウンセリングは，しばしば鏡やキャッチボールにたとえられる．私たちは，毎朝，自分の顔を鏡に映して，自分の顔を確かめ1日を始める．鏡から映し返される自分の顔を自分で判断し，ある人は化粧し，ある人は髭を剃る．鏡と同じことをクライエントの感情について行うのがカウンセリングである．クライエントの感情を受容し，受容した感情をクライエントに伝え返すのである．また，両者の間を何度も行き来するクライエントの感情をボールだとすると，カウンセリングはキャッチボールにもたとえられる．捕球が上手（受容）なカウンセラーには，安心してどんなボール（感情）でも，クライエントは投げることができる．そして，受け取り受容したボール（感情）を，カウンセラーはやさしくクライエントに投げ返すのである．このように，感情を無条件に受容し，クライエントに伝え返すことがカウンセリングの第3の意義である．

　鏡はそのままの像を映し返し，キャッチボールでは，受け取ったボールがそのまま投げ返される．鏡が指示することはないし，キャッチボールで受け取ったのと異なるボールを投げ返すこともない．クライエントの感情が重視され，カウンセラーの指示が交じらないのがカウンセリングである．

4）自己洞察

　人間をハッピィエンド症候群として理解するとき，カウンセリングの第4の意義は，人間の想いに応えることではなく，「ハッピィエンド症候群であるがゆえに自分が想い違いしていた」というクライエントの自己洞察を支援することである．ク

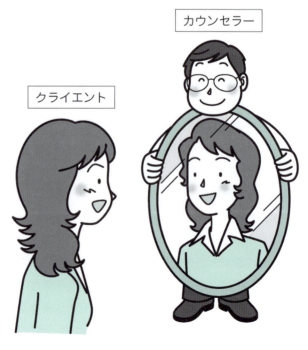

鏡の機能

ライエントは，カウンセラーに感情を無条件に受容され，そのまま伝え返され，初めてその感情と向き合うことができる．日常生活の中で傷つき，自己嫌悪し，不安に陥り，向き合うことができなかった感情に，カウンセラーによる無条件の受容を経て，向き合うことができるようになる．そして，感情を吟味して自己洞察がなされるようになる．この自己洞察によって，「人間に生まれ人間を生きることの意義と喜びは，自己の想いを充たさなければ達成できないと想い違いしていた」とクライエントが実感し，苦悩から解放され，日常性の中での自己実現に向かって再スタートできるのである．

▲ 3. カウンセリング・マインド

　カウンセリング・マインドは，カウンセラーに必要な心構えや態度を意味する．心構えとして自覚し，戒めていないと必ず間違いを犯すのが人間であるから，カウンセリング・マインドが重要である．学校の教師におけるカウンセリング・マインドという場合は，カウンセリング場面のカウンセラーではなく，学校の教師の日常生活での受容的な態度や話しかけやすい気配りなど，教師の心構えや態度を意味する．ここでは，カウンセリング場面でカウンセラーに必要なカウンセリング・マインドについて，譲（2005）の視点から説明する．

1）秘密を守るこころ

　カウンセラーにとって，**守秘義務**はとても大切である．臨床心理士は，この義務に反すると資格を剥奪される．それほどクライエントの相談内容の守秘義務は大切である．臨床心理士に限らず，相談を受けたらその内容を他人に漏らしていけないことは誰でも知っている．では，なぜわざわざカウンセリング・マインドとして掲げるのであろうか．それは，頭でわかっていても，絶対誰にも漏らさないと言い切れないのが人間だからである．日常生活の中では，「ここだけの話だよ．誰にも言っては駄目だよ」と前置きして，何らかの秘密を他言したことは，ほとんどの人が経験しているのではないだろうか．クライエントの相談内容がカウンセラーにとって衝撃的である場合などは，誰かに話したいという衝動がカウンセラーに生じるのも事実である．したがって，知的に守秘義務があると理解しているだけでは，確実に守秘義務を遂行するには不十分なのである．

　確実に守秘義務を遂行するには，「必ず誰かに話したくなる自分だから，自分は当てにならないぞ」という自覚が必要である．他人に話すのを回避する手段として，カウンセリングのあとに相談記録を書くことなどは有効である．文章を書くことによって，誰かに話したいという衝動もかなり緩和され，「当てにならない自分だからこそ守秘義務を忘れていけないぞ」と，自覚を再確認することができる．「私は，秘密を漏らさないから大丈夫」ではなく，「私こそ当てにならないぞ」の自覚によって本当に守秘義務は果たされる．

　しかし，守秘義務に例外が無いわけではない．いのち優先の対応や学校などでの

校内連携のためにクライエントの了解を得て，他の教員にカウンセリングの内容を
伝える場合などが該当する．

2）聴き上手をめざすこころ

一般には，**傾聴**と表現される．カウンセリングは，クライエントの感情を聴き受
容することを通して，クライエントの問題解決や人格の成長を援助することである．
クライエントの話を聴き，感情に触れ，そのあるがままを受容することが大切であ
る．人間は，相手に話を聴いてもらうと心が軽くなる．日常生活で「この人は良い
人だ」と感じるのは，親身になって聴いてくれる人であって，抹香臭い説法をする
人ではない．クライエントがカウンセリングを受けに来るのは，日常生活において
親身になって聴いてくれる人がいないからである．だから，カウンセラーの対応と
しては，まず純粋に一生懸命聴くことが優先される．

また，聴いてもらって心が落ち着くことはカウンセラーも同様である．カウンセ
リングの関係においては，カウンセラーは聴いてもらいたくなる自分を自覚し，安
定して聴くことに専念できる自分を見つける必要がある．往々にして生き方に自信
をもっている人は，相手に言って聞かせるとご機嫌になりがちである．カウンセラ
ーが，自分の意見をクライエントに押し付け，さっぱりした気持ちを味わっている
場合，それはクライエントにとって望ましいカウンセリングではない．

3）こころの鏡

私たちは，自分の顔を自分で見ることができないから，毎日鏡を見る．鏡の重要
な機能は，事実を映し返すということである．鏡を見る人間は，さまざまな思いで
鏡を見るが，必ず鏡は事実を映し返す．この事実を必ず映し返すことが，鏡の重要
な機能であり，信頼されるゆえんである．毎朝，鏡に映った顔を見て，自分で判断
して，化粧したり，髪をといたり，顔を洗ったりする．そして，「これでよし」と
鏡で確認して，一日の生活を始める．鏡が何かを指示することはない．

カウンセリングはこの鏡の機能に酷似している．クライエントは，混乱し傷つい
たそのままの感情をカウンセラーに吐き出し，カウンセラーに受容され，整理され
た感情がクライエントに伝え返されることによって，クライエントは，自らを洞察
し，問題解決へ自ら歩み始める．カウンセラーはクライエントの感情をあるがまま
無条件に受容していなければ，それをクライエントに伝え返すことはできない．

カウンセラーはクライエントの感情をあるがまま無条件に受容して，それをクラ
イエントに伝え返すことが使命であり指示する必要はない．

4）クライエントの自己治癒力を信頼するこころ

カウンセリングを進めていくのはクライエント自身の力であり，カウンセラーで
はない．クライエントの問題を解決し成長していく力を信ずるからこそ，カウンセ
ラーは，クライエントの感情の鏡の働きを果たすことが最善なのである．

ロジャーズは，「人間は自分の自己概念を，自己の全経験とより一層一致させる
ように再構成し，それによって心理的不適応の状態からのがれて，心理的適応の状

態へと進んでいく能力をもち，またいつもその方向へと向かって進む傾向がある」と，クライエントの**自己治癒力**を説明している．

　カウンセリングの関係は，イソップ物語の『北風と太陽』にたとえられる．北風と太陽が，目の前を歩いて行く旅人のコートを先に脱がそうと競争する話である．北風は，カ一杯旅人に風を吹きつけてコートを脱がそうとするが，すればするほど旅人は，かたくなにコートを着込んで失敗した．それに対して太陽は，旅人には直接何も働きかけず，自らの特性を発揮して周囲をポカポカ暖かくした．すると，旅人は，「暑いなあ」と自らコートを脱ぎ太陽が勝利した話にカウンセリングはたとえられる．北風と太陽がカウンセラーのタイプ，旅人がクライエント，コートは解決すべき問題にたとえられている．

　また，カウンセラーの親切な行為には，クライエントに対する「あなた一人ではできそうにないから，私が手助けしてあげるよ」という不信感が隠されていることにも気づくべきである．「悩み，落ち込み，自信喪失しているクライエントにこそ，自ら解決し克服する力がある」と，自己治癒力を信じて**見守る**ことが必要である．親切心には，「弱いあなたを私が助けてあげるよ」という恩着せが潜んでいるともいえる．

　鏡の機能を果たす心構えと自己治癒力を信じる心によって，カウンセラーは初めて，クライエントの心の動きを見守って待つことができるのである．

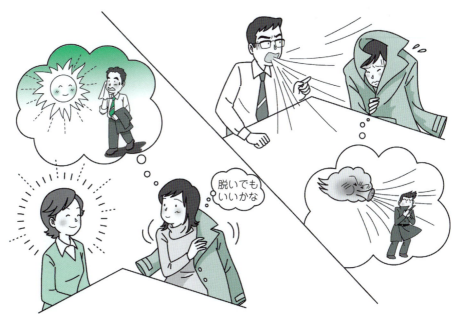

カウンセリングの関係

5）現在の感情をそのまま受容するこころ

人間の理性と感情はけっして一致しているとは限らない.「清く正しく美しく」は, 人間のあるべき姿としては間違いではないが, けっしてこのように生きられないのが人間である. このあるがままの人間をそのまま受けいれて聴くのがカウンセリングである.

行動はそんな訳にはいかないが, 感情はどんなものでも無条件に受容することができる. たとえば, カウンセリングでは,「死にたい」としばしば表明されることがある.「死ぬ」という行動は受容できないけれども,「死にたい」という感情は無条件に受容することができる. クライエントの感情に焦点を当て, それを理解し無条件にあるがまま受容して, 整理してクライエントに伝え返していくのがカウンセリングである. カウンセラーは, ともすると, 感情をおろそかにし, 行動や道理ばかりに注目しがちだと自覚すべきである.

6）わかろうとするこころ

カウンセラーは, クライエントの感情を理解し受容することが任務であるが, クライエントの心のすべてを理解できる訳ではない. 自分のことさえわかっているとはいえないのに, しばしば安易に「わかった」と, クライエントの気持ちを理解したつもりになりがちである. すべてがわかるはずはないのに, わかったつもりになりやすい自分を自覚する必要がある. 一人の人を理解するということは, たやすいことではなく, 常に「はたしてそうか？」と心で問い直しながら総合的に理解するべきである.

とはいえ, クライエントがわかってほしいと訴えてくる感情を理解し受容するのであって, 詮索すべきではない. 理解しなければという気負いが, クライエントの心に土足で踏み込むことにもなりかねない. 場合によっては, わからないほうがいいこともある. クライエントは「いま, そのことには触れて欲しくない. そっとしておいて欲しい」という気持ちかもしれないと留意すべきである. クライエントを「わかる」のではなく, **わかろうとする**心理的距離感が必要である.

7）最小限の制限を大切にするこころ

日常性をできるだけ排除して, クライエントの感情表出を促進することにカウンセリングの意義がある. 日常生活ではできない感情表出を安心してできるようにするために, カウンセリングでは, クライエントにとって制限を少なくする必要がある. すべての感情をどのように表出しても良いとクライエントが理解することが望ましい. そのためには, カウンセラーは, 前述の守秘義務を守ることが不可欠である.

また, カウンセリングは, 感情表出の場であって, 社会に行動上適応する訓練の場ではないから, 社会的制限や分別はできるだけ少ないほうが, のびのびと感情表現できる. カウンセリングの場で表現してはいけない感情は一切ない. しかし, 行動上では, 約束の時間や場所を守ることや, 感情がどれだけ高ぶってもそれに伴う暴力行為は許されないという**制限**は必要である. カウンセリングでは, 物理的制限

は，必要最小限にすることが望まれる．

カウンセリングは，**転移**によって進展するともいわれる．転移とは，クライエントが日常生活でかかわる人への感情をカウンセラーに向けることをいう．たとえば，恋人に受けいれて欲しい恋愛感情をカウンセラーに向けてくる場合などである．転移によって，カウンセラーへの感情表出は促進され，クライエントの洞察は深まっていく．転移による感情表出の可能性にカウンセラーは気づいていなければならないし，その感情にふりまわされてはならない．したがって，カウンセリングには，約束（契約）した時間と場所を守る制限は必要である．

また，カウンセリングの原則に**関係の多重性**の排除がある．たとえば，自分の家族のカウンセリングはできない．家族としての関係とカウンセリングでの関係という二重の関係が生じるからである．日常性を排除するには，カウンセラーとクライエントは，日常生活では接点のないことが望ましい．日常性をできるだけ排除してクライエントが感情を表出できるように配慮すべきである．

8）苦悩の意味を味わうこころ

苦悩を歓迎する人はいない．もしも問題が発生すれば，一刻も早くその問題を解決しようとし，解決は，その人の期待通りの事実が獲得されることを意味する．しかし，それが本当の解決とは限らない．「想い通りには生きられない人生を，想い通りに生きようとする自己であることに何の問いももたずに生活している自己であった」と気づくきっかけが苦悩である．そのことにクライエントが気づけることが，カウンセリングの大切な意義である．

苦悩がなければ，人間は想い違いのまま生き続けるかもしれない．想い通りにならない苦悩があるから，自分の生き方に潜んでいた問題性に気づけるのである．たとえば，私たちが道に迷ったとき，道を間違えていることに気づくのは，間違えてすぐではない．目印にしていたものが見つからず，当てはずれの事実に直面して初めて「おかしいぞ」と気づく．また，風邪に罹患していることに気づくのは，風邪のウイルスが体に入った直後ではなく，風邪の症状が出たときである．風邪に気づき治療するためには，自覚症状が必要なのである．

さらに，風邪の症状が出たからといって，症状だけを消去する医師はいない．風邪そのものを治療する．困った問題や苦悩は，風邪にたとえれば症状である．たとえば，子どもの不登校に対応するとき，不登校は症状である．不登校という症状を示している根源的な課題や訴えに，カウンセラーは目を向けなければならない．「お父さん，お母さん，先生，私の本当の課題に気がついて．助けて」の叫びが，不登校という問題行動に込められている．「この問題行動に込められている叫びは何であろうか」と，心に問いかけて支援にあたるべきである．

9）クライエントのペースを尊重するこころ

カウンセリングは，クライエントとカウンセラーの共同作業であるが，そのペースの主導権は，クライエントにある．クライエントの心の動きに合わせてカウンセ

ラーは聴き，その感情を受容する．しかし，カウンセラーがクライエントに一生懸命になればなるほど，「早く解決してほしい．立ち直ってほしい」という期待が生じやすい．実際には，カウンセラーの期待通りにクライエントの問題解決が進むことはほとんどない．カウンセラーが**クライエントのペース**に合わせるゆとりをもっていないと，クライエントの心が見えなくなることを自覚するべきである．

また，クライエントの訴えを聴いていても，カウンセラーは共感するのではなく，「言うだけ言わせて，それからこちらの言いたいことを言って聞かそう」といういわゆる**ガス抜き**発想に陥りがちであることも自覚する必要がある．ガス抜きは，聴いている振りをして，駆け引きでクライエントに自分の想いや考えを押し付けているだけだと，カウンセラーは気づいていなければならない．

沈黙にも留意する必要がある．カウンセリングの沈黙には，いろいろな意味が考えられる．クライエントには必要な沈黙であると気づいているべきである．カウンセリングの中の沈黙は，カウンセラーにはとても長く感じられることがある．そのプレッシャーに負けて，安易な発言をしがちであることを自覚すべきであるし，カウンセリングの舵取りはクライエントにあることを忘れてはならない．

3 カウンセリングの理論と技法

▲ 1. 来談者中心カウンセリングの理論

ロジャーズは，「治療によるパーソナリティ変化が生じる必要十分条件」（1957）の中で，「カウンセリングの6条件」といわれる，カウンセリングが成功するための条件を示している．このうち③〜⑤は，カウンセラーに関する条件で，「カウンセラーの3条件」といわれる．

①2人の人が心理的な接触をもっていること．

心理的接触とは，カウンセラーは相談を受ける用意があり，クライエントはこのカウンセラーに相談しようとする意志があることを意味する．これは，2人の間に個人的接触がなく初対面であっても成り立つ．病院を受診するとき，医師とは初対面であっても，病院の医師であるということで患者との信頼関係が生じている．このように初対面であっても心理的接触は成り立つ．

②第1の人―クライエント―は，不一致の状態にあり，傷つきやすいか不安の状態にあること．

クライエントは，前述の自己理論の不一致の状態にあるということである．たとえば，「自分は完璧であらねばならない」という自己概念をもつ生徒が，授業中の発表で失敗し級友に笑われ，受けいれがたい自己否定を経験し，それ以来不登校になった場合，このクライエントは不一致であり，傷つきやすい状態といえる．この場合の経験は，事実はどうあれ，クライエント自身が知覚した自己の経験を意味す

る．事実は些細な失敗であっても，この生徒は，とんでもない大失敗と知覚し，受けいれがたい経験になったのかもしれない．

以下の③〜⑤は，**カウンセラーの３条件**である．

③第２の人─治療者・カウンセラーは，この関係の中では一致しており，統合されていること．

この条件は，**純粋さ**ともいわれる．カウンセラーは，クライエントと相対して，純粋に傾聴（耳傾けて懸命に聴く）できる状態であることを意味する．日常生活の中で，傾聴してくれる人がいなかったり，誰にも話せない苦悩を背負っているクライエントだから，懸命に聴くカウンセラーであることは不可欠である．また，カウンセリングの理論を熟達した経験によって，自分のものにしたカウンセリング理論を発揮できるカウンセラーであることも要請される．知的な理解のみで，カウンセラーの人格と一体化しない態度のカウンセラーは，統合されているとはいえない．

④治療者・カウンセラーは，クライエントに対して**無条件的肯定的関心を経験している**こと．

この条件は，**温かさ**ともいわれ，来談者中心カウンセリングの中核条件である．行動を無条件に受容することは困難であるが，感情を無条件に受容することは可能である．たとえば，「死にたい」と訴えるクライエントの行動を無条件に受容することはできないが，「死にたくなるほど辛いね，寂しいね，悲しいね」と，感情を無条件に受容することはできる．日常生活は，道理や行動が優先されなければならないから，感情がいつも受容されるとは限らない．クライエントは，日常生活において感情を受容されない経験により，傷つき不安な状態に陥っているのである．クライエントは，カウンセラーによって，感情を無条件に受容される経験によって，自己の感情と向き合い洞察する勇気を得ることができる．

⑤治療者・カウンセラーは，クライエントの内部照合枠に**共感的な理解**を経験しており，この経験をクライエントに伝達するよう努めていること．

日常生活において私たちが努力し，耐える原動力に，優勝劣敗の本能がある．「勝ちが優り敗けは劣る」の価値観に基づいて，私たちは頑張るのである．昔から「上見て暮らすな．下見て暮らせ」と躾において受けつがれてきた標語は，自分たちよりも恵まれ幸福に暮らしている人たちと比較するのではなく，自分たちよりも恵まれず不幸な人たちと比較して生活せよという戒めである．これが成立するのは，優勝劣敗が本音にあるからである．

また，不幸にして被災された人々のニュースを聞き，自分と比較して幸福を感じるのが人間である．この心に基づくカウンセラーの心は，同情である．同情は，「自分でなくてよかった．あなたに比べて，私は幸せだ」の想いに基づいて聴くことを意味する．同情で聴くカウンセラーは，「辛いね．」と口では言いながら，優勝劣敗の心でカウンセリングを進めるため，クライエントではなく，カウンセラーが元気になる．これは，カウンセリングではない．この同情の心が，人間の本能であると

3 カウンセリングの理論と技法 **177**

カウンセラーは気づいているべきである.

これに対して共感は，クライエントの立場に立って感情を味わい受容することを意味する．しかし，他者の感情とまったく同じ感情を味わうことは，人間には容易ではない．共感といっても，あくまでカウンセラー自身の感情に基づいている．共感は，自分が過去において味わった感情の中で，いま，目前のクライエントが感じていると思われる感情に最も酷似している感情を再体験して聴くことである．「私でなくてよかった」ではなく，カウンセラー自身も過去の感情を再体験し，クライエントと酷似した感情を味わいながら聴くのである．カウンセラー自身が「同情して聴く本能をもつ私である」と深く自覚して，初めてこの共感への道は開かれる．

しかし，カウンセラーが，その当時の情緒に左右され不安定になっていては，クライエントを支えることはできない．常に安定した心理状態を保ちながら，共感することが必要である．

⑥治療者・カウンセラーの無条件的肯定的関心と共感的理解をクライエントに伝達するということが，最低限度は達成されること．

カウンセリングは，クライエントとカウンセラーの人間関係によって展開していくから，カウンセラーの3条件をカウンセラーが果たしていることが，クライエントに伝わらなければならない．カウンセリングは鏡にたとえられるが，鏡は光がなければ役に立たない．両者のことば，態度，表情などのコミュニケーションが，

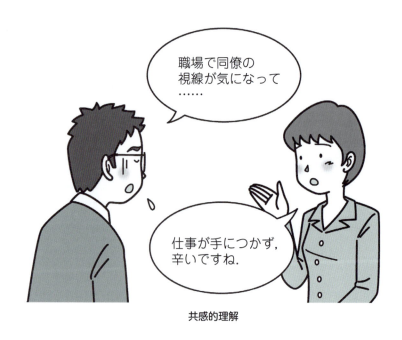

共感的理解

カウンセリングでは光に該当する．したがって，カウンセラーがカウンセリング・マインドを発揮し，カウンセラーの3条件を満たして対応していることを伝える点において，次のような技法があるといえる．

▲ 2. カウンセリングの技法

　カウンセリングの技法は，カウンセラーの3条件とカウンセリング・マインドをカウンセラーが遂行していることをクライエントに伝えることを意味する．カウンセラーの3条件を満たし，カウンセリング・マインドを発揮すること自体に技法は存在しない．カウンセラー自身の自覚と洞察によってのみ，これらは達成される．このことは，発電所と送電線にたとえて説明することができる．発電所で発電されても送電線がなければ電気は伝わらない．しかし，送電線が完成しても発電所で発電されていなければ，やはり電気は伝わらない．ここでの**カウンセリング技法**は，送電線であり，カウンセラーのカウンセリング・マインドとカウンセラーの3条件の遂行は，発電所の発電である．

　以下の技法は，あくまで，カウンセラーの上記の遂行を伝える手段である．

①感情受容の伝達（簡単な受容）

　クライエントがいかなる感情や行動を表現しても，クライエントの感情に共感して無条件に受容する．じっくり落ち着いて「ウム」「ハイ」「エエ」「ホー」「ナルホド」「ソウソウ」などのあいづちを交えて応答する．視線をときどき合わせ，クライエントの感情に共感した表情・態度をもって，傾聴していることを伝える．

②感情の反射

　クライエントが表明した感情を，カウンセラーがとらえて伝え返すことである．クライエントは，いつも感情をうまく表現できるとは限らない．事実のみを淡々と話したり，まとまりのない内容をやっとの思いで話すことも多い．そのクライエントの話から，表情や態度などの非言語コミュニケーションも手がかりにして，感情を感じとり，それをクライエントに少し言い方を変えて伝え返すと有効である．

③繰り返し

　いつもクライエントの感情を感じとって反射できるとはかぎらない．よくわからない場合には，クライエントのことばをそのまま繰り返して，さらなる説明を促すことができる．「よくわからないので，もう少し説明してください」というよりは，穏やかで自然に伝わることが多い．また，ことばをそのまま繰り返すことによって，カウンセラーが，積極的に傾聴し共感的に理解していることを伝える意味をもつこともある．

④感情の明確化

　クライエントは，いつも明確に自分の感情を表明するとは限らず，もつれ，つまりながら，たどたどしく表明する．それを受けて，カウンセラーがクライエントの感情を整理し，わかりやすく伝え返すことによって，クライエント自身が自分の感

情を再点検することができる．また，長々と話し続けるクライエントに対しては，区切りごとに，「ここまでの話は，○○○○○・・・・・ということですね」と整理しながら聴くと混乱することは少ない．

⑤**非指示的リード**

「というと，どういうこと？」「というと？」「それについてもう少し話してくれませんか」など，クライエントが話した内容について，カウンセラーが質問して深めていくこと．カウンセラーからいきなり質問するのではなく，クライエントが話した内容について深めていくことが大切である．

⑥**承認**

クライエントの努力が実り，悲願が成就したときには「よかったですね．」「おめでとう」「私も，とってもうれしいよ」と，また，逆にとても悲しく辛いときには「辛いね．くやしいね」などと，クライエントと同じ感情を，カウンセラーがダイレクトに表明すること．

⑦**自己開示**

カウンセラーがいかにクライエントを深く正確に理解したかを伝えるのに，わかりやすいたとえを用いて「あなたの気持ちは，ちょうど○○○のようですね」などと表現すること．これによって，クライエントの感情を両者が確認することができ，カウンセラーが受身的になったり，「聴くしかない」と窮屈な思いになることも解消される．

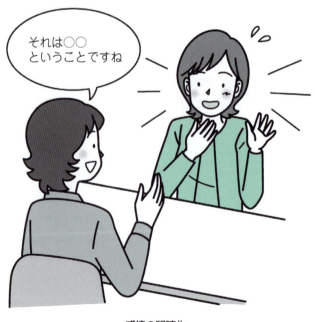

感情の明確化

⑧フィードバック

自己開示の一種であるが，クライエントの過去から現在までの心の動きをまとめて整理して，クライエントに伝えること．カウンセリングの焦点が曖昧になるのを防ぐ意味がある．

3. カウンセリングの実際問題

①抵抗（中断を含む）

クライエントが面接に消極的になったり，中断を申し出たり，面接が進展しなかったり，面接に不安を感じたりすること．

カウンセラーが問題を早く解決しようとして焦り，クライエントがまだ直面できない課題を押しつけたり，追い込むことによって生じることが多い．

②転移

クライエントがカウンセラーに対して，自分に影響の強い実在の人への感情を向けてくること．日常生活から抜け出したカウンセリングだからこそ,日常生活では,実在のその人に直接向けられない感情をカウンセラーに表出し，カウンセリングが深まっていく．依存感情，恋愛感情，敵意などさまざまな感情がカウンセラーに向けて表出される．カウンセラーは，転移による感情表出に気づかなければならないし，その感情は，カウンセリングの中だけで受容すべきである．また，逆にカウンセラーが，自己の日常生活の実在の人への感情をクライエントに対して向ける場合は，逆転移という．この逆転移が生じた場合には，カウンセラーは必ずそのことを自覚し，カウンセリングの進行について，慎重になるべきである．

③沈黙

日常生活の会話とカウンセリングの大きな相違は，この沈黙の活用であるといえる．沈黙は，カウンセラーにとって特に長く感じられるが，そのつど沈黙の意味を味わい適切な対応が必要である．沈黙に耐え活用するセンスが必要であり，沈黙の意味として広瀬（1966）は，以下をあげている．

ⅰ）面接初期の勝手がわからないための沈黙

ⅱ）自分の考えや感情をまとめるための沈黙

ⅲ）カウンセラーの応答を待っているときの沈黙

ⅳ）自分を表現することの抵抗による沈黙

ⅴ）話題が尽きてしまったことによる沈黙

ⅵ）退屈したときの沈黙

ⅶ）いわゆる空白の沈黙．クライエントの混乱による沈黙

ⅷ）二人がそのままの感情を体験し合っているときの沈黙

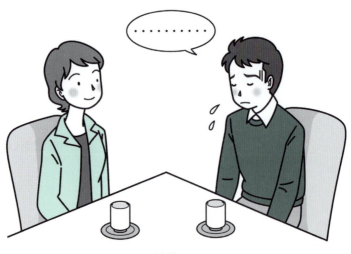

沈黙

▲ 4. 来談者中心カウンセリングの要約

　カウンセリングにおいて，カウンセラーが純粋な心で，無条件にクライエントの感情を共感的に理解し無条件に受容する態度で聴くことによって，クライエントは，自己概念を流動的に変容させ，意識化できなかった事実・経験も受容し，自己概念と経験を一致させることができるようになる．日常生活においては，周囲からの期待にこたえなければ受容されず，認めてもらえず，自らも自己概念に一致する事実を経験できず自己否定していたクライエントが，苦悩をきっかけとし，そのままの自己を受容してくれるカウンセラーと出会うのである．苦悩が発生する以前のように，自己概念に一致する事実・経験のみを求める生き方ではなく，カウンセラーが鏡の機能を果たし，無条件に感情を受容されてこそ，クライエントは，あるがままの事実を受容した自己像を作り直せるのである．

第14章
心理学の応用分野

14 心理学の応用分野

この章のねらい

　心理学の知識は，私たちの日常生活のさまざまな場面で応用されている．
主要な13の応用分野を手短に取り上げ解説する．

　この章では，次の3つの目標の理解をねらいとしている．

1　心理学にはどのような応用分野があるのかを知る．

2　それぞれの応用分野で研究されているテーマを知る．

3　人間が生活していく上での，心理学の社会的役割を考える．

　心理学は，「心とは何かを問い，心のはたらきを明らかにする学問領域」である．
そのためには「人間が外界からの情報を取り入れ，理解し，最終的に適切な行動を
取るにいたる過程を現象的に，機能的に，また，それを支える脳の機能にまで遡っ
て明らかにすることを目的」としている．

> 2014年の日本
> 学術会議心理学・教
> 育学委員会心理学分
> 野の参照基準検討分
> 科会の審議結果によ
> る定義．

　教養として心理学を学ぶ学生が獲得すべき基本的な素養として，次の4つがあ
る．①心のはたらきとは何かを実証に基づいて理解する．②人間に共通する心的作
用や行動パターンから，心と行動の普遍性を理解する．③心と行動の多様性と可塑
性を理解する．④心理学の社会的役割を理解する．

　人間が生活しているさまざまな場面を考えるとき，人間の「心」を抜きにしては
語れない．心理学が実際の生活場面でどのように役立っているのかを考えてみるこ
とにしよう．

　この14章で応用分野として取り上げる領域は，教育，学校，スポーツ，健康，
犯罪，司法，障がい，福祉，環境，災害，産業・組織，行動経済，芸術の13分野
である．15章の表15-2に，日本の心理学に関連する学術団体の一覧が示してあ
る．50を超える学術団体が日本心理学諸学会連合として参加しており，心理学の
研究領域の広がりを知ることができる．

　このテキストで基本的事項を学び，さらに心理学を深く学ぼうとする人には，そ
れぞれの学会が定期的に発行している学術雑誌などを参照するとよいだろう．

1 教育心理学

1. 教育心理学の定義

教育とは，大辞林第3版[17]によれば，「他人に対して意図的な働きかけを行うことによって，その人を望ましい方向へ変化させること．広義には，人間形成に作用するすべての精神的影響」とされている．この定義からみると学校場面だけではなく，家庭での教育や職場での教育，生涯教育も「教育」に含まれる．

日本教育心理学会編集の「教育心理学ハンドブック」では，「教育心理学が対象としているのは，いうまでもなく『教育』という事象である．つまり，『教え育てる』という営み，あるいは逆に，『教えられ育っていく』という営みを研究しようとする．教育心理学とは，一言でいえば，教育という事象を理論的・実践的に明らかにし，教育の改善に資するための学問」とされている（市川，2003[7]）．学校や家庭などの教育場面で，教育を受ける人および教育する人の心のはたらきを心理学的に研究し，教育活動を効果的に行うために役立つ知識と技術を提供するための学問が教育心理学であるといえる．

2. 教育心理学の代表的なテーマ

教育心理学の代表的なテーマを教育心理学の歴史から見てみると，20世紀前半には，ソーンダイクが読みや算数などの技能に関する基礎研究を行い，ターマンが知能の個人差を診断するためのテスト開発を行うなど，この時期は主に「教育測定」の領域について研究がなされてきた．

1950年代に，注意，言語，思考，推論，意思決定といった認知過程を説明する認知心理学が発展したことにより，教育心理学の研究課題は，学習指導や教育測定の問題だけではなく，広範囲な学校教育問題へと拡大した．

1980年代には，学習の社会面を重視する**社会的構成主義**の台頭によって，教育心理学の対象は，学校教育だけではなく，家庭教育，高等教育，企業内教育，生涯教育までに広がった．そして1990年代以降は，教員養成やカリキュラム開発，教育改革など，従来は教育学の範囲であった課題も教育心理学の対象に含まれるようになった．

日本教育心理学会が編集している『教育心理学年報』では，国内での教育心理学に関する最近の研究の動向と展望が記されており，「教育心理学年報第55集」では，「発達（児童期まで，青年期以降）」，「人格」，「社会」，「教授・学習・認知」，「測定・評価・研究法」，「臨床」，「特別支援教育」，「学校心理学」の8部門が設けられている[22]．現在，教育心理学で扱われているテーマは多岐にわたっていることがわかる（**表14-1**）．

ソーンダイク
Thorndike, Edward, Lee
今日の教育心理学の礎を築いた．教育測定運動の父ともいわれる．

ターマン
Terman, Lewis Madison
フランスの「ビネーシモンの知能検査」を改訂して，スタンフォード-ビネ改定版知能検査」を作製した．

社会的構成主義
Social construction
人間は社会的存在であるという立場．

1　教育心理学　　**185**

14章　心理学の応用分野

表 14-1　教育心理学で扱う領域

1	発達	乳幼児の心理，児童心理，青年心理，成人・高齢者の心理，生涯発達など
2	人格	パーソナリティ理論，パーソナリティ測定，自己・自我，アイデンティティ，気質，認知能力，社会性・道徳性，動機づけ，適応など
3	社会	学校組織，学級集団，教師，家族関係，友人関係，社会的スキルなど
4	教授・学習・認知	学習理論，学習の認知過程，授業理論，教科学習，教育工学など
5	測定・評価・研究法	教育評価，心理尺度，教育統計，データ解析法など
6	臨床	教育相談，学校臨床，不登校，非行・問題行動など
7	特別支援教育	発達障がい，アセスメント，コンサルテーション，教育支援など
8	学校心理学	学習援助，スクールカウンセリング，心理教育的援助サービス，学校教育相談など

2　学校心理学

1. 学校心理学の定義

　学校教育現場での問題を検討していくのが学校心理学である．教育心理学のテーマと重なる部分も多いが，学校心理学は学校教育に焦点をあてて，学校教育を支援し，問題を解決する援助のための，より実践的な分野である．「学校教育において一人ひとりの子どもが学習面，心理・社会面，進路面，健康面などにおける課題の取り組みの過程で出会う問題状況の解決を援助し，子どもの成長を促進する**心理教育的援助サービス**の理論と実践を支える学問体系（石隈，1999）[8]」といえる．

　心理教育的援助サービスは，①学習面，心理・社会面，進路面，健康面など，子どもの学校生活がトータルに扱われ，②教師やスクールカウンセラーが保護者と連携して行われ，③すべての子どもを対象とする活動から特別な援助ニーズをもつ子どもを対象とする活動までが含まれる．こうした心理教育的援助サービスの専門家として，**学校心理士**の資格認定が行われている．

2. 学校心理学の代表的なテーマ

　今日の学校教育が取り組むべき課題は，学力の問題や不登校，いじめといった子ども自身についての問題だけではなく，家庭をめぐる課題，教師のキャリア発達やバーンアウトといった教師をめぐる課題，学級崩壊や危機管理といった学級・学校をめぐる課題など多岐にわたる．また教育制度や社会状況の変化とともに，新しい課題も増えてきている．

3 スポーツ心理学

1. スポーツ心理学の定義

　スポーツ心理学は，スポーツを心理学的に研究することを目的としており，日本スポーツ心理学会（2008）は，「人間のスポーツ行動に関する心理学的問題を広範囲にわたって取り上げ，それらの問題解決を目指した応用科学の一分野である」と定義している[23]．スポーツには，競技としてのスポーツのほかに，心身の健康のためのスポーツ，遊びや楽しみとしてのスポーツなどがある．これらさまざまなスポーツ行動と人の心のはたらきとの関係を明らかにしていこうとするのがスポーツ心理学である．

2. スポーツ心理学が扱うテーマ

　スポーツの技術上達法や，試合での「あがり」やプレッシャーの克服をサポートする**スポーツメンタルトレーニング**，また，スポーツが身体的健康とともに，こころの健康にどう役立つかなど，スポーツ心理学が扱うテーマは幅広い．

　競技スポーツの上達のためには，運動スキルの向上とともに，**心理的スキル**の向上が重要である．競技で実力を発揮するためには，緊張や興奮を和らげるリラクセーションと緊張度を上げ活性化するサイキングアップをバランスよく取り入れる必要がある．このほか，心理的作戦を立てる，パフォーマンスに良いイメージを持ち自信を維持する，適切な目標を設定し達成する，また，ラグビーや相撲などで注目を集めたようにルーティーンを作るなど，さまざまな心理的スキルがある．多くの人が経験するスランプも，疲労やケガ，フォームの修正，新しい用具などの要因のほかに，指導法，チームの雰囲気，チーム内のポジションなどの変化にともなう自信低下が要因となる．アスリートだけでなく，コーチのコミュニケーションスキルやリーダーシップなども重要で，心理学の視点からの研究が大いに役に立つ．

　スポーツが心身の健康におよぼす心理的効果について，健康心理学との関連でも多くの研究と実践がある．身体活動や運動が不安や抑うつを減少させることや**ストレス・コーピング**として有効であることが知られている．また，フォックスとコービン（1989）は，スポーツをすることで，自分自身を「スポーツ有能感」（運動神経が良いなど），「体調管理」（スポーツを続けているおかげで健康だなど），「魅力的なからだ」（引き締まった身体でスタイルが良いなど），「身体的強さ」（筋肉がついてたくましいなど）といった側面から知覚し，身体について良好な自己意識を持つことになり，これが**自尊感情**の肯定的な変化をもたらすとしている[2]．自分が「よい人間だ」とか「価値のある人間だ」と思う自尊感情はこころの健康を支える大切な要因のひとつである．

リラクセーション
relaxation
心身の緊張をほぐすこと

サイキングアップ
psyching up
精神的な緊張や興奮水準を高め，闘志をかき立てること

自尊感情
どれだけ自分を肯定的にとらえるかという自分の価値基準に照らした自己評価のこと

2　学校心理学／3　スポーツ心理学　**187**

14章 心理学の応用分野

4 健康心理学

1. 健康心理学の定義

健康心理学は，心理学的な立場から，心身の健康を高めることを目的としている．日本健康心理学会（2013）は，「健康心理学は健康の維持と増進，疾病の予防と治療などについての原因と対処の心理学的な究明，及び健康教育やヘルスケアシステム，健康政策の構築などに対する心理学からの貢献をめざす学問である．このような健康心理学は，心理的な基礎および臨床研究はいうまでもなく，関連領域である医療・看護・保健・公衆衛生・教育・体育・スポーツ・栄養・社会福祉・生命倫理など関連領域との協同研究を進めている．」と定義している [21]．

2. 健康心理学が扱うテーマ

健康心理学が扱うテーマは，ストレスと健康，健康とパーソナリティ，**健康行動**と生活習慣の形成，生活習慣病の予防などである．健康とパーソナリティの関連については，**タイプA**や**タイプC**といったパーソナリティが，心臓・脳血管障害やがんを誘発することが知られている．

私たちは，肥満や生活習慣病などにならずに，健康を維持したい，何より健康が大切だと考えている．健康維持には，運動と栄養，食生活を中心とする，病気予防のための健康行動が重要となるが，必要性がわかっていてもなかなか実行がともなわない難しさがある．運動嫌いの人が運動を継続することは難しいし，長年かかって形成された食習慣は簡単には変わらない．**栄養教育**の領域では，食欲をコントロールし，食習慣を改善するために，**カウンセリング**や**行動療法**を応用したアプローチが効果的と考えられ実施されている．たとえば，**単純性肥満**の治療において，食事と他の行動を切り離す（テレビをみながら食べないなど），食べ物を見えないところにしまうといった**刺激統制**を行い，ゆっくり食べるよう食べ方を修正し，それを自分で記録（自己観察）し，体重減少や体調改善といった結果を確認させること（強化）などが行われる（足立，2014 [1]）．

テレビや雑誌，あるいはネット上で「この食べ物は身体に良い，○○に効く」といった記事が取り上げられると，その食品が瞬く間に売れてしまうといった現象が起きる．食品添加物や「カロリー」は良くないものとされ，無添加自然志向やオーガニックが尊重される．ダイエット特集はヒットし，高い視聴率や売り上げが期待される．このように，健康志向や痩身願望（やせたい気持ち）が社会現象になりながら，一方では，ラーメンやスイーツなど高カロリーでダイエットとは対極的な食べ物の流行が次から次へと生み出される．流行を追ったグルメ情報は人気を集め，「おいしいもの」を食べたいという欲求は尽きない．私たちの食生活はこうした健康志向とグルメ志向の矛盾に影響されているが，うまく両者のバランスを取ろうと

健康行動
心身の健康を維持・増進し，また，病気予防や病気回復のために行う行動全般．健康的な食事や運動，睡眠など病気を予防する行動，けがや心身不調に対し治療を求める行動，服薬や休養など病気回復のために行う行動が含まれる．

タイプA
競争的パーソナリティともいわれる．過度の興奮状態や怒り，敵意，攻撃性などの傾向が強く，感情表出の過大，気持ちを抑制しないなどの特徴がある．

タイプC
タイプAとほぼ逆で，怒りや不安などの感情を抑制する傾向が持続し，もの静かで穏やかな態度を示す．対人関係の失敗などによるストレスやコンフリクト，緊張状態にうまく対応できず落ち込みやすいなどの特徴がある．

栄養教育
生涯にわたる健康の保持・増進や疾病予防のために，望ましい食物選択，摂取と食行動を変容させ，QOL（quality of life：生活の質）の向上につなげるための働きかけを目的とする，栄養学の一領域．

単純性肥満
肥満の原因となる疾患がない肥満．肥満の原因となる基礎疾患がある場合は症候性肥満である．

188

することも健康行動といえる.

5 犯罪心理学

1. 犯罪心理学の定義

　心理学的アプローチで犯罪を分析していく学問分野を犯罪心理学という. 発生した犯罪を事後的に心理学的な用語を使用して解釈していくものというだけでなく, 犯罪に関連する人間の行動について, 科学的に研究する. 犯罪捜査に関する研究, 各種犯罪者の行動パターンに関する研究, 「法と心理」と裁判過程に関する研究においてさまざまな研究対象がある.

2. 犯罪捜査の心理学

　犯罪捜査の心理学は, 事件の捜査と犯人検挙に心理学の知識を応用していく分野である. この分野の研究には**ポリグラフ検査**（うそ発見）やプロファイリング, 取調べや交渉術がある. この分野の研究はポリグラフ検査を中心に行われてきた（ポリグラフのしくみについてはコラム「うそ発見器」p.51 参照）. この分野が日本の警察に導入されたのは海外の警察に比べてそれほど早かったわけではない. しかし, 日本のポリグラフ検査の実務と犯人の識別能力の技術は世界トップクラスのものとなっている. この分野の研究結果が実際の事件解決にも有効に使用され, 世界に誇れる水準である.

　プロファイリングは犯罪現場の状況, 犯行の手段, 被害者等に関する情報や資料を, 統計データや心理学的手法等を用いて分析・評価することにより, 犯行の連続性, 犯人の年齢層, 生活様式, 職業, 前歴, 居住地等の推定や次回の犯行の予測を行うものである（警察白書）[12]. プロファイリングには事件の類型犯罪を分析し, それをカテゴリー化することによって犯人像を推測する FBI 式と, より統計学的な手法を使って犯罪行動の分析や犯人像の推定を行ってゆくリヴァプール式があり, 日本の捜査ではリヴァプール式を採用している.

> **FBI**
> **Federal Bureau of Investigation**
> アメリカ合衆国司法省支配下の警察機関

　警察機関と被疑者が直接的なコミュニケーションを行う代表的な状況のひとつに取り調べがあげられるが, その他に人質交渉があげられる. 人質交渉では警察の強行抑圧よりも, 交渉（negotiation）による犯人投降で解決することが望まれている. 人質との交渉において重要なことは, ①良好な関係を築き犯人の精神状態を安定させること, ②犯人との会話により, 情報収集と時間稼ぎをすること, である. そのため, 犯人の話を傾聴する, 言い争いをしない, すぐに妥協しないといった対処法が求められる. なお, 人質が犯人に対して肯定的感情を抱くストックホルム症候群や, 犯人が人質に対して感化され, 人質に対する攻撃的態度が緩和されるというリマ症候群等を考慮する必要があるとされる.

4　健康心理学／5　犯罪心理学　**189**

3. 各種犯罪者の行動パターンに関する研究

プロファイリング研究が1つの大きなきっかけとなり，罪種ごとの犯人の行動パターンについて注意が払われるようになってきた．殺人，連続殺人，大量殺人，性犯罪，テロリズムのような犯罪を中心として犯人の行動を明らかにするための研究が行われている．最近ではストーキング，ドメスティックバイオレンス等についても研究が盛んに行われるようになってきた．

連続殺人や大量殺人などの特殊なタイプの殺人事件でない，日本における殺人事件をカテゴリー化すると，男女ともに3つのタイプに分けることができるという[25]．

男性①けんか型：顔見知りと言い争いなどから制御を失って犯行におよぶ．飲酒していることが多く，自宅外が現場になることが多い．

男性②家族トラブル・心中型：介護疲れ，経済的な行き詰まりからの無理心中や家族間のトラブルが暴力行為に発展したもの．

男性③犯罪型：面識のない相手が被害者となることが多く，共犯者が存在することがあるもの．

女性①夫婦トラブル型：就寝中に絞殺されることが多い．加害者は自ら通報することが多い．

女性②子殺し・心中型：育児ストレスや出産隠蔽のために子どもを殺害する．子どもは乳児のケースが多い．

女性③友情・愛情のもつれ型：自宅以外の屋内外で背中，腹部をさす場合が多い．

ストーキング stalking
特定の他者に対する執拗なつきまとい行為や，悪質な嫌がらせ行為のこと．芸能人やスポーツ選手等の著名人をつけ狙う者をスター・ストーカーという．

ドメスティックバイオレンス Domestic Violence
配偶者や同居している者の間で起こる暴力行為．恋人間でのDVと類似した暴力行為は，デートバイオレンスとよばれる．加害者は緊張形成期・爆発期・ハネムーン期を繰り返すとされている．

6 司法心理学

1.「法と心理学」と裁判過程に関する研究

司法心理学は，2009年から日本で始まった裁判員制度をきっかけに法学と心理学の境界領域の研究が盛んに行われるようになってきた「法と心理学」として扱われる領域である．裁判過程における心理学的な問題点の指摘や，目撃証言の信憑性についての研究，虚偽自白や冤罪の問題，子どもの目撃証言の確かさの問題，法廷戦術や公判でのプレゼンテーションの問題等が扱われている．裁判員制度では素人の裁判員が適切な判断を下す制度を作らなくてはならず，さまざまな心理学的な過程を考慮する必要があったため，「法と心理学」の分野の発展を後押ししている．

裁判員制度
裁判官3名と一般市民6名（または裁判官1名と一般市民4名）が重大な刑事事件の裁判を行う日本独自の制度．一般市民は「裁判員」とよばれ，衆議院議員の選挙人名簿からランダムに選ばれる．

2. 目撃証言

目撃証言は捜査や裁判で強い影響力をもっている．事件の目撃には不安や恐怖と

いった情動が喚起されるため，注意集中効果が起こり，視覚的に中心に存在した情報に注意が集まってしまう．凶器がある場合は凶器に注目してしまい，周辺の状況にはあまり注意が払われなくなってしまうことがある．また，事後情報効果の問題もあり，記憶の再生までの時間が長いと，記憶の正確さが失われてしまう現象がある．マスコミの情報や他の目撃者の証言，警察とのやり取りによって「そういわれてみれば…」という具合に正確さが失われ，誘導尋問のような証言を歪める結果になってしまう．特に子どもの証言は被暗示性，つまり他者から与えられた情報を受け入れやすいという問題があり，証言を正確に聞き取る努力が特に必要である．

犯人の顔について再生法を用いて記憶の証言を得る方法が**モンタージュ写真**の作成，再認法を用いるのが面割りや面通しとよばれる方法である．モンタージュ写真は必ずしもその顔であるとは限らず，惑わされすぎないようにする必要がある．

> **モンタージュ写真**
> モンタージュ (montage) とはフランス語で，構成する，組み立てるという意味．主として犯罪捜査のために作製される合成写真をモンタージュ写真という．犯人の顔を見た人の記憶を，輪郭，髪形，眉目，鼻，口などに分けて組立て，修正を繰返し，本物に近い写真とするもの．

7 障がい心理学

障がいは，身体障がい，知的障がい，精神障がいに大別される（障がいの種類などは第 12 章，p.155 以降）．臨床心理学では，障がいに関連する問題の解決方法を主なテーマとするのに対して，障がいの心理学ではどのような心理機能の障がいが生じているかが主要テーマとなる．心理機能の障がいをテーマとする場合は**異常心理学**とよばれる．

> **障害と障碍**
> 「碍」は「さまたげる」という意味があり，自分の中に何かさまたげとなる特性がある人を意味することができるため，「碍」の字を使うよう提唱されている．しかし，法令では「障害」と表記されており，「障碍」の使用は広がっていない．また，「害」「碍」のもつ負のイメージがわずかながら緩和されるということから，「障がい」と記述されることが増えてきた．

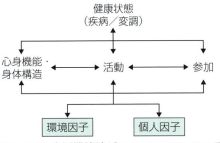

図 14-1　生活機能障がい（文部科学省，2016[16]）

異常心理学で正常と異常の判断は，適応的基準（適応できているか），理念的基準（規範に合致しているか），標準的基準（集団の中で標準的かどうか），病理的基準（医学的に疾病と判断できるか）によってされる．

2001 年 5 月，世界保健機構（WHO）総会で，国際生活機能分類が採択された．ここでは生活機能と障がいを「心身機能・身体構造」「活動」「（社会）参加」「健康状態（疾病／変調）」「背景因子（環境因子と個人因子）」から構成されるものとみなした．その結果，生活機能障がいとは，健康状態と環境因子及び個人因子が影響しあって成立するものだと理解されるようになった（**図 14-1**）．心身機能・身体構

14章 心理学の応用分野

QOL
Quality of Life
「生活の質」と訳され，人間らしく，満足して生活しているかを評価する概念

造の障がいは1つの個性としてみなすことが可能となり，そのような個性を抱えつつ，どのように生活するかがテーマとなる．この考え方は患者の**QOL**の重視につながり，患者の権利擁護やインフォームドコンセントの活動を展開させることになった．

8　福祉心理学

　福祉サービスの利用者の心理的理解や QOL の維持・向上，心の福祉の成立条件の解明，ならびにそれらの人々の心理的メカニズムに即して環境変更や社会的相互作用の仕方を活用し，満足度の高い効果的な援助を行う福祉のための心理学の領域を福祉心理学ということができる．日本福祉心理学会は 2000 年に入ってから発足した新しい学会である．そのため，学会の基盤とする「福祉心理学」という学問体系についても定義，理念，理論，対象，領域などは十分に定まっておらず [19]，発展途上にある領域と言える．

　福祉心理学にとって必要な社会福祉の基本的理念の中に**ノーマライゼーション**の考え方がある．ノーマライゼーションとは障害者と健常者が区別されることなく，共通の場において同じように生活を送ることが望ましいとする思想，またはそれを実現するために行われる運動，施策のことである．また，このノーマライゼーションを実現させるための取り組みとして，製品開発や環境整備，情報伝達の設計等，広く用いられる考えに**ユニバーサルデザイン**がある．たとえば，アルコール飲料の蓋に点字でお酒であることを記すことや商業施設等でトイレの場所を絵で示すといったものがこれにあたる．

　教育現場においてもノーマライゼーションに関する動きが活発になり，障がい児が通常学級に在籍しながら，特別な配慮が必要な科目は別の学級で学ぶなど，個人の特性に合わせた教育プログラムを受ける**インテグレーション**（統合教育）（メインストリーミングともいう）という考え方が生まれた．そして現在はその考え方をさらに発展させ，障がいの有無や障がい種別で子どもを分けるのではなく，ニーズに対応するような教育を実施するという**インクルーシブ教育**（インクルージョン）の取り組みがなされている．

　社会福祉対象となる社会的弱者は障がい者だけではなく，高齢者，乳幼児，女性，低所得者も含まれる．高齢者には寝たきり高齢者や認知症高齢者の QOL の維持の問題などがある．子どもをとりまく環境には母親の出産や育児に対する不安やワーク・ライフ・バランスの問題，妊婦へのハラスメント（マタハラ），児童虐待と被虐待児の心のケアがある．また，低所得者には生活保護受給者の社会復帰プログラムなど，政策とともに心理学の面から取り組まなくてはならない課題は多く，福祉の分野においても心理学的なアプローチが望まれていると言える．**表 14-2** に

192

表 14-2　福祉分野における心理療法とその取り組み法

名　称	対　象	内　容
ピア・サポート	障がい者等	障がいをもつ者同士がお互いに励まし合い共感し（ピア・カウンセリング），心の負担を軽減して自立を目指す
ペアレント・トレーニング	行動上の問題ある子	子どもの行動上の問題に対して，親が適切な関わりを学ぶためのグループトレーニング
芸術療法	障がい者等	さまざまな芸術作品を創造する活動に従事することを通じて，心身の健康を回復することを目的とする心理的治療法
回想法	認知症高齢者等	懐かしい場面や楽しかった経験の回想を通して，症状の改善を図る
グリーフワーク	家族介護者	死別によって生じた悲嘆や喪失と向かい合い，自分の中で受容し，新しい世界に適応していこうとするための作業
コンタクト・パーソン	高齢者・障がい者	マンツーマンで友人と援助者という両方の立場で援助を行う人や活動
ターミナルケア	疾患末期患者	延命のための治療よりも，身体的苦痛や死への恐怖を和らげ，その人の意志や希望を大切にすることで QOL の向上を目指す
バリデーション療法	認知症高齢者	感情面に焦点を当て，尊敬と共感を持って関わることで，より深く適切なコミュニケーションを図ろうとするもの

グリーフ grief
深い悲しみの意味

バリデーション validation
認めるという意味

いくつかの心理療法や取り組み法を紹介する．

9　環境心理学

1. 環境心理学の定義

　環境心理学とは，「環境と人間の心との相互作用を扱う学際領域」と定義され，広義の環境心理学は，地理学，建築学，都市計画，都市工学，環境犯罪学などの領域とも研究対象が重なっている[4]．環境心理学の内容は，空間環境の認知，環境の好みと評価，対人的空間行動，居住・仕事・学習等の施設の環境，災害と環境問題，自然環境の保全と管理など多岐にわたる（日本環境心理学会）[20]．

2. 環境評価

　環境を評価する基本的な次元に，快・好ましさ（pleasant）と覚醒（arousal）がある．対比の特性と覚醒モデルでは，環境を構成する要素がまとまっていない（不調和），要素が豊富（複雑性），今まで経験していない（新奇性），期待とのずれ（驚き）という視覚的特性を，対比の特性という．この対比の特性が引き起こした覚醒の程度が，環境に対する美的判断に影響を与えるとし，高すぎず，低すぎない最適な覚醒の程度を生じさせる環境が，最も美しいと評価される[5]．

8　福祉心理学／9　環境心理学　**193**

3. パーソナル・スペース

ソマー（1969）は，**パーソナル・スペース**を「人の体を取り囲む目に見えない境界をもった他者に侵入されたくない領域で，なわばりとは異なり物理的照合点をもたず，個人とともに移動する」と定義した[30]．パーソナル・スペースの大きさは，さまざまな要因によって変化する．一般にパーソナル・スペースは身体の前方が他の方向に比べて大きく，知り合いに比べ，知らない人に対しては大きくなる（渋谷，1990[27]）．

4. 住環境

住環境の研究では，子ども部屋，高層階，騒音といった住環境の特徴が人間の発達や心理に及ぼす影響を検討している．日本では1980年代に玄関から直接子ども部屋に行ける配置が非行・ひきこもりの温床との議論があったが，実証研究では支持されていない[24]．住居や住まいを，物理的環境として扱う場合はハウス（house）とよぶのに対し，心理的環境として扱う場合はホーム（home）とよぶ．また，個人が安心でき，落ち着くことができると実感できる場所を居場所という[29]．場所への愛着は，住む人の安心感や所属感，ふるさと感などと関連している．災害などで肯定的な絆を感じる場所が失われたときの心理的影響を検討し，場所への愛着をコミュニティ再生やまちづくりに活かすことも，今後の課題として注目される．

10 災害心理学

1. 災害心理学の定義

科学技術災害
科学技術の不適切な使用や失敗が原因で起きる災害で，人為災害ともいう．工場の爆発事故，航空機事故，鉄道事故などが含まれる．

パニック
予期せぬ出来事に遭遇したときに見られる，突発的な恐怖や不安から引き起こされる心理的な混乱状態．

災害とは，個人や社会の対応能力を超えた不可抗力的な出来事や状況であり，個人に重大な損害を与え，社会機能の崩壊状態をもたらすものと定義され，自然災害と科学技術災害に大別される[3]．日本は自然災害の多い国であり，2000年以降だけでも，三宅島雄山噴火（2000年9月），新潟県中越地震（2004年10月），東日本大震災（2011年3月），熊本県熊本地方を震源とする地震（2016年4月）などが発生している．1995年1月に起きた阪神・淡路大震災を機に，災害心理学は，群集行動，流言，パニック，避難行動など緊急時の行動だけでなく，被災者の避難所問題，ボランティア活動，心の回復，コミュニティ再建など，研究領域や研究方法が拡大した[33]．

2. 避難行動

避難行動は，災害の脅威の大きさに関する情報，脅威が差し迫っているという認知，避難行動にともなうコストに影響を受ける[3]．津波によって多くの人が亡くなった大槌町の安渡地区の調査では，亡くなった人は海に近い場所よりも，地震前に想定された津波到達ライン付近に住む人の方が多かった（畑村，2012[6]）．過去の大地震で大丈夫だった経験や，高い防波堤によって脅威が小さく見積もられたことが避難行動を抑制したと考えられる．目の前に危険が迫ってくるまで，その危険を認めようとしない傾向を**正常化バイアス**という．避難行動を抑制する認知傾向として説明されるが，「避難をしなかったという事実」と「多くの被害が出たという事実」からなる結果論であるという指摘もある（矢守，2011[32]）．

3. 被災者の心理

災害後の被災者の心理的変化の過程は，大きく3つに分けられる（**図14-2**）．災害発生直後から2，3日は，被災者は災害の全貌が把握できず対処行動がとれない．この時期を「茫然自失期」という．次に災害後の状況に対処しようと，被災者相互の助け合いや連帯感が高まる「ハネムーン期」がある．その後，長引く不自由な生活の中で倦怠感と無力感が募る「幻滅期」がおとずれる[9]．

大規模災害では，避難生活が長期化するだけでなく，生活再建のために住み慣れた土地を離れたり，地域の人々と別れたりすることの影響も大きい．幻滅期の後の回復の過程は個人差が大きいため，災害直後の集中的な報道が減ってきた時こそ，今なお困難な生活を強いられている被災者に対する支援のあり方に目を向ける必要がある．

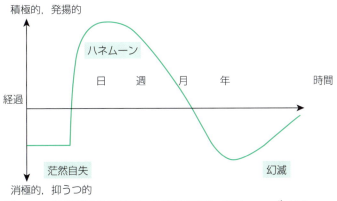

図14-2　被害者の心理状態―3相性の変化（岩井，2012[9]より）

14章 心理学の応用分野

11 産業・組織心理学

20世紀初頭，産業心理学の父とよばれるミュンスターベルクは，最適な人材の選抜，最良の仕事方法，最高の効果発揮という3つの基本的な枠組みをもとに，経済生活の諸問題の解決に心理学の原理を応用することを目指した．産業心理学は，人の適切な管理や作業能率の向上に注目していたが，仲間との関係が従業員の行動や生産性に影響を与えることを示したホーソン研究をきっかけに，組織内の人間関係や人の社会的欲求，動機づけなどの組織心理学のアプローチが生まれた[11]．産業心理学と組織心理学は重なりが大きく厳密には区別できない．アメリカ心理学会は1970年に，産業心理学部門の名称を産業・組織心理学に変更し，日本でも1985年に産業・組織心理学会が発足している．産業・組織心理学の研究テーマは，人事，組織行動，作業，消費者行動の主に4つの分野に分けることができる（**表14-3**）[26]．

> **ホーソン研究**
> 1924年から8年間，メイヨーらによって行われた物理的環境と作業能率との関係に関する大規模な実験的研究のことで，実施された工場の名からホーソン研究という．予想に反し，従業員の行動に及ぼす非公式集団の影響力の大きさを明らかにした．

表14-3 産業・組織心理学の研究分野

分　野	代表的な研究テーマ
人事	採用，配置，異動，人事評価，目標管理，キャリア，メンタリング
組織行動	リーダーシップ，仕事への動機づけ，職務満足，組織コミットメント
作業	安全人間工学，作業環境，作業疲労，ヒューマンエラー，人間中心設計
消費者行動	消費者の情報処理，購買動機，広告，口コミ，商品の知覚，価格の知覚

▲ 1. 人事

従業員の選考や査定において，その従業員の能力や態度が正しく予測できれば，最適な職務に配置することができ，組織としての生産性が高まる．応募者への面接では，すべての応募者に全く同じ質問を同じ順序で与える構造化面接を行うとよいとされる．面接担当者の勘に頼った面接に比べ，構造面接では面接担当者の気分の影響や偏見を減らせ，応募者の能力予測がより高くなった[15]．

生涯を通じた職務の連続，仕事に関する個人の経験の連続を**キャリア**（career）といい，従業員のキャリア発達をいかに支援するかは，組織にとって重要な課題である．**図14-3**はスーパーが提唱したライフ・キャリア・レインボーである．スーパーはキャリア発達を，①成長（受胎～14歳），②探索（15～24歳），③確立（25～44歳），④維持（45～64歳まで），⑤下降（65歳以降）の5段階からなるとした．人生を虹にたとえ，労働者としての役割だけでなく，子ども，学生，余暇享受者，市民，家庭人の役割を含めてキャリアを表している（Super, 1990[31]）．

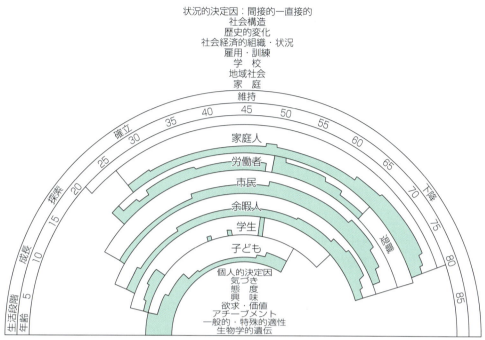

図 14-3　ライフ・キャリア・レインボー

（Super（1990）に基づき作成）

2. 組織行動

　組織の管理者は，従業員の満足度や仕事の動機づけを高めることで，生産性の高い組織へと改革する必要がある．11章のリーダーシップスタイル（p.139）の研究はこの分野の代表的な研究であり，管理職のリーダーシップの質と従業員の満足度とやる気には関連がある．従業員のやる気は，企業の将来の成功，収益を予測することが明らかになっている[15]．

3. 作業

　働く人々にとって，安全で快適な労働環境をどのように設計すればよいかを探る研究分野である．人間の認知特性にあった設備や機械は，誰にでも簡単に無理なく使えることから，労働者の事故防止につながる．

　産業における事故の発生原因に，不安全行動やルール違反がある．不安全行動は，リスクの評価が小さいとき，不安全行動をとった際の利得が大きく，安全行動のコストが大きいときに実行され，ルール違反はルールを理解していないとき，ルールに納得してないとき，守らない人が多いときに行われる[28]．重大事故が発生する背景には数多くの不安全な状態があることは，ハインリッヒの法則として知られている．軽い事故の情報や大事故につながるような経験の情報をインシデント（日本語でヒヤリ・ハット）というが，インシデントの報告を事故の原因の特定や作業現場の改善に役立てるためのシステム構築が進められている[28]．

> **ハインリッヒの法則**
> 　アメリカの保険請求データにもとづいて，ハインリッヒ（Heinrich, H.W.）は「1件の重い傷害を負う災害の背後には，29件の軽い傷害を伴う災害と，傷害を負わなくて済んだ300件の災害が発生している」と発表した．1：29：300の法則といわれる．

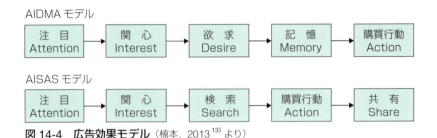

図14-4 広告効果モデル（楠本，2013[13]より）

4. 消費者行動

　消費者が広告に接し，その商品やサービスを購入するまでのプロセスを表したAIDMA（アイドマ）モデルは，広告の効果をとらえるために利用されている（図14-4）．Attention（広告に注意を向ける），Interest（商品に関心をもつ），Desire（商品が欲しいと思う），Memory（欲しいことを覚えておく），Action（実際に購買する）というプロセスの頭文字をとってAIDMAという．購買する店頭でPOP（point of purchase）広告を見てその場で購入を決める場合には，Mの段階がないので，AIDA（アイダ）となる[18]．最近では，消費者のインターネットを利用した情報行動を反映し，AISAS（アイサス）モデルが提案されている．広告に注目し，関心をもった消費者が，インターネットでその商品やサービス情報を検索し（Search），購入した後には商品やサービスの評価をインターネットで発信し，自分の意見を他の消費者と共有する（Share），というモデルである．AISASモデルは，自動車，家電製品，ホテル，航空会社などの広告効果を測定するのに適しているとされる[14]．

12 行動経済の心理学

1. 行動経済心理学の定義

　行動経済は経済状況における人間の判断や意思決定を，実験や調査による測定を中心に解明しようとする学問である．これまでの行動経済学の知見は，人間の判断や意思決定が，必ずしも合理的なものではないことを見出しており，その心理的要因や環境要因，それに関わるプロセスを明らかにしてきている．

2. プロスペクト理論

　不確実な場面での意思決定を説明する理論に**プロスペクト理論**がある．プロスペクト理論はカーネマンとトヴェルスキーによって提唱された[10]．次の場合，あなたならどちらを選ぶだろうか．

ダニエル・カーネマン
Daniel Kahneman
1934〜
　イスラエル生まれのユダヤ人心理学者．2002年ノーベル経済学賞を受賞した．

エイモス・トヴェルスキー
Amos Tversky
1937-1996
　イスラエル生まれの心理学者．カーネマンと共同で研究を行い，認知科学を発展させた．

> A．10,000円が確実に手に入る
> B．コインを投げて表なら20,000円，裏なら0円

　多くの人がAを選ぶだろう．イチかバチかで1円ももらえないよりは，堅実に10,000円をもらっておくほうが良いと考えるからである．しかし，例えばスマホが壊れて高額な修理代を払わなくてはならない時ではどうだろうか．この場合はほとんどの人がBを選ぶのである．プロスペクト理論ではこのように利益がある場面では確実性を好み，損失がある場合には賭けを好んで危険追及的となる私たちの行動を説明している．
　次の場合はどうだろうか．

> A．コンサートのチケットを10,000円で購入した．しかし，そのチケットを落としてしまったことに気がついた．もう一度，チケットを買いなおすか，それとも観るのをやめるか．
> B．コンサートのチケットを10,000円で買って会場に向かったが，途中で10,000円を落としてしまったことに気がついた．コンサートのチケットを換金するか，コンサートを観るか．

　この場合，チケットを買いなおしてもどちらも10,000の損失である．しかし，Aでは観るのをやめる，チケットを買いなおさないと答える人が多く，Bではコンサートを観ると答える人が多くなる．これは**心理的財布**（小嶋，1986[13]）という概念で説明される．消費者が異なる複数の財布をあたかも所有しているように行動し，購入商品やサービスの種類や，それらを買うときの状況に応じて別々の心理的な財布から支払われるという考え方である．
　授業で使う3,000円のテキストは「高い」と感じる人が多いのではないだろうか．しかし3,000円は常に「高い」と感じる金額ではなく，好きな物，例えば洋服やおいしい食事，楽しいデートで支払う3,000円は高いとは感じないのである．
　この「心理的財布」という視点を持つことはマーケティングにおいても重要な要素となる．

13　芸術心理学

▲ 1. 芸術心理学の定義

　作品の鑑賞・評価のされ方，制作過程および作品自体のもつ機能やその利用，視覚や聴覚など感覚特性からの作品の分析，感性の定量化など，芸術に関わるすべての心的活動を対象とする学問の総称を芸術心理学という．芸術作品（音楽や絵画，

14章　心理学の応用分野

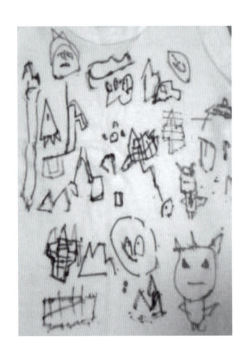

詩，ダンス，陶芸作品等）を鑑賞するということは私たちのこころというフィルターを通してそのものを評価することとも言える．芸術鑑賞は心理学，特に情報処理や認知の領域に大きく関わるものなのである．

　上の絵をみてみよう．絵を見て「芸術的だ」と思う人もいれば「落書きだ」と思う人もいるだろう．子どもの作品なので親の立場から見れば「すばらしい作品」になるに違いない．音楽も同じである．ロックが好きな人からすればクラシックは「退屈な」音楽になるかもしれないし，クラシックが好きな人からすれば「癒される」と感じるかもしれない．このように芸術作品には鑑賞者の個人的特性や体験が反映されるのである．心理検査法のうち投影法（p.61 参照）はこの特性を利用したものである．図版の捉え方にその個人の心理や物事の捉え方が反映されているという考え方をもとに，個人のパーソナリティや心的状態を分析しようとする検査方法である．

　芸術作品や美しさの基準から時代や社会に固有の感じ方や表現の仕方を探ることもできる．日本では小学生の象徴と捉えられるランドセルは海外セレブの間ではおしゃれアイテムとなり，大人が持ち歩くこともあるようである．また，1980年代に若い女性に流行した「聖子ちゃんカット」も現代においてはかわいい髪型とは評価されない．このような快さや美しさの法則を探ることは人間工学や環境心理学に基礎的な資料を提供するとともに，商品開発や消費行動への応用もされる．社会に固有の感じ方や表現の仕方を知ることができれば，それらに対する理解をもたらすという効果もある．

聖子ちゃんカット
　前髪は眉を隠す程度，サイドとバックは肩下5〜10センチ程度のレイヤードをセンター分けにし，毛先をサイドは後ろ，バックは内側にゆるくカールさせたスタイル．タレントの松田聖子氏がデビュー当時にしていた髪型．

2. 芸術療法

　芸術作品を鑑賞するだけでなく，創造することもある．表現活動がもたらすカタルシス効果は心的疲労や疾病の治療法として多様な芸術ジャンルで確立されている．これを**芸術療法**という．芸術療法は，絵画療法（人物画，風景画，家族画など特定のテーマを自由に），音楽療法（聴くだけでなく，演奏や創作を行う），詩歌療法（俳句，短歌，詩などの文学創造を行う），箱庭療法（砂が敷かれた箱庭で小型の人形や模型などを用いて創作する），陶芸療法（焼き物などの作成），コラージュ療法（貼り絵など），舞踏療法（音楽に合わせて身体を動かす）などがあり，これらの活動を通して心身の健康の回復を目指すものである．もやもやした気持ちをカラオケで歌ってスッキリさせ，失恋した時にバラードを聞いて感傷に浸り，ラジオ体操をするのも私たちが何気なくやっている芸術療法といえる．

> **音楽療法士**
> 　日本音楽療法学会が認定している資格．音楽療法士は全国で約2,600人を数える（2014年現在）

14章 心理学の応用分野

心理学ミニ実験

タイプA傾向を調べる

目的 タイプA傾向を調べる.

方法 次の文章を読んで, 現在の状態について「いつも」「時々」「違う」の3つから, あてはまる数字に〇をつけてください.

	いつも	時々	違う
1. 忙しい生活である	2	1	0
2. 毎日の生活で, 時間に追われているような感じがしている	2	1	0
3. 仕事, その他の何かに熱中しやすいほうである	2	1	0
4. あることに熱中すると, 他のことに気持ちの切り替えができにくい	2	1	0
5. やる以上は, かなり徹底的にやらないと気がすまないほうである	4	2	0
6. 自分の仕事や行動に自信が持てる	4	2	0
7. 緊張しやすい	2	1	0
8. イライラしたり, 疲れたりしやすい	2	1	0
9. 几帳面である	4	2	0
10. 勝ち気なほうである	2	1	0
11. 気性が激しい	2	1	0
12. 仕事, その他のことで他人と競争するという気持ちを持ちやすい	2	1	0

結果の整理 合計点を算出する. 合計点が17点以上だったら, 「タイプA」となる.

解説 タイプAのAとはAmbition（野心）とAggressiveness（攻撃性）である. この「タイプA」の人は心理的・社会的な過剰ストレスが代謝機能に影響を与えて, 虚血性心臓病を引き起こすと考えられている. タイプAの人は, 次のような特徴がある. ①精力的活動性：仕事を遂行しようとする欲求が強く, 疲労や不安を感じることがない. ②時間的な切迫感：せっかちで, 行動がすばやく, いつも時間に追われているような行動をとる. ③強い攻撃反応：他者から仕事を妨害されたり批判的な評価を受けると, 激しい敵対心を示したり, 攻撃的な態度を取ったりする. ④旺盛な競争心：負けん気が強く, 競争心が旺盛で, 共同作業を好まない. ⑤精力的な話し方：大きな声と早い口調, 断定的でエネルギッシュに話す.

日本の虚血性心疾患患者には, タイプAの行動特徴の中の仕事熱心という特徴は認められるが, 強い攻撃反応や旺盛な競争心が当てはまる人はほとんどいないという.

参考文献 岡崎博之・渋谷昌三（2004）必ず誰かに話したくなる・心をつかむ心理学 別冊宝島

第15章
心理学の歴史と研究法

15章 心理学の歴史と研究法

15 心理学の歴史と研究法

この章のねらい

心理学は，人の行動・感情・認知などを明らかにする学問である．現在の心理学に至る歩みを知ることで，心理学という学問が何を明らかにしようとしてきたかを理解できる．また，どのような方法で明らかにしてきたかを知ることも，心理学という学問を理解するうえで大切である．

この章では，次の3つの目標の理解をねらいとしている．

1 心理学は何を明らかにしようとしてきたのかを知る．

2 心理学では，どんな方法を用いているのかを知る．

3 結果の分析には，どのような手法があるのかを知る．

1 心理学の歴史

「心理学の過去は長いが，歴史は短い」と1908年にエビングハウスが著書「心理学概要」の冒頭で述べた．その短い歴史を簡単にみてみよう．

1. 近代心理学の誕生

ひとの「こころ」についての関心は，人間の歴史とともにあったと考えられ，紀元前のギリシャの哲学者プラトンやアリストテレスにさかのぼることもできる．17世紀には，デカルトが「心身二元論」を提出し，18世紀にはカントが精神を「知・情・意」の3つに分けている．

1879年に**ヴント**がドイツのライプチヒ大学に実験心理学の講座を開設したのが，近代心理学の出発点であるとされている．心理学を独立した経験科学とし，感覚や反応時間の実験を行った．実験を受けた当人の意識内容を観察・報告させるという内観法をとおして，実験の結果をとらえた．

しかし，精神活動を自然科学的な方法で取り扱うことに対する批判も出てきた．こころは了解されるべきものである，というディルタイ（1833-1911）の**了解心**

> **ヴント**
> **Wundt, W.**
> **1832-1920**
> ハイデルベルグ大学で医学と生理学を学び，感覚研究を介して次第に心理学や認識論の領域に入っていった．「生理学的心理学綱要」が代表作．

204

ワトソン
Watson, J.B.
1878-1958
アメリカのサウスカロライナ州生まれ. 1903年シカゴ大学で心理学の博士学位取得. 1908年からジョンズ・ホプキンス大学で実験および比較心理学の教授をつとめ, 1920年に大学を辞し, 広告業界に転身した.

フロイト
Freud, S.
1856-1939
フライベルグに生まれ, 1881年にウィーン大学医学部を卒業した. 1885年, 留学先のパリでシャルコーにヒステリー研究を学び, 後の精神分析を生み出した. 1938年ナチス・ドイツの迫害を逃れてイギリスに亡命し, 翌年ガンのため死去.

元良勇次郎
1858-1912
現在の兵庫県三田市生まれ. 旧姓杉田. 1883年にアメリカに留学し, ジョンズ・ホプキンス大学でホールに学んだ. 1888年に博士学位取得後, 帰国.

理学の考え方である. 彼は, 個人の精神活動をよく観察し, 分析し, 他と比較して解釈・了解するものであるとした. この考え方は, 人間学的（ヒューマニスティック）心理学の**マズロー**やカウンセリングの**ロジャーズ**に引き継がれている.

ワトソンは, 外から観察できない意識を研究しても観念的で役に立たない, 意識は行動にあらわれてはじめて観察し得ると考えた. 心理学は, 外部から客観的に観察できる行動を研究対象とすべきであるという**行動主義**の考え方は, 1910年代から盛隆をきわめ, トールマンやハル, **スキナー**に引き継がれた.

フロイトは, 人間の無意識的な動機を重視し, 意識を分析するだけでは, 人間のこころを深く理解できないと考えた. 自由連想や夢分析という方法をとおして, 無意識の世界を探る**精神分析**を創始した. 彼の幼児性欲論や汎性欲説には, 批判も多いが, **ユング**やフロム, **エリクソン**などは, フロイトの生物学的な考え方に社会的心理的な要因を加えて「ひと」をとらえる考え方を発展させた.

ヴェルトハイマー（1880-1943）を代表とする**ゲシュタルト心理学**は, 行動を理解するためには, 環境を含めた1つのまとまりとしての全体をそのまま研究するべきであると主張した. 1つのまとまりのことをドイツ語では, 形態（ゲシュタルト）という. ゲシュタルト理論は, 知覚研究の法則の発見に大きく貢献しただけでなく, 人間の行動の説明と理解に寄与した. **レヴィン**は,「人の行動は, 人と環境の関数である」という有名な説を展開した. $B = f(P \cdot E)$という公式を示し, 環境の誘引性と個体の内的条件との関係から行動を具体的に理解しようとした（B＝行動, P＝人, E＝環境）.

わが国では, 西周が1875年頃に「心理学」という訳語を使い, 1887年頃に訳語として定着した. 日本に実証的な心理学を導入したのは元良勇次郎であり, 1888年に精神物理学講義を行った. 元良は1890年に東京帝国大学の「心理学・倫理学・論理学」第一講座の教授となり, 1903年に東京帝国大学に心理学実験室を開設した.

1912年には, 日本で最初の心理学関係の専門誌である「心理研究」が発刊された. その後, この「心理研究」と「日本心理学雑誌」を統合して1926年には, 新しく「心理学研究」が創刊された. 1927年に学術団体として日本心理学会が成立し, 第1回の研究発表大会が開催された.（**表15-1** 心理学年表参照）

第二次世界大戦後, 日本グループ・ダイナミックス学会（1949年）, 日本理論心理学会（1956年）, 日本教育心理学会（1959年）, 日本社会心理学会（1960年）などの学会が次々に設立され, 現在では50をこえる心理学関連の学会が設立されるまでに発展した（**表15-2** 参照）.

▲ 2. 心理学の広がり

「こころ」という構成概念を扱う心理学は, その学問領域の広がりとともに他の学問領域としての教育学, 医学, 工学, 統計学, 社会学, 経営学, 法学などとも

15章 心理学の歴史と研究法

表 15-1　心理学年表（略歴）

年号	主な出来事，著作など
1860	フェヒナー「精神物理学要論」
1873	ヴント「生理学的心理学綱要」
1875	西周「奚般氏著心理学」翻訳
1879	ヴント　ライプチヒ大学に実験心理学の講座開設
1885	エビングハウス「記憶について」
1892	アメリカ心理学会設立（初代会長：ホール）
1900	フロイト「夢の解釈」
1903	東京帝国大学に心理学実験室開設
1904	ホール「青年期」（全2巻）
1905	ビネーとシモン　知能検査に関する論文発表
1912	ヴェルトハイマー「運動視に関する実験的研究」
1913	ワトソン「行動主義者のみた心理学」 ソーンダイク「教育心理学」（全3巻）
1917	ケーラー「類人猿の知能検査」
1921	ユング「心理学的類型」　ロールシャッハ「精神診断学」
1923	フロイト　「自我とエス」
1927	第1回日本心理学会大会開催（東京帝国大学）
1929	ボーリング　「実験心理学の歴史」
1932	トールマン　「動物と人間における目的的行動」
1934	モレノ　ソシオメトリーの研究　　マレーとモーガン　TATの作成
1935	コフカ「ゲシュタルト心理学の原理」
1936	ピアジェ「知能の誕生」　　アンナ・フロイト「自我と防衛機制」
1938	スキナー「生体の行動」
1942	ロジャーズ「カウンセリングと心理療法」
1947	フランクル「夜と霧」　　田中ビネー式知能検査
1951	ロジャーズ「クライエント中心療法」　アッシュ　同調行動の研究
1954	ハイダー　認知的バランス理論
1957	フェスティンガー「認知的不協和の理論」
1959	日本教育心理学会設立
1960	アイゼンク「行動療法と神経症」
1962	マズロー「完全なる人間—魂のめざすもの」
1967	ナイサー「認知心理学」
1971	バンデューラ「モデリングの心理学」
1988	日本で臨床心理士資格制度を発足
1994	日本心理学会が「認定心理士」の認定を開始
2015	日本で公認心理師法が成立
2018	公認心理師第1回国家試験

　深いかかわりをもっている．世界の心理学をリードするアメリカ心理学会（APA：American Psychological Association）では，領域や課題ごとに部門制となっているが，2024年現在で54の部門がある．

　また，日本では日本心理学諸学会連合があり，その集まりに参加している学術団

表 15-2　日本心理学諸学会連合（50 音順）　　　　　　　　　　　　　　　　　　　　＜ 2024 年現在＞

産業・組織心理学会	日本健康心理学会	日本人間性心理学会
日本 EMDR 学会	日本交通心理学会	日本認知・行動療法学会
日本イメージ心理学会	日本行動科学学会	日本認知心理学会
日本ＬＤ学会	日本行動分析学会	日本パーソナリティ心理学会
日本応用教育心理学会	日本コミュニティ心理学会	日本バイオフィードバック学会
日本応用心理学会	日本コラージュ療法学会	日本箱庭療法学会
日本カウンセリング学会	日本催眠医学心理学会	日本発達心理学会
日本学生相談学会	日本質的心理学会	日本犯罪心理学会
日本家族心理学会	日本自閉症スペクトラム学会	日本福祉心理学会
日本学校心理学会	日本社会心理学会	日本ブリーフサイコセラピー学会
日本感情心理学会	日本自律訓練学会	日本マイクロカウンセリング学会
日本基礎心理学会	日本心理学会	日本森田療法学会
日本キャリア・カウンセリング学会	日本心理臨床学会	日本遊戯療法学会
日本キャリア教育学会	日本ストレスマネジメント学会	日本リハビリテイション心理学会
日本教育カウンセリング学会	日本青年心理学会	日本理論心理学会
日本教育心理学会	日本生理心理学会	日本臨床心理学会
日本教授学習心理学会	日本動物心理学会	日本臨床動作学会
日本グループ・ダイナミックス学会	日本特殊教育学会	包括システムによる日本ロールシャッハ学会
日本Ｋ－ＡＢＣアセスメント学会	日本乳幼児医学・心理学会	

体は 2024 年現在で 56 団体である（**表15-2**）．このほかにも，日本スポーツ心理学会，法と心理学会などの心理学に関連する団体がある．心理学の領域は多種多様に分かれており，他の学問領域の研究者も心理学に関心をもつことが多い．人にかかわる領域は，必ず「こころ」の問題が関わっていることを考えれば，心理学の領域はますます拡大していくと思われる．

2　心理学の研究法

　心理学では，研究を進めるうえで留意すべき倫理上の問題が，少なくとも 3 点ある．第 1 は，**インフォームド・コンセント**の問題である．研究に協力してくれる人に対して，あらかじめ研究の意義や内容について，理解と了解を得ておく必要がある．第 2 に，**プライバシーの保護**の問題である．研究資料として得たデータには個人のプライバシーにかかわる情報が含まれている．その取り扱いには，十分注意を払う必要がある．第 3 に，**研究結果のフィードバック**の問題である．研究協力者には，自分が参加した研究の結果を知る権利がある．研究者には研究結果を報告する義務がある．こうした研究倫理を常に意識していなければならない．

　心理学では，さまざまな方法でデータを収集し，分析を行う．こうした方法には，実験法，質問紙法，観察法，事例研究法などがある．簡単に紹介しよう．

研究協力者
　研究対象となる人を，かつては被験者（subjects）とよんでいたが，現在では研究協力者（Participants）というようになった．

2　心理学の研究法　　**207**

1. 実験法

実験法では，特定の心理的な現象を明らかにするために，ある一定の条件のもとで，実験者がなんらかの操作を加え，その反応（結果）を測定する．このときの操作を加えた要因を**独立変数**といい，その操作の結果として測定されるものを**従属変数**という．実験の効果を純粋にみるためには，実験に組み込んだ要因以外の影響（つまり独立変数と従属変数以外の変数の影響）を統制する．そのために最もよく使われるのは統制群法であり，等質な2群を用意して，一方の群に対してのみ独立変数を操作する．この独立変数を操作した群を実験群という．実験群と比較するために操作をまったく行わない群を統制群という．この2つの群の従属変数に違いがみられれば，独立変数が影響を与えたと考えるのである（**図 15-1**）．実験法は独立変数と従属変数との因果関係を明らかにする方法といえる．

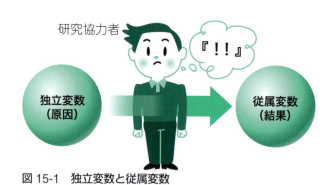

図 15-1　独立変数と従属変数

2. 質問紙法

多くの質問項目について，調査協力者に自記式で回答してもらうのが**質問紙法**である．大別すると，あらかじめ設定された選択肢の中から回答する形式と，回答欄に自由に記入する形式とがある．一度に多くの人に質問紙を配布し，データを収集できる点が利点である．質問紙に書いてあることが理解できない人たち（たとえば，乳幼児やその質問文を理解できない人）には実施できない．また，質問の意図が誤って解釈される可能性があるといった問題点もある．

3. 観察法

研究対象を注意深くみることを観察という．この**観察法**には，日常起こっている場面をありのまま観察する場合（自然的観察）と，統制された条件のもとで行動を観察する場合（実験的観察）とがある．客観的にとらえることが観察の基本である．しかし，観察は主観的になりがちであるので，観察の精度を高めるために，録音機器，ビデオカメラ，パソコンなどを併用することが多い．

▲ 4. 面接法

　面接法では，面接協力者に質問して，口頭で回答してもらう．面接者とのやり取りが可能なため，質問の意味を十分理解してもらい，回答が十分でない場合には補足してもらうことも可能である．**構造化面接**は，あらかじめ質問する内容を設定しておく方法である．一方，非構造化面接は，ある程度聞きたいことだけ質問を設定するが，聞き方は自由である．言い換えて質問したり，より深くたずねることも可能である．これらの中間として半構造化面接がある．

▲ 5. 心理テスト法

　パーソナリティ，知能，学力などの心理学的な特徴を一定の手続きで測定する方法が**心理テスト法**である．心理テスト法は標準化されたものが多く，パーソナリティ検査，知能検査，発達検査，適性検査などがある．

▲ 6. 事例研究法

　1つあるいは少数の事例について，あらゆる角度から取り上げて記述する方法が**事例研究法**である．臨床場面で，なんらかの問題の治療や改善のために用いることもある．

3 心理学で用いる統計

　心理学では，実験や調査などを行ってデータを収集し，統計的な検定を行うことで，仮説を検証する．統計的解析には，記述統計と推測統計とがある．**記述統計**は，データのもつ性質を要約して記述することを目的としており，その指標としては，代表値，散布図，相関係数などが用いられる．**推測統計**とは，収集したデータを母集団からの標本としてとらえ，その標本データから母集団についての推測を行うことを目的とした解析である．どの統計量を使用するかは，得られたデータの種類や研究の目的によって異なる（**図 15-2**）．

▲ 1. 平均値

　平均値は，最もよく使われる代表値である．**代表値**とは，ある集団の数量的分布の中心的位置を表す数値である．平均値（M：mean，$\bar{x}$）は**図 15-3**の式で示される．その他の代表値には，n 個の観測値を大きさの順に並べたときの中央に当たる値であるメディアン（**中央値**），その最大の度数をもつ観測値であるモード（**最頻値**）がある．

3　心理学で用いる統計　　**209**

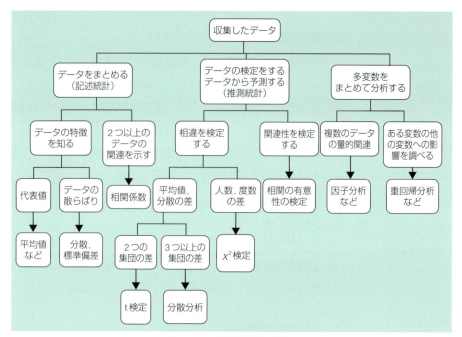

図 15-2　心理統計の流れ

$$平均値: \bar{x} = \sum x/n$$

n：データ数
$\sum x$：データの各値の総和

図 15-3　平均値の計算式

$$SD = \sqrt{\frac{\sum(x-\bar{x})^2}{n}} \left(= \sqrt{\frac{1}{n}\left(\sum x^2 - \frac{(\sum \bar{x})^2}{n}\right)} = \sqrt{\frac{\sum x^2}{n} - \bar{x}^2}\right)$$

n：データ数　　　　　　$\sum x$：データ各値の総和
x：データの各値　　　　$\sum x^2$：データ各値の2乗和

図 15-4　標準偏差（SD）の計算式

▲ 2．標準偏差

標準偏差（SD：Standard Deviation）は，観測データの分布の広がりの程度を示すものである．標準偏差の他に標準偏差の二乗である**分散**も使用される（**図15-4**）．これらの値が大きいほど分布の散らばりが大きいことを意味し，値が小さいほど分布の散らばりが小さいことを意味している（**図15-5**）．

また，データの分布の中心（平均値）付近に多くのデータが集まり，中心からずれるほどデータの数は小さくなり，左右対称の山のような形を示す分布を**正規分布**という．

▲ 3．平均値の差の検定

ある集団と別の集団の違いを調べる代表的な方法は，平均値を比較することであ

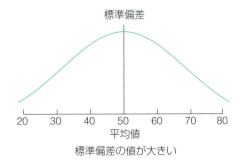

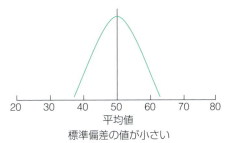

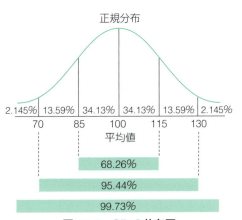

図 15-5　SD の分布図

る．その統計的手法には，t 検定，分散分析などがある．

　t 検定は，2 つの集団の平均値の差が，意味のある差なのかどうかを判断する検定である．たとえば，テストをした結果，A クラスは平均点が 72 点で，B クラスの平均点が 75 点であった．このとき，75 点の B クラスのほうが得点が高かったといえるかどうかを検定するのである．

　t 検定では，まず 2 つの集団が同じ母集団で抽出された標本であると仮定する．この平均値に差がないという仮説を**帰無仮説**という．2 つの集団の平均値に大きな差があり，帰無仮説を棄却した場合，異なる母集団からの標本であると推定する（**図 15-6**）．

　このような統計的検定では，帰無仮説が正しくても必ずしも仮説が採択されるとは限らない．実際には正しい帰無仮説を棄却してしまうということもある．この誤りを**第一種の誤り**とよぶ．逆に帰無仮説が正しくないにもかかわらず帰無仮説を採

15章 心理学の歴史と研究法

$$t = \frac{\bar{x}_1 - \bar{x}_2}{\sqrt{\dfrac{n_1 SD_1^2 + n_1 SD_2^2}{n_1 + n_2 - 2}\left(\dfrac{1}{n_1} + \dfrac{1}{n_2}\right)}} \quad \text{(母分散が等しい場合)}$$

n_1：x_1のデータ数　　　n_2：x_2のデータ数　　自由度：$df = n_{1} + n_2 - 2$
$\bar{x}_1$：x_1の平均値　　　$\bar{x}_2$：x_2の平均値
SD_1：x_1の標準偏差　　SD_2：x_2の標準偏差

図15-6　t検定の計算式

表15-3　第一種の誤り・第二種の誤り

	H_0 を採択	H_1 を採択
H_0 が真	正しい決定	第一種の誤り
H_1 が真	第二種の誤り	正しい決定

択してしまう誤りもあり，これを**第二種の誤り**とよぶ（**表15-3**）．

　また，3つ以上の集団間の差の検定には，**分散分析**（ANOVA：Analysis of Variance）を用いる．AクラスとBクラスとCクラスでどのクラスの得点が高いか比較したいときや（1要因分散分析），性別と学年別に身長の平均値に差があるかどうかを検定したいときに用いる（2要因分散分析）．

▲ 4. χ^2（カイ二乗）検定

　データが平均値などの連続変数ではなくカテゴリー度数といった離散変数である場合には，χ^2**検定**を行う．この方法はカテゴリー間の度数の相違について検討する際によく用いられる．代表的なものとして，2×2の χ^2 の検定式を示した（**図15-7**）．

カテゴリー	x_1	x_2
y_1	a	b
y_2	c	d

$$\chi^2 = \frac{n \times (ad - bc)^2}{(a+b)(c+d)(a+c)(b+d)}$$
$$df = (2-1) \times (2-1) = 1$$

図15-7　χ^2検定の計算式（2×2）

▲ 5. 相関係数

　2つの変数間の関連の強さを示す値を**相関係数**という．代表的なものとしてピアソンの積率相関係数（**図15-8**）があり，＋1から－1までの値をとる．＋1に近け

$$\text{相関係数}: r = \frac{\frac{1}{n}\sum(x - \bar{x})(y - \bar{y})}{\sqrt{\frac{1}{n}\sum(x - \bar{x})^2} \cdot \sqrt{\frac{1}{n}\sum(y - \bar{y})^2}} \quad \left(= \frac{n\sum xy - \sum x \cdot \sum y}{\sqrt{n\sum x^2 - (\sum x)^2} \cdot \sqrt{n\sum y^2 - (\sum y)^2}} \right)$$

n：データ数
$\bar{x}$：xの平均値　　　$\bar{y}$：yの平均値

図15-8　相関係数の計算式

れば正の相関があり，−1に近ければ負の相関がある．相関係数0は無相関であることを意味している（**図15-9**）．この相関係数を利用して，母集団で相関関係がみられるかを結論づけるためには統計的検定が必要である．

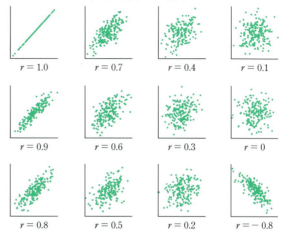

図15-9　散布図と相関係数（南風原, 2002[2]）

▲ 6. 多変量解析

人の行動や心の状態を検討したいとき，1つの変数ではとらえられないことが多い．そのために心理学ではよく多変量解析が用いられる．**多変量解析**とは，2つ以上の変数が関与するデータが得られたときに，これらの変数間の相互関連を分析する手法である．心理学で多く用いられる多変量解析には，因子分析，重回帰分析などがある（**表15-4**）．どの分析を使用するかは，研究の目的や得られたデータの種類によって異なる（**図15-10**）．代表的な方法は大きく2つある．1つは1つの変数を他の複数の変数で予測するという方法であり，もう1つは複数の変数間の関

表15-4　**目的別による主な多変量解析の方法**（岩淵（編），1997[3]より）

目的	方法決定のための条件				多変量解析の方法
	非説明変数のデータ（基準・目的変数）	外的基準			
		説明変数のデータ（予測変数）	変数の数	有無	
予測	名義尺度	間隔尺度	1	有	数量化Ⅰ類
	間隔尺度	間隔尺度	1		重回帰分析
	間隔尺度	間隔尺度	複数		正準相関分析
判別	名義尺度	名義尺度	1		数量化Ⅱ類
	間隔尺度	名義尺度	1		判別分析
分類	間接分類	名義尺度				数量化Ⅲ類
		間隔尺度				数量化Ⅳ類
	直接分類	名義・間隔尺度				クラスター分析
変数の合成	間隔尺度				主成分分析
潜在因子の発見	間隔尺度				因子分析

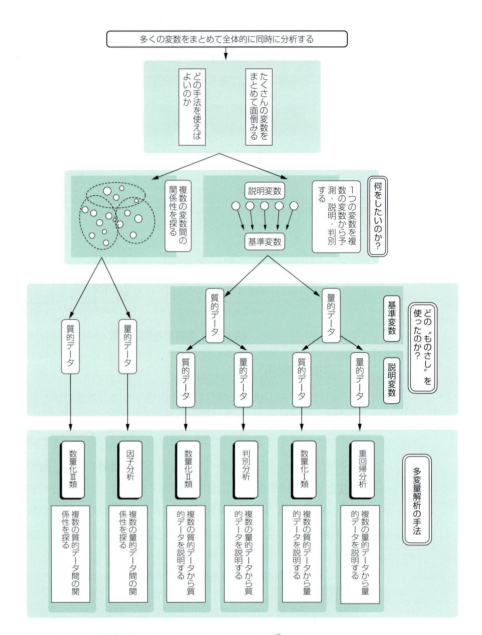

図 15-10　多変量解析のチャート（岩淵（編），1997[3]）より）

連を探るという方法である．

　因子分析は，多くの変数の関係を探るために心理学でよく用いられる分析方法である．この分析で扱われる変数は量的データであり，これらの多数の変数間に潜んでいる少数の潜在因子を見つけ出して，変数を整理・分類する．たとえば，ある人物に対するイメージを知りたい場合，「明るい－暗い」「楽しい－楽しくない」「近づきにくい－ひとなつっこい」「慎重な－軽率な」「親しみやすい－親しみにくい」「うきうきした－沈んだ」「親切な－親切でない」「新しい－古い」「強い－弱い」など多くの形容詞対で測定することがある．これらの形容詞対には似たようなものも

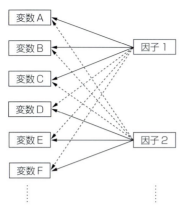

(注) 実線は因子と変数との関係が強いことを，点線は弱いことを示す．

図15-11　因子と変数の関係 (岩淵（編），1997[3]より)

ある．また形容詞対がたくさんあると，結局どのようなイメージを抱いているのかつかみにくい．因子分析を行うことで，多数の形容詞対はいくつかの少数の因子に集約でき，その人物に対するイメージをより簡潔に表現することができる（**図15-11**）．

重回帰分析は，ある変数に他の変数がどのように影響しているかを調べる手法である．たとえば，新しく開発した車に対する総合満足度には，どのような要因が影響しているのだろうか．機能性，デザイン，価格なのだろうか．これらのどの要因が総合満足度に最も影響を与えているのか知りたいときに重回帰分析を用いる．説明したい変数（この場合では総合満足度）を基準変数あるいは従属変数といい，基準変数に影響を与えている要因（この場合は，機能性，デザイン，価格についての評価）を説明変数あるいは独立変数という．重回帰分析を行うことで，説明変数全体が基準変数を説明する程度（重相関係数の2乗）と，各説明変数が基準変数に与える影響の向きと大きさ（標準偏回帰係数）が結果として示される．先ほどの例でいえば，機能性，デザイン，価格についてのそれぞれの評価の3つの要因全体で総合満足度をどれだけ説明できるのか，3つの要因が総合満足度にどのように影響しているのかを検討することができる．

文 献

1章 知 覚

1) Atkinson,R.L., Atkinson,R.C., Smith,E.E., Bem,D.J., & Nolen-Hoeksema, S. (2000)．／内田一成 (監訳)(2002)．ヒルガードの心理学　ブレーン出版

2) Boring,E.G. (1930)．A new ambiguous figure. *American Journal of Psychology*, **42**, pp.444-445.

3) Bruner,J.S.& Goodman,C.C. (1947).Value and need as organizing factors in perception. *Journal of Abnormal and Social Psychology*, **42**, pp.33-44.

4) Fieandt Kai von. (1938)．／本明寛 (編)(1976)．別冊サイエンス「ものを見る心理」日本経済新聞社　p.66.

5) Gibson,J.J. (1950)．*The perception of the visual world*. Boston: Houghton Mifflin.

6) Gregory,R.L. (1971)．／金子隆芳 (訳)(1972)．インテリジェント・アイ：見ることの科学　みすず書房

7) Hochberg,J.E. (1978)．／上村保子 (訳)(1981)．知覚　新訂現代心理学入門5. 岩波書店

8) 今井省吾 (1984)．錯視図形―見え方の心理学―　サイエンス社

9) Kanizsa,G. (1979)．／野口薫 (監訳)(1984)．視覚の文法―ゲシュタルト知覚論　サイエンス社

10) Kimble,G.A.,Garmezy,N.,& Ziegler,E. (1980)．*Principles of General Psychology*, 5th ed. New York: Wiley.

11) Metzger,W. (1953)．／盛永四郎 (訳)(1968)．視覚の法則　岩波書店

12) Miller,G.A. (1967)．／戸田壹子・新田倫義 (訳)(1967)．心理学の認識　白揚社

13) 本明寛 (編)(1976)．別冊サイエンス「ものを見る心理」　日本経済新聞社

14) 大山正 (編)(1982)．別冊サイエンス　特集「視覚の心理学：イメージの科学」日経サイエンス社

15) Rubin,E. (1921)．*Visuell Wahrgenommene Figuren*. Copenhagen: Gyldendalska Boghaudal.

16) Schafer,R.,& Murphy,G. (1943)．The role of autism in a visual figure-ground relationship. *Journal of Experimental Psychology*, **32**, pp.335-343.

17) 鳥居修晃 (1982)．視覚の心理学　サイエンス社

18) Wertheimer,M. (1923)．Untersuchungen zur Lehre von der Gestalt. II *Psychologische Forschung*, **4**, pp.301-350.

19) 戸井武司 (監修)：音の雑学大事典．Pioneer, (https://jpn.pioneer/ja/carrozzeria/museum/oto/ (参照 2022.8.30)

2章 学習・記憶

1) Baddeley,A.D. (2000)．／苧阪満里子 (訳)(2002)．脳のメモ帳、ワーキングメモリ　新曜社

2) Bandura,A., Ross,D., & Ross,S.A. (1963)．Imitation of film-mediated aggressive models.

Journal of Abnormal and Social Psychology, **66**, pp.3-11.

3) Bandura,A. (1977)．／原野広太郎 (監訳)(1979)．社会的学習理論－人間理解と教育の基礎－　金子書房

4) Cohen,G., Eysenck,M.W., & LeVoi,M.E. (1986)．／長町三生 (監訳)(1989)．記憶　海文堂出版

5) Ebbinghaus,H. (1885)．／宇津木保 (訳)(1978)．記憶について　誠信書房

6) 井上毅 (1995)．認知の制御過程　森敏明・井上毅・松井孝雄 (著)　グラフィック認知心理学　サイエンス社

7) Miller,G.A. (1956)．The magical number seven, plus or minus two: Some limits on our capacity for processing information. *Psychological Review*, **63**, pp.81-97.

8) 村田孝次 (1987)．四訂版　教養の心理学　培風館

9) 太田信夫 (1988)．長期記憶におけるプライミング－驚くべき潜在記憶 (implicit memory) 心理学評論 , **31**, pp.305-322．

10) 太田信夫・多鹿秀継 (編著)(2000)．記憶研究の最前線　北大路書房

11) Parkin,A.J. (1987)．／二木宏明 (監訳)(1990)．記憶の神経心理学　朝倉書店

12) Skinner,B.F. (1938)．*Behavior of organisms: An experimental analysis.* New York: Appleton-Century-Crofts.

13) 梅本堯夫 (1979)．記憶範囲の測定 (梅岡義貴・大山正 (共編)(1980)．心理学の展開　北樹出版　より引用)

14) 山内光哉・春木豊 (共編)(1985)．学習心理学－行動と認知－　サイエンス社

3章　動機づけ

1) Atkinson,J.W. (1957)．Motivational determinants of risk-taking behavior. *Psychological Review*, **64**, pp.359-372.

2) Bandura,A. (1977)．Self-efficacy: Toward a unifying theory of behavioral change. *Psychological Review*, **84**, pp.191-215.

3) Cannon,W.B., & Washburn,A.L. (1912)．An explanation of hunger. *American Journal of Psychology*, **29**, pp.441-451.

4) Deci,E.L. (1975)．／安藤延男・石田梅男 (訳)(1980)．内発的動機づけ－実験社会心理学的アプローチ　誠信書房

5) 福井康之 (1980)．青年期の不安と成長　有斐閣新書

6) Harter,S. (1978)．Effectance motivation reconsidered: Toward a developmental model. *Human Development*, **21**, pp.34-64.

7) Maslow,A.H. (1954)．／小口忠彦 (監訳)(1987)．人間性の心理学　産業能率短期大学出版部

8) McClelland,D.C. (1961)．／林保 (監訳)(1971)．達成動機－企業と経済発展におよぼす影響－　産業能率短期大学出版部

9) Murray,H.A. (1938)．*Explorations in personality.* New York: Oxford University Press.（八木

晃 (1967)．動機づけ　八木晃 (編)心理学Ⅱ　動機づけと感情　培風館　pp.2-34．より引用)

10) 桜井茂男・高野清純 (1985)．内発的―外発的動機づけ測定尺度の開発　筑波大学心理学研究，**7**, pp.43-54.

11) 佐野勝男・槇田仁 (1961)．精研式主題構成検査解説―成人用　金子書房

12) Schachter,S. (1959)．*The psychology of affiliation: Experimental studies of the sources of gregariousness.* Palo Alto: Stanford University Press.

13) Seligman,M.E.P. & Maier,S.F. (1967)．Failure to escape traumatic shock. *Journal of Experimental Psychology,* **74,** pp.1-9.

14) 渡辺由貴子・渡辺覚 (1998)．図解雑学ストレス　ナツメ社

15) Weiner,B. (1979)．A theory of motivation for some classroom experiences. *Journal of Educational Psychology,* **71,** pp.3-25.

16) White,R.W. (1959)．Motivation reconsidered: The concept of competence. *Psychological Review,* **66,** pp.297-333.

17) Yerkes,R.M., & Dodson,J.D. (1908)．The relation of strength of stimulus to rapidity of habit-formation. *Journal of Comparative and Neurological Psychology,* **18,** pp.459-482.

18) Young,P.T. (1936)．*Motivation of behavior.* New York: Wiley.

19) 坂野雄二・東條光彦 (1993)．セルフ・エフィカシー尺度　上里一郎 (監修)心理アセスメントハンドブック　西村書店　pp.478-489.

4章　感　情

1) Bridges,K.M.B. (1932)．Emotion development in early infancy. *Child Development.* **3,** pp.324-341.

2) Cannon,W.B. & Washburn,A.L. (1912)．An explanation of hunger. *American Journal of Psychology,* **29,** pp.441-451.

3) Ekman,P. (1993)．Facial Expression and emotion. *American Psychologist.* **48,** pp.384-392.

4) Holmes,T.H., & Rahe,R.H. (1967)．The social readjustment rating scale. *Journal of Psychosomatic Research,* **11,** pp.213-218.

5) 金井篤子 (1997)．ストレスとその対応　宮沢秀次・二宮克美・大野木裕明 (編)　ばーじょんあっぷ　自分でできる心理学　ナカニシヤ出版　pp.68-71.

6) Lazarus,R.S., & Folkman,S. (1984)．／本明寛・春木豊・織田正美 (監訳)(1991)．ストレスの心理学　実務教育出版

7) Lazarus,R.S (1991)．*Emotion and Adaptation.* New York: Oxford University Press.

8) Lewin,K. (1935)．／相良守次・小川隆 (訳)(1957)．パーソナリティの力学説　岩波書店

9) Lewin,K. (1951)．／猪股佐登留 (訳)(1956)．社会科学における場の理論　誠信書房

10) Lewis,M. (1993)．The emergence of human emotions. In M.Lewis & J.M.Havilland (Eds.), *Handbook of emotions.* New York: Guilford Press. pp.223-235.

11) Maier,N.R.F. (1949)．／池田貞美・高橋守雄 (訳)(1971)．欲求不満の心理　誠信書房

12) Pultchik,R (1980). *Emotion: A psychoevolutionary synthesis.* New York: Harper & Row.

13) Schachter,S. & Singer,J. (1962). Cognitive, social and physiological determinants of emotional state. *Psychological Review*, **69**, pp.379-399.

14) Selye, H. (1936). A syndrome producted by diverse nocuous agents. *Nature*, **138**, p.32.

15) 田中正敏 (1987). ストレスのメカニズムと健康　河野友信 (編)　産業ストレスの臨床　朝倉出版

16) 谷口高士 (2002). 感情と認知をめぐる研究の過去・現在・未来　高橋雅延・谷口高士 (編)　感情と心理学　北大路書房　pp.81-97.

17) レズリー・A・ゼブロウィッツ／羽田節子・中尾ゆかり (訳)(1999). 顔を読む―顔学への招待　大修館書店　より引用.

5章　パーソナリティ

1) 江見佳俊 (1984). 受動過程と能動過程をつなぐもの (2)　関根忠直・柴山茂夫・江見佳俊・松原敏浩・片山和男・林文俊 (著)　生活行動の科学としての心理学　小林出版

2) Kretshmer,E. (1921). ／相場均 (訳)(1960). 体格と性格―体質の問題および気質の学説による研究　文光堂

3) 日本・精神技術研究所 (1975). 内田クレペリン精神検査・基礎テキスト 金子書房

4) 小川俊樹・岩佐和典・李貞美・今野仁博・大久保智紗 (2011)：心理臨床に必要な心理査定教育に関する研究助成報告書.

5) 瀧本孝雄 (1990). 性格の特性論　詫摩武俊・瀧本孝雄・鈴木乙史・松井豊 (著)　性格心理学への招待　自分を知り他者を理解するために　新心理学ライブラリ 9　サイエンス社

6) 丹野義彦 (2003). 性格の心理 ビッグファイブと臨床からみたパーソナリティ コンパクト新心理学ライブラリ 5　サイエンス社

7) American Psychiatric Association (2013)／髙橋三郎・大野裕 (監訳)(2014) 染矢俊幸・神庭重信・尾崎紀夫・三村將・村井俊哉 (訳) DSM-5 精神疾患の診断・統計マニュアル. 医学書院

8) 辻岡美延 (1982). 新性格検査法　日本・心理テスト研究所

9) 辻岡美延・矢田部達郎・園原太郎　YG 性格検査用紙 (一般用)　日本・心理テスト研究所

10) World Health Organization (1992). ／融道男・中根允文・小宮山実・岡崎祐士・大久保善朗 (監訳)(2005). ICD-10　精神および行動の障害　臨床記述と診断ガイドライン (新訂版)　医学書院

6章　知　能

1) Binet,A., & Simon,Th. (1905). ／中野善達・大沢正子 (訳)(1982). 知能の発達と評価―知能検査の誕生―　福村出版

2) Cattell,R.B., & Horn,J.L. (1966). Refinement and test of the theory of fluid and crystallized general intelligences. *Journal of Educational Psychology*, **57**, pp.253-270.

3) Ciarrochi,J., Forgas,J.P., & Mayer,J.D. (2001). *Emotional intelligence in everyday life : A*

scientific inquiry. Philadelphia: Psychology Press.

4) 江藤文夫 (1989)．ぼけ老人と生活する　医歯薬出版

5) Gardner, H. (1999)．／松村暢隆 (訳)(2001)．ＭＩ：個性を生かす多重知能の理論　新曜社

6) Goldman,D. (1995)．／土屋京子 (訳)(1996)．ＥＱ：こころの知能指数　講談社

7) Guilford,J.P. (1967)．*The nature of human intelligence.* New York: McGraw-Hill.

8) 加藤伸司・長谷川和夫・下垣光 (1991)．改訂版長谷川式知能評価スケール (HDR-S) の作成　老年精神医学，**2**，pp.1339-1347.

9) 柄澤昭秀 (1981)．老人のぼけの臨床　医学書院

10) 中里克治 (1984)．老年期における知能と加齢　心理学評論，**27**，pp.247-259.

11) 大友英一 (1987)．ボケに強くなる―痴呆のすべてを科学する―　講談社

12) Spearman,C. (1904)．"General intelligence"：Objectively determined and measured. *American Journal of Psychology*, **15**, pp.201-292.

13) Spearman,C. (1927)．*The abilities of man.* New York: Macmillan.

14) Sternberg,R.J. (1985)．*Beyond IQ: A triarchic theory of human intelligence.* Cambridge: Cambridge University Press.

15) 鈴木治太郎 (1953)．実際的個別式智能測定法　東洋図書

16) 田中寛一 (1954)．田中びねー式知能検査法 (改訂版) 日本文化科学社

17) American Psychiatric Association (2013)／髙橋三郎・大野裕 (監訳)(2014) 染矢俊幸・神庭重信・尾崎紀夫・三村將・村井俊哉 (訳) DSM-5 精神疾患の診断・統計マニュアル. 医学書院.

18) Thurstone,L.L. (1938)．*Primary mental abilities.* Chicago: University of Chicago Press.

19) Thurstone,L.L., & Thurstone,T.G. (1941)．Factorial studies of intelligence. *Psychometric Monographs*, No.2.

20) Wechsler,D. ／日本版 WAIS 刊行委員会 (訳編)(2006)．日本版 WAIS 成人知能検査法実施・採点マニュアル　日本文化科学社

21) World Health Organization (1992)．／融道男・中根允文・小宮山実 (監訳)(1993)．ICD-10　精神および行動の障害　臨床記述と診断ガイドライン　医学書院

22) 柚木馥・白崎研司 (1998)．精神遅滞　平山宗弘・高野陽・野村東助・森上史朗 (編)　現代子ども大百科　中央法規出版

7章　思　考

1) 新井邦二郎 (編著)(1997)．図でわかる発達心理学　福村出版

2) Guilford,J.P. (1967)．*The nature of human intelligence.* New York: McGraw-Hill.

3) Johnson,D.M. (1948)．*Essentials of psychology.* New York: McGraw.

4) Johnson-Laird,P.N., & Wason,P.C. (1970)．A theoretical analysis of insight into a reasoning task. *Cognitive Psychology*, **1**, pp.134-148.

5) 川喜田二郎 (1967)．発想法―創造性開発のために　中公新書

6) Köhler,W. (1921)．／宮孝一 (訳)(1962)．類人猿の知恵試験　岩波書店

7) 村田孝次 (1987)．四訂版　教養の心理学　培風館

8) 中島実 (1997)．思考の直観的判断の誤り　宮沢秀次・二宮克美・大野木裕明 (編著) ばーじょんあっぷ　自分でできる心理学　ナカニシヤ出版　pp. 28-31.

9) 恩田彰 (1971)．創造性の研究　恒星社厚生閣

10) Osborn,A.F. (1957)．／上野一郎 (訳)(1958)．独創性を伸ばせ　ダイヤモンド社

11) Thorndike,E.L. (1911)．*Animal intelligence: Experimental studies.* Bristol: Thoemmes Press.

12) Tversky,A., & Kahneman,D. (1974)．Judgment under uncertainty: Heuristics and biases. *Science*, **185**, pp.1124-1131.

13) Tversky,A., & Kahneman,D. (1982)．Evidential impact of base rates. In D. Kahneman, P. Slovic, & A. Tversky (Eds.), *Judgment under certainty: Heuristics and biases.* New York: Cambridge University Press.

14) Vinacke,W.E. (1968)．*Foundation of psychology.* Van Nostrand.

15) Wallas,G. (1926)．*The art of thought.* Hartcourt Brace Jovanovich.

16) Wason,P.C. (1966)．Reasoning. In B.M.Foss (Ed.), *New horizons in psychology.* UK: Penguin Books. pp.135-151. (中島実 (1994)．演繹推理　多鹿秀継 (編) 認知と思考―思考心理学の最前線―　サイエンス社　より引用)

17) 山崎晃男 (1999)．概念　中島義明ほか (編)　心理学辞典　有斐閣

8章　発達⑴―児童期まで

1) 東洋 (1969)．知的行動とその発達　桂広介ほか (監修) 児童心理学講座第4巻　認識と思考　金子書房　pp. 1-22.

2) Baltes,P.B. (1987)．／鈴木忠 (訳)(1993)．生涯発達心理学を構成する理論的諸問題：成長と衰退のダイナミックスについて　東洋・柏木惠子・高橋惠子 (編集・監訳) 生涯発達心理学の心理学　第1巻　新曜社　pp. 173-204.

3) Bowlby,J. (1969)．／黒田実郎ほか (訳)(1976)．母子関係の理論1：愛着行動　岩崎学術出版社

4) Elder,G.H.Jr. (1998)．The life course and human development. In R.M.Lerner (Ed.) *Handbook of Child Psychology. 5th edition. Vol. 1. The theoretical models of human development.* New York: Wiley. pp.939-991.

5) Havighurst,R.J. (1953)．／荘司雅子 (監訳)(1995)．人間の発達課題と教育　玉川大学出版

6) Havighurst,R.J. (1972)．／児玉憲典・飯塚裕子 (訳)(1997)．ハヴィガーストの発達課題と教育―生涯発達と人間形成―　川島書店

7) 飯島婦佐子 (2001)．発達段階　齋藤耕二・本田時雄 (編著)　ライフコースの心理学　金子書房　pp.156-171.

8) Martin,P.C.,& Vincent, E.L. (1968)．*Human Development*, New York: Ronald.

9) 三宅和夫 (1981)．発達　藤永保ほか (編) 新版心理学事典　平凡社　pp.686-691.

10) Moore, K.L., & Persaud, T.V.N. (1993). ／瀬口春道 (監訳) (1998). 受精卵からヒトになるまで：基礎的発生学と先天異常 医歯薬出版

11) 西平直喜 (1979). 青年期における発達の特徴と教育 岩波講座 子どもの発達と教育6 岩波書店

12) Newman,B.M. & Newman,P.R. (1984). ／福富護 (訳) (1988). 新版生涯発達心理学 川島書店

13) 野呂正 (編) (1983). 幼児心理学 朝倉書店

14) Piaget,J. (1932). ／大伴茂 (訳) (1957). 児童道徳判断の発達 同文書院

15) Piaget,J., & Inhelder,B. (1956). *The child's conception of space*. London: Routledge & Kegan Paul.

16) Portmann, A. (1951). ／高木正孝 (訳) (1961). 人間はどこまで動物か―新しい人間像のために 岩波書店

17) Plomin,R. (1990). ／安藤寿康・大木秀一 (訳) (1994). 遺伝と環境―人間行動遺伝学入門 培風館

18) Sameroff,A.J. (1975). Early influences on development: Fact or fancy? *Merill Palmer Quarterly*, **21**, pp.267-294.

19) 高木正孝 (1950). 遺伝と環境 脳研究, **8**, pp.84-89.

20) American Psychiatric Association (2013)／髙橋三郎・大野裕 (監訳) (2014) 染矢俊幸・神庭重信・尾崎紀夫・三村將・村井俊哉 (訳) DSM-5 精神疾患の診断・統計マニュアル. 医学書院.

21) 山下俊郎 (1971). 幼児心理学 朝倉書店

9章 発達⑵ ― 青年期以降

1) Erikson, E.H. (1959). ／小此木啓吾 (編訳) (1982). アイデンティティとライフサイクル 誠信書房

2) 長谷川和夫 (1994). 老年の心理的問題の理解 伊藤隆二・橋口英俊・春日喬 (編) 老年期の臨床心理学 駿河台出版社

3) 井上輝子・江原由美子 (編) (1999). 女性のデータブック (第3版) 有斐閣

4) 長嶋紀一 (1977). 性格の円熟と退行 加藤正明 (編) 老年期 有斐閣

5) NHK 世論調査部 (1986). 日本の若者―その意識と行動 日本放送出版協会

6) 大日方雅美 (1988). 母性の研究 川島書店

7) 岡本祐子 (1985). 中年期の自我同一性に関する研究 教育心理学研究 **33**, pp.295-306.

8) 長田久雄 (1993). 高齢期の感覚と知覚 井上勝也・木村周 (編) 新版老年心理学 朝倉書店

9) Schaie, K.W. (1980). Intelligence and problem solving. In Birren J.E., Sloane R. (Eds.) *Handbook of mental health and aging*. Englewood Cliffs, NJ: Prentice-Hall.

10) 下仲順子 (1988). 老人と人格 川島書店

11) 立木 孝 (1969). 難聴の診断と治療 南江堂

12) 山内光哉 (1990). 老年期の特色 山内光哉 (編) 発達心理学 (下) 青年期・成人期・老年期

ナカニシヤ出版

13) 山田ゆかり (1989)．青年期における自己概念の形成過程に関する研究　心理学研究 **60**, pp.245-252.

10章　人間関係

1) Aronson,E. & Linder,D. (1965) .Gain and loss of esteem as determinants of interpersonal attractiveness. *Journal of Experimental Psychology*, **1**, pp.156-171.

2) Asch, S.E. (1946)．Forming impression of personality. *Journal of Abnormal and Social Psychology*, **41**, pp.258-290.

3) Festinger, L., Schachter, S., Back, K. (1950)．*Social pressures in informal groups : A study of human factors in housing.* New York: Harper & Row.

4) Heider, F. (1958)．／大橋正夫 (訳) (1978)．対人関係の心理学　誠信書房

5) 広沢俊宗 (2004)．対人魅力の規定因　藤本忠明・東正訓 (編) ワークショップ 人間関係の心理学　ナカニシヤ出版

6) Jones, E.E.,& Davis, K.E. (1965)．From acts to dispositions : The attribution process in person perception. In L. Berkowitz (Ed.) *Advances in Experimental Social Psychology,* Vol. 2, New York: Academic Press. pp. 220-266.

7) Kelly, H.H. (1972)．Causal schemata and the attribution processes. In E.E. Jones, D.E. Kanouse, H.H. Kelly, R.E. Nisbett, S. Valins, & B. Weiner (Eds.) *Attribution : Perceiving the causes of behavior.* Morristown, NJ: General Learning Press. pp. 151-174.

8) 高木修 (1979)．人間関係のとらえ方―人間関係の諸特性　野村昭 (編) 人間探究の社会心理学 2　人間と人間 朝倉書店

9) Weiner, B. (1979)．A theory of motivation for some classroom experiences. *Journal of Educational Psychology,* **71**, pp.3-25.

10) Weiner, B., Freize, I.H., Kukla, A., Reed, L., Rest, S., & Rosenbaum, R.M. (1971)． *Perceiving the cause of success and failure.* New York: General Leaning Press.

11) Wish, M., Deutsch, M., Kaplan, S.J. (1976)．Perceived dimensions of interpersonal relations. *Journal of Personality and Social Psychology,* **33**, pp.409-420.

11章　集　団

1) Asch, S.E. (1955)．Opinions and pressure. *Scientific Americans*, **193**, pp.31-35.

2) Fiedler, F.E. (1967)．／山田雄一 (監訳) (1970)．新しい管理者像の探究 産業能率大学出版部

3) 柿本敏克 (1997)．社会的影響 白樫三四郎 (編著) 社会心理学への招待 ミネルヴァ書房

4) Katz, D. (1960)．The functional approach to the study of attitude. *Public Opinion Quarterly*, **24**, pp.163-204.

5) Latane, B., Williams, K., & Harkins, S. (1979)．Many hands make light the work : The causes and consequences of social loafing. *Journal of Personality and Social Psychology*, **37**, pp.822-837.

6) 松原敏浩 (1999). ＰＭ理論　中島義明ほか (編) 心理学辞典　有斐閣

7) 三隅二不二 (1984). リーダーシップ行動の科学 (改訂版)　有斐閣

8) Rosenberg, M.J., & Hovland, C.I. (1960). Cognitive, affective, and behavioral component of attitude. In M.J.Rosenberg, C.I.Hovland, W.J.McGuire, R.P.Abelson, & J.W.Brehm (Eds.) *Attitude organization and change: An analysis of consistency among attitudes components*. New Haven: Yale University Press, pp. 1-14.

9) Sherif,M. (1935). A study of some social factors in perception. *Archives of Psychology*, **27**, No.187, pp.1-60.

10) Shibutani, T. (1966). ／広井脩・橋本良明・後藤将之 (訳)(1985). 流言と社会　東京創元社

11) 白樫三四郎 (1992). リーダーシップ／ヒューマンリレーションズ　黎明出版

12) 若林満 (1989). 組織のリーダーシップ　原岡一馬・若林満 (編) 組織の中の人間　福村出版

12章　精神的健康

1) Beck,A.T., Ward,C.H., Mendelson,M., Mock,J.E., & Erbaugh,J.K. (1961). An inventory for measuring depression. *Archives of General Psychiatry*, **4**, pp.561-571.

2) 林潔 (1988).Beck の認知療法を基とした学生の抑うつについての処置 学生相談研究 **9**(2), pp.97-102.

3) 弘中正美 (2002). 遊戯療法の理論化をめぐって 臨床心理学 **2**, (3), pp.283-289.

4) 市毛智雄 (1989). ストレスインベントリー　こころの科学 **26**, pp.33-37.

5) 亀口憲治 (1992). 家族システムの心理学　北大路書房

6) 古賀靖之 (1992). 教育相談のための行動アセスメント 中山巌 (編著)　教育相談の心理ハンドブック　北大路書房

7) Lazurus, R.S.,& Folkman,S. (1984). ／本明寛・春木豊・織田正美 (監訳)(1991). ストレスの心理学　実務教育出版

8) 中村伸一 (1999). 家族療法 松下正明ほか (編)　精神療法　中山書店

9) American Psychiatric Association (2013)／髙橋三郎・大野裕 (監訳) (2014) 染矢俊幸・神庭重信・尾崎紀夫・三村將・村井俊哉 (訳) DSM-5 精神疾患の診断・統計マニュアル. 医学書院.

10) Zung, W.W.K. (1965). A self-rating depression scale. *Archives of General Psychiatry.***12**.

11) 長谷川啓三 (2001). 家族のもんだい解決銀行―ブリーフセラピーの実践　解決志向の言語学　児童心理, **55**, pp.266-270.

12) 長谷川啓三 (2004). ソリューション・フォーカスト・アプローチ　伊藤良子 (編) 臨床心理学全書第 8 巻　臨床心理面接技法 1　誠心書房

13章　カウンセリング

1) 畠瀬稔 (1990). クライエント中心療法　小此木啓吾・成瀬悟策・福島章 (編) 臨床心理学大系 7巻　金子書房

2) 広瀬米夫 (1966). カウンセラーの自己訓練 岩崎学術出版社

3) 倉石精一 (1966). カウンセリング 桂広介・沢田慶輔・倉石精一 (責任編集) 教育相談事典 金子書房

4) Robinson,F.P. (1950). ／伊東博 (訳)(1957). カウンセリングの原理と方法 誠信書房

5) Rogers,C.R. (1951). *Client-centered therapy.* Boston: Houghton Mifflin.

6) Rogers,C.R. (1957). ／伊東博 (訳編)(1962). カウンセリングの理論 第7章 治療における人格変容の必要にして十分な条件 誠信書房

7) 末武康弘 (2004). ロジャーズ―ジェンドリンの現象学的心理学 氏原寛・亀口憲治・成田善弘・東山紘久・山中康裕 (共編) 心理臨床大事典 [改訂版] 培風館

8) Super,D.E. (1955). ／伊東博 (訳編)(1960). カウンセリングの基礎 第2章 誠信書房

9) 田畑治 (1973). 来談者中心カウンセリング 内山喜久雄・高野清純・田畑治 (著) カウンセリングの理論と技術 日本文化科学社

10) Thorne,F.C. (1953). Directive psychotherapy : Theory, practice and social implications. *Journal of Clinical Psychology*, **9**, pp.267-280.

11) Williamson,E.G. (1951). *Counseling adolescents.* New York: McGraw-Hill.

12) 讓西賢 (1996). 真宗カウンセリングの人間理解―ハッピィエンド症候群の提唱― 大谷大学学生相談室研究紀要, **3**, pp.29-40.

13) 讓西賢 (2005). カウンセリングと僧侶 友久久雄・奈倉道隆・林幹男・讓西賢 (著) 仏教カウンセリング入門 四季社

14章 心理学の応用分野

1) 足立淑子 (編)(2014). ライフスタイル療法1 生活習慣改善のための行動療法 医歯薬出版

2) Fox, K. R. & Corbin, C. B. (1989). The physical self-perception profile : Development and preliminary validation. *Journal of Sport & Exercise Psychology*, **4**, pp.408-430. ／内田若菜 (2008). 運動・スポーツ心理学領域における多面的階層モデル 日本スポーツ心理学会 (編) スポーツ心理学事典 大修館書店

3) 藤森立男 (2012). 東日本大震災と日本の再生 藤森立男・矢守克也 (編著) 復興と支援の災害心理学―大震災から「なに」を学ぶか― 福村出版 pp.9-27.

4) 羽生和紀 (2014). 環境 (総説) 下山晴彦 (編) 誠信心理学辞典 [新版] 誠信書房 pp.803-807.

5) 羽生和紀 (2014). 環境の評価と査定 下山晴彦 (編) 誠信心理学辞典 [新版] 誠信書房 pp.810-812.

6) 畑村洋太郎 (2012). 藤森立男・矢守克也 (編著) 復興と支援の災害心理学―大震災から「なに」を学ぶか― 福村出版 pp.282-302.

7) 市川伸一 (2003). 教育心理学は何をするのか―その理念と目的― 日本教育心理学会編 教育心理学ハンドブック 有斐閣 pp.1-7.

8) 石隈利紀 (1999). 学校心理学―教師・スクールカウンセラー・保護者のチームによる心理教育的援助サービス―誠信書房

9) 岩井圭司 (2012)．心の復興と心のケア　藤森立男・矢守克也 (編著) 復興と支援の災害心理学—大震災から「なに」を学ぶか—　福村出版　pp.30-41.

10) Kahneman, D. & Tversky, S. (1979). "Prospect Theory : An Analysis of Decision Under Risk," *Econometrica*, **47**, pp.263-292.

11) 角山　剛 (2014) 産業心理学の歴史　下山晴彦 (編) 誠信心理学辞典 [新版]　誠信書房　pp.580-582.

12) 警視庁 (2008)　平成 20 年度警察白書　pp.37 (https://www.npa.go.jp/hakusyo/index.htm (2016.06.17))

13) 小嶋外弘 (1986)．価格の心理　ダイヤモンド社

14) 楠本和哉 (2013)．広告計画と効果測定　杉本徹雄 (編) 朝倉実践心理学講座 2 マーケティングと広告の心理学　朝倉書店　pp.107-124.

15) Myers, D. G. (2013)．／村上郁也 (訳)(2015)．カラー版マイヤーズ心理学　西村書店　pp.360-372.

16) 文部科学省 (2006)．中央教育審議会初等中等分科会教育課程部会特別支援教育専門部会 (第 5 回) 議事録・配布資料 [資料 2]
http://www.mext.go.jp/b_menu/shingi/chukyo/chukyo3/032/siryo/06091306/002.htm (2016.6.22)

17) 村松明 (編著)(2006)．大辞林 (第 3 版) 三省堂

18) 永野光朗 (2009)．広告と消費者行動　日本心理学諸学会連合　心理学検定基本キーワード　実務教育出版　pp.235-236.

19) 日本福祉心理学会 (2015)．日本福祉心理学会ニューズレター No.2
(http://www.janphs.jp/common/pdf/2015_news_letter_02.pdf (2016.6.22)

20) 日本環境心理学会　日本環境心理学会の設立について
(http://jsep.tbo.jp/html)(2016.6.1)

21) 日本健康心理学会 (2013)．日本健康心理学会　学会の目的 (一般社団法人日本健康心理学会 http://jahp.wdc-jp.com/about/main2.html)(2016.5.30)

22) 日本教育心理学会 (編)(2016)．教育心理学年報第 55 集

23) 日本スポーツ心理学会 (2008)．日本スポーツ心理学会倫理綱領　(日本スポーツ心理学会 http://www.jssp.jp/index.html)(2016.5.30)

24) 小俣謙二 (2007)．住環境—人と住まい，地域の結びつきの研究　佐古順彦・小西啓史 (編) 朝倉心理学講座 12　環境心理学　朝倉書店　pp.106-126.

25) 越智啓太 (2013)．ケースで学ぶ犯罪心理学　北大路書房

26) 産業・組織心理学会 (編)(2009)．産業・組織心理学ハンドブック　丸善出版

27) 渋谷昌三 (1990)．人と人との快適距離—パーソナル・スペースとは何か　NHK ブックス

28) 申　紅仙 (2006)．安全と労働の質　古川久敬 (編) 朝倉心理学講座 13 産業・組織心理学　朝倉書店 pp.150-172.

29) 園田美穂 (2014). 住環境・コミュニティ環境　下山晴彦 (編) 誠信心理学辞典 [新版]　誠信書房　pp.815-817.

30) Sommer, R. (1969). *Personal space : The behavioral basis of design.* Englwood Cliffs, NJ : Prentice-Hall.

31) Super, D. E. (1990). A life-span, life-space approach to career development. In D. Brown & L. Brooks (Eds.) *Career choice and development : Applying contemporary theories to practice.* (2nd ed.) San Francisco : Jossey-Boss. pp.197-261.

32) 矢守克也 (2011). 正常化の偏見　矢守克也・渥美公秀 (編著) 防災・減災の人間科学：いのちを支える, 現場に寄り添う　新曜社　pp.66-71.

33) 矢守克也 (2014). 社会問題の社会心理学　下山晴彦 (編) 誠信心理学辞典 [新版] 誠信書房　pp.278-280.

15章　心理学の歴史と研究法

1) Ebbinghaus,H. (1908). *Abriss der Psychologie.* Veit.

2) 南風原朝和 (2002). 心理統計学の基礎—統合的理解のために　有斐閣

3) 岩淵千明 (編著)(1997). あなたもできるデータの処理と解析 福村出版

4) 日本発達心理学会 (監修) 古澤頼雄・斉藤こずゑ・都筑学 (編著)(2000). 心理学・倫理ガイドブック：リサーチと臨床　有斐閣

5) サトウタツヤ・高砂美樹 (2003). 流れを読む心理学史：世界と日本の心理学　有斐閣

6) 佐藤達哉・溝口元 (1997). 通史日本の心理学　北大路書房

さくいん

●あ●

AISAS（アイサス）モデル　**198**
アイデンティティ　**98, 101, 112, 114**
AIDMA（アイドマ）モデル　**198**
アクション・スリップ　**24**
アクティング・アウト　**114**
アセスメント　**154**
アタッチメント　**104**
アパシー　**116**
アルゴリズム　**86**
アルツハイマー型認知症　**77**
愛着　**104**
温かさ　**177**
暗黙裡の性格観　**126**
IQ　**74**
ICD-10　**76, 154**
IP　**163**
ANOVA モデル　**129**

●い●

イフェクタンス動機づけ　**31**
インクルーシブ教育　**192**
インテグレーション　**192**
インベントリー　**60**
インフォーマルグループ　**136**
インフォームド・コンセント　**207**
異常心理学　**191**
1 語文　**104**
意味記憶　**23**
遺伝×環境論争　**95**
一次的情動　**41**
一次的評価　**43**
一次的欲求　**34**
一面的提示　**146**
一貫性　**129, 147**
一致性　**129**
一致　**168**
印象管理　**133**
印象形成　**126, 127**
因子分析　**58, 214**
EQ　**80**

●う●

うつ病　**124, 155**
内田クレペリン精神検査（クレペリン）　**61**
運動残像　**12**
運動症／運動障害群　**110**
うそ発見器　**51**
WAIS　**62**
WISC　**62**

●え●

栄養教育　**188**
エピソード記憶　**23**
エムズマンのプリズム　**6**
柄澤式一老人知能の臨床的判定基準　**79**
演繹的推論　**86**
HTP　**62, 63**
ADHD　**109**
A-B-X モデル　**129**
SCT　**62, 63**
SDS　**151**
STAI　**152**
MAS　**152**
MMPI　**60, 152**
M 機能　**140**
LPC 尺度　**140, 141**

●お●

オペラント条件づけ　**18, 160**
応諾先取り説得　**147**
奥行知覚　**10**
音楽療法士　**201**

●か●

カイ二乗検定　**212**
カウンセラーの3条件　**176, 177**
カウンセリング　**166, 188**
　　──の技法　**179**
　　──の定義　**166**
　　──の理論　**168, 176**
カウンセリング・マインド　**171**

（右段）

カタルシス　**169**
カフェテリア実験　**30**
ガス抜き　**176**
科学技術災害　**194**
可聴範囲　**4**
仮現運動　**11**
仮面うつ病　**124, 156**
家族療法　**162**
課題動機型リーダー　**140**
快ストレス　**49**
絵画欲求不満テスト　**62, 63**
外向型　**56**
外傷後ストレス障害　**156**
外的帰属　**129**
外発的動機づけ　**30, 31**
概念　**83**
鏡の機能　**170**
拡散的思考　**83**
確証バイアス　**87**
確率判断　**88**
獲得─損失効果　**134**
学習　**16**
学習性無力感　**37**
渇動機　**30**
葛藤　**45**
学校心理学　**186**
学校心理士　**186**
学校不適応　**116**
空の巣症候群　**119**
加齢現象　**117**
環境心理学　**193**
環境評価　**193**
寛大効果　**127**
感覚　**2**
　　──の種類　**3**
感覚記憶　**21**
感覚器官　**2**
感情　**40**
　　──の機能　**45**
　　──の中枢説　**42**
　　──の二要因説　**43**
　　──の反射　**179**

──の表出　43
──の末梢説　42
──の明確化　179
感情受容　179
関係の多重性　175
関係動機型リーダー　140
関係被害妄想　64
簡潔性（プレグナンツ）の原理　7
観察学習　19
観察法　208
χ^2検定　212

QOL　192
キャッテル不安検査　152
キャノン・バード説　42
キャリア　196
教育　185
教育心理学　185
きょうだい関係　108
気分　40, 114
気分障害　155
帰属理論　32
帰納的推論　86
既視感　25
記憶　20
記憶錯誤　25
記述統計　209
記銘　20
飢餓動機　30
基準変数　213
期待×価値モデル　32
北風と太陽　173
機械的記憶　114
帰無仮説　211
逆向性健忘　25
虚偽尺度　60
教育　185
共感的理解　177, 178
恐怖性障害　156
強化　17, 18
強調化　148

強迫性障害　156
近接効果　132
近接性　131

●く●
クライエント　159, 167
　　──のペース　175, 176
苦悩の意味　175
具体的操作　107
繰り返し　179
群化の法則　7

●け●
芸術心理学　199
芸術療法　201
ゲシュタルト心理学　7, 205
経験説　95
形式的操作　113
系統的脱感作　159
傾聴　172
欠乏欲求　35
結果予期　35
結晶性知能　69, 122
研究協力者　207
研究結果のフィードバック　207
健康　150
健康行動　188
健康心理学　188
健忘　25
検索の失敗　25
嫌悪療法　160
顕在性不安尺度　152
言語性検査　75
言語連想検査　62, 63
限局性学習症／限局性学習障害
　110
原型　83
KJ法　91

●こ●
コーピング　51, 152
コーピングスキル　116

コミュニケーション症群　109
コンティンジェンシーアプローチ
　139
コンティンジェンシー理論　140
コンピテンス　31
コンフリクト　45, 46
構造化面接　209
こころの鏡　172
古典的条件づけ　17
個人的親しみやすさ　127
誇大妄想　64
口臭症　158
公式集団　136
光背効果　127
行動遺伝学　97
行動化　114
行動経済の心理学　198
行動主義　205
行動的環境　54
行動療法　159, 188
更年期障害　117
効果の法則　85
効力予期　35
後期高齢期　120
合計特殊出生率　119
恒常現象　7, 8
恒常性　8
構造化面接　209
高齢期　120
国際疾病分類　76
根源特性　58, 59

災害　194
災害心理学　194
サイキングアップ　187
裁判員制度　190
最頻値　209
サクセスフルエイジング　123
サクラ　144
作業検査法　61
作動記憶　22

229

再生法　20
再認法　20
錯視　8
産業・組織心理学　196

●し●

シャクター・シンガー説　43
シュレーダーの階段　6
ジェームズ・ランゲ説　42
刺激閾　3
刺激頂　3
刺激統制　188
思考　82
思春期スパート　113
視力　121
試行錯誤　85
指示的カウンセリング　167
自我関与　146
自己開示　180
自己概念　114
自己関連づけ　161
自己効力　35, 36
自己実現　35, 118
自己臭恐怖　158
自己治癒力　172, 173
自己中心性　105
自己洞察　170
自己理論　168
自殺率　120
自尊感情　187
自動運動　11
児童期　107
自発的回復　17
自閉スペクトラム症／自閉症スペクトラム障害　109, 110
司法心理学　190
事例研究法　209
質問紙法　60, 208
実験法　208
社会的構成主義　185
社会的再適応評定尺度　50
社会的促進　142

社会的手抜き　143
社会的動機づけ　31
社会的望ましさ　60, 127
社会的抑制　142
主観的輪郭線　7
主題統覚検査　62, 63
樹木画テスト　62, 63
収束的思考　70, 83
集団　136
集団維持機能　140
集団規範　137
集団凝集性　138
集中的思考　83
重回帰分析　215
住環境　194
従属変数　208
守秘義務　171
循環性気質　55
順向性健忘　25
順応　4
準拠集団　137
準拠枠　137
純粋さ　177
初頭効果　128
除外学習　160
生涯発達心理学　94
障がい心理学　191
消去　17
承認　180
条件刺激　17
条件即応的アプローチ　139
条件反応　17
消費者行動　198
状態−特性不安検査　152
状態不安　152
情操　40
情動　40
譲歩的説得　146
心気症　124
心誌　57
心理教育的援助サービス　186
心理テスト法　209

心理査定　154
心理・社会的危機　98
心理的環境　5
心理的財布　199
心理的スキル　187
心理的接触　176
心理的離乳　115
心理臨床　154
身体的自己　113
身体的魅力　132
神経症　63
神経性大食症　156, 157
神経性無食欲症　156, 157
神経発達症群　104
新生児期　104
新近効果　128
人事　196
親和動機　34
人格障害　65
人物画テスト　62, 63
CAS　152
JND　4

●す●

推測統計　209
ステューデントアパシー　116
ステレオタイプ　126, 132
ストーキング　190
ストレス　48, 49
　──への対処　116
ストレス・コーピング　51, 187
ストレス尺度　152, 153
ストレス要因　152
ストレッサー　48
スポーツ心理学　187
スポーツメンタルトレーニング
　187

●せ●

生活機能障がい　191
正規分布　210
生殖性　117

230

生理的動機　29
正常化バイアス　195
成人期　117
成長　94
成長欲求　35
性的動機　30
性役割　113
制限　174, 175
青年期　112
精神年齢　73
精神分析　205
世界保健機関　150
説明変数　213
摂食障害　156
折衷的カウンセリング　167
説得　145
説得的コミュニケーション　145
宣言的記憶　23
選択的注意　161
全般性不安障害　156
前期高齢期　120

●そ●
相関係数　212
相貌的知覚　105
創造性　89
想起　20
想定類似性　127
躁うつ性気質　55
躁うつ病　154
組織行動　197

●た●
タイプ　55
タイプＡ　188, 202
タイプＣ　188
タブラ・ラサ　95
田中ビネー式知能検査　74
多重知能　72
多変量解析　210, 213
対処行動　51
対人関係　115

対人認知　126
対人魅力　131
対比誤差　127
胎児期　102, 103
態度　144
代表値　209
代理強化　19
第一種の誤り　211
第一印象　128
第一反抗期　106
第二種の誤り　212
第二反抗期　115
達成動機　32
脱感作　36, 159
単純接触の効果　132
単純性肥満　188
短期記憶　21
段階的説得　147
WHO　150

●ち●
チャンク　21
知覚　2
　──の順応　4
　──の体制化　5
知覚的防衛　13
知識　82
知的能力障害（知的発達症）　75,
　109
知能　68
　──の鼎立理論　72
知能指数　74
知能測定尺度　74
知能偏差値　74
中央値　209
中心特性　127
中性語　13
中性刺激　17
中年期危機　120
注意欠如/多動症　109
丁度可知差異　4
長期記憶　21, 22

超高齢期　120
沈黙　176, 181

●て●
デジャヴュ　25
デマ　148
てんかん性気質　55
手続き記憶　23
抵抗　181
適応　150
適応機制　48
適応障害　157
適刺激　3
転移　175, 181
展望的記憶　23
TAT　32, 62, 63
t 検定　211
Ｔ得点　74
DSM-5　64, 154, 155

●と●
トークンエコノミー法　160
投影法　61
統計　209
統合失調症　64
同化　148
同調　143
洞察　85
動因　28
動機　28
動機づけ　28, 29
道具的条件づけ　18
道徳性　109
特性　57
特性不安　152
特性論　57
特典除去説得　147
独断的推論　161
独立変数　208
ドメスティックバイオレンス　190
度忘れ　25

231

●な●

内向型 **56**
内的帰属 **129**
内発的動機づけ **30, 31**
仲間 **108**
喃語 **104**
難聴 **121**

●に●

ニュールック心理学 **12**
二次性徴 **112**
二次的情動 **41**
二次的評価 **43**
二次的欲求 **34**
20 答法 **114**
日常的推論 **87**
乳児期 **102, 104**
認知行動療法 **161**
認知症 **77**
認知的不協和理論 **129**

●ね●

ネッカーの正方体 **6**
粘着性気質 **55**

●の●

ノイローゼ **63**
ノーマライゼーション **192**

●は●

ハインリッヒの法則 **197**
ハッピィエンド症候群 **168**
ハロー効果 **127**
バイオフィードバック **36, 160**
バウムテスト **62, 63**
バランス理論 **128, 133**
パーソナリティ **54**
パーソナリティ・ディスオーダー
　65
パーソナル・スペース **194**
パニック **194**
パニック障害 **156**

パラノイド傾向 **152**
長谷川式簡易知能評価スケール
　78
箱庭 **62**
発見的探索法 **86**
発散的思考 **70, 83**
発達 **94**
発達課題 **98, 100, 102**
発達段階 **98, 99**
罰 **19**
汎適応症候群 **50**
般化 **17**
犯罪心理学 **189**

●ひ●

ヒューマン・エラー **24**
ヒューリスティックス **86**
ビッグファイブ **58, 59**
非言語性検査 **75**
非公式集団 **136, 137**
非指示的リード **180**
避難行動 **195**
表情 **43**
表面特性 **58**
標準偏差 **210**
描画法 **62, 63**
広場恐怖 **156**
PF スタディ **62, 63**
PM 理論 **139**
P-O-X モデル **128**
P 機能 **140**
BDI **151**
PTSD **156**

●ふ●

ファイ現象 **11**
フィードバック **181**
フェヒナーの法則 **4**
フォーカシング **167**
フォーマルグループ **136**
フラストレーション **45, 47**
ブレーン・ストーミング **90**

プライバシーの保護 **207**
プレイセラピー **162**
プログラム学習 **19**
プロスペクト理論 **198**
プロトタイプ **83**
プロファイリング **189**
不安階層表 **159**
不安尺度 **152**
不安障害 **156**
不一致 **168**
不可能図形 **9**
不快ストレス **49**
福祉心理学 **192**
不登校 **116**
物理的環境 **5**
物質使用障害 **158**
物質誘発性障害 **158**
分化 **17**
分散 **210**
分散分析 **129, 212**
分裂性気質 **55**
文章完成法 **62, 63**
文脈効果 **14**

●へ●

平均値 **209**
返報性 **146**
弁別閾 **3**
弁別性 **129**

●ほ●

ホメオスタシス **29, 30**
ボディイメージ **113**
ホーソン研究 **196**
保持 **20**
包装効果 **127**
報酬 **18**
忘却 **22, 24**
忘却曲線 **22**
防衛機制 **48**
ポリグラフ検査 **51, 189**

●ま●

マクジニス **13**
まとまりの法則 **7**

●み●

ミネソタ多面人格目録（MMPI）
　60, 152

●む●

無条件刺激 **17**
無条件的肯定的関心 **178**

●め●

メタ記憶 **24**
メンタルトレーニング **160**
メンタルヘルス **150**
面接法 **209**

●も●

目撃証言 **190**
モデリング法 **160**
モラトリアム **114**
目標達成機能 **140**
目録法 **60**
問題解決 **84**
モンタージュ写真 **191**

●や●

ヤーキーズ・ドッドソンの法則 **29**

●ヤマアラシのジレンマ **115**

矢田部ギルフォード性格検査（YG）
　60

●ゆ●

遊戯療法 **162**
誘意性 **46**
誘因 **28**
誘導運動 **12**
優位反応 **142**
ユニバーサルデザイン **192**

●よ●

幼児期 **105**
要求 **28**
容姿偏見 **132**
抑うつ尺度 **151**
欲求 **28, 34**

●ら●

来談者中心カウンセリング **167**
ライフコース **98**
ラポール **167**

●り●

リーダーシップ **139**
リテラシー **107**
リビドー **56**
離散変数 **210**

リラクセーション **187**

流言 **148**
流行 **147**
流動性知能 **69, 122**
了解心理学 **204, 205**
両面的提示 **146**

●る●

類型 **55**
類型論 **55**
類似性 **133**

●れ●

レスポンデント条件づけ **17, 160**
連続変数 **210**

●ろ●

ロールシャッハ・テスト **14, 62,**
　63
論理的過誤 **127**
論理的記憶 **113**

●わ●

わかろうとするこころ **174**
YG 性格検査 **60**

233

人名さくいん

●あ行

アッシュ　Asch, S.　**127, 143**

アトキンソン　Atkinson, J. W.　**32**

アロンソン　Aronson, E.　**134**

飯島婦佐子　**98**

ウィッシュ　Wish, M.　**128**

ウィリアムソン　Williamson, E. G.　**167**

ウェイソン　Wason, P. C.　**87**

ウェクスラー　Wechsler, D.　**62, 68, 75**

ヴェルトハイマー　Wertheimer, M.　**7, 205**

ウェルナー　Werner, H.　**103**

ウォリス　Wallas, G.　**89**

ウォルピ　Wolpe, J.　**159**

ヴント　Wundt, W.　**204**

エクマン　Ekman, P.　**43**

エビングハウス　Ebbinghaus, H.　**22, 204**

エリクソン　Erikson, E. H.　**98, 101, 106, 114, 117, 205**

エルダー　Elder, G. H. Jr.　**97**

オルポート　Allport, G. W.　**57**

●か行

ガードナー　Gardner, H.　**71, 72**

カーネマン　Kahneman, D.　**86, 88, 198, 199**

カッツ　Katz, D.　**144**

川喜田二郎　**91**

ギブソン　Gibson, J. J.　**10**

キャッテル　Cattel, R. B.　**58, 69**

キャノン　Cannon, W. B.　**29**

ギルフォード　Guilford, J. P.　**70, 89**

グッドマン　Goodman, C. C.　**12**

倉石精一　**166**

クレッチマー　Kretschmer, E.　**55**

ケーラー　Köhler, W.　**85**

ゴールマン　Goleman, D.　**80**

児玉省　**75**

●さ行

サーストン　Thurstone, L. L.　**69**

シェイファー　Schafer, R.　**12**

シェリフ　Sherif, M.　**137**

ジェンドリン　Gendlin, E. T.　**167**

品川不二郎　**75**

シモン　Simon, T. H.　**72**

シャクター　Schachter, S.　**34, 43**

シュプランガー　Spranger, E.　**55**

ジョーンズ　Jones, E. E.　**129**

シンガー　Singer, J.　**43**

スーパー　Super, D. E.　**167, 196**

スキナー　Skinner, B. F.　**18, 205**

鈴木治太郎　**74**

スターンバーグ　Sternberg, R. J.　**70**

スピアマン　Spearman, C.　**69**

セリエ　Selye, H.　**50**

セリグマン　Seligman, M. H. P.　**36**

ソマー　Sommer, R.　**194**

ソーン　Thorne, F. C.　**167**

ソーンダイク　Thorndike, E. L.　**84, 85, 185**

●た行

ターマン　Terman, L. M.　**74, 185**

田中寛一　**74**

タルヴィング　Tulving, E.　**23**

丹野義彦　**59**

チャロキー　Ciarrochi, J.　**80**

ツァン　Zung, W. W. K.　**151**

ディルタイ　Dilthey, W.　**204**

デーヴィス　Davis, K. E.　**129**

トヴェルスキー　Tversky, A.　**86, 88, 198, 199**

●な行

西周　**205**

ニューカム　Newcomb, T. M.　**129**

ニューマン, B. M.　Newman, B. M.　**101**

ニューマン, P. R.　Newman, P. R.　**101**

●は行

ハーター　Harter, S.　**31**

ハイダー　Heider, F.　**128, 133**

ハヴィガースト　Havighurst, R. J.　**98**

パスカル　Pascal, B.　**82**

バッデリー　Baddeley, A. D.　**22**

パヴロフ　Pavlov, I. P.　**17**

バルテス　Baltes, P. B.　**96**

バンデューラ　Bandura, A.　**19, 35**

ピアジェ　Piaget, J.　**103, 104, 106**

ビネー　Binet, A.　**72**

広瀬米夫　**181**

フィードラー　Fiedler, F. E.　**140**

フェスティンガー　Festinger, L.　**129, 131**

ブリッジス　Bridges, K. M. B.　**40**

ブルーナー　Bruner, J. S.　**12**

プルチック　Pultchik, R.　**41**

フロイト　Freud, S.　**205**

プロミン　Plomin, R.　**97**

フロム　Fromm, E.　**205**

ベック　Beck, A. T.　**151**

ホヴランド　Hovland, C. I.　**144**

ボウルビー　Bowlby, J.　**102, 104**

ホームズ　Holmes, T. H.　**49**

ホーン　Horn, J. L.　**69**

●ま行

マーフィー　Murphy, G.　**12**

マクレランド　McClelland, D. C.　**32**

マズロー　Maslow, A. H.　**34, 35, 205**

マレー　Murray, H. A.　**32, 33**

三隅二不二　**139**

ミラー　Miller, G. A.　**21**

元良勇次郎　**205**

●や行

ユング　Jung, C. G.　**55, 205**

譲　西賢　**168, 171**

●ら行

ラザラス　Lazarus, R. S.　**43, 150**

ラタネ　Latane, B.　**143**

ラングラン　Lengrand, P.　**94**

リンダー　Linder, D.　**134**

ルイス　Lewis, M.　**41**

レイ　Rahe, R. H.　**49**

レヴィン　Lewin, K.　**45, 46, 205**

ローゼンバーグ　Rosenberg, M. J.　**144**

ロジャーズ　Rogers, C. R.　**167, 168, 176, 205**

ロビンソン　Robinson, F. P.　**167**

●わ行

ワイナー　Weiner, B.　**32, 130**

ワトソン　Watson, J. B.　**205**

【著者略歴】

二宮 克美 (にのみや かつみ)

1974 年	名古屋大学教育学部教育心理学科卒業
1980 年	名古屋大学大学院教育学研究科博士課程満期退学
同　年	名古屋大学教育学部助手
1986 年	愛知学院大学教養部助教授
1989 年	教育学博士（名古屋大学）
1995 年	愛知学院大学教養部教授
2006 年	愛知学院大学総合政策学部教授
2021 年	日本青年心理学会名誉会員
2023 年	愛知学院大学名誉教授
同　年	日本パーソナリティ心理学会名誉会員

山田 ゆかり (やまだ ゆかり)

1979 年	立命館大学文学部卒業
1984 年	愛知学院大学大学院文学研究科博士後期課程満期退学
1993 年	名古屋文理短期大学助教授
1999 年	名古屋文理大学情報文化学部助教授
2002 年	名古屋文理大学情報文化学部教授
2005 年	名古屋文理大学健康生活学部教授
2015 年	名古屋文理大学副学長

譲 西賢 (ゆずり さいけん)

1975 年	名古屋大学教育学部教育心理学科卒業
1981 年	名古屋大学大学院教育学研究科博士課程後期課程満期退学
1988 年	聖徳学園女子短期大学助教授
2002 年	岐阜聖徳学園大学教育学部助教授
2005 年	岐阜聖徳学園大学教育学部教授
2019 年	岐阜聖徳学園大学名誉教授

高橋 彩 (たかはし あや)

1995 年	愛知学院大学文学部心理学科卒業
1997 年	愛知学院大学大学院文学研究科博士前期課程修了
2000 年	愛知学院大学文学部心理学科助手
2008 年	愛知学院大学大学院総合政策研究科博士後期課程満期退学
2009 年	博士（総合政策）（愛知学院大学）
2019 年	三重短期大学准教授
2024 年	三重短期大学教授

山本 ちか (やまもと ちか)

1997 年	愛知学院大学文学部心理学科卒業
2003 年	愛知学院大学大学院文学研究科博士後期課程満期退学
2005 年	名古屋文理大学短期大学部講師
2010 年	名古屋文理大学短期大学部准教授
2021 年	名古屋文理大学短期大学部教授
2023 年	博士（総合政策）（愛知学院大学）

杉山 佳菜子 (すぎやま かなこ)

2004 年	愛知学院大学文学部心理学科卒業
2006 年	愛知学院大学大学院総合政策研究科博士後期課程満期退学
2009 年	愛知学院大学心身科学部心理学科実験助手
2013 年	太成学院大学人間学部講師
2016 年	鈴鹿大学短期大学部准教授
2017 年	鈴鹿大学こども教育学部准教授
2021 年	愛知みずほ短期大学現代幼児教育学科准教授
2022 年	愛知みずほ短期大学現代幼児教育学科教授
2023 年	博士（総合政策）（愛知学院大学）

| ベーシック心理学―第2版 | ISBN978-4-263-42223-6 |

2008年1月10日　第1版第1刷発行
2016年1月20日　第1版第14刷発行
2016年8月25日　第2版第1刷発行
2025年1月20日　第2版第11刷発行

著　者　二　宮　克　美
　　　　山　田　ゆかり
　　　　譲　　　西　賢
　　　　山　本　ち　か
　　　　高　橋　　　彩
　　　　杉　山　佳菜子
発行者　白　石　泰　夫

発行所　医歯薬出版株式会社
〒113-8612　東京都文京区本駒込1-7-10
TEL. (03)5395—7638(編集)・7630(販売)
FAX. (03)5395—7639(編集)・7633(販売)
https://www.ishiyaku.co.jp/
郵便振替番号 00190-5-13816

乱丁，落丁の際はお取り替えいたします　　印刷・あづま堂印刷／製本・愛千製本所

© Ishiyaku Publishers, Inc., 2008, 2016. Printed in Japan

本書の複製権・翻訳権・翻案権・上映権・譲渡権・貸与権・公衆送信権（送信可能化権を含む）・口述権は，医歯薬出版(株)が保有します．
本書を無断で複製する行為（コピー，スキャン，デジタルデータ化など）は，「私的使用のための複製」などの著作権法上の限られた例外を除き禁じられています．また私的使用に該当する場合であっても，請負業者等の第三者に依頼し上記の行為を行うことは違法となります．

JCOPY ＜出版者著作権管理機構 委託出版物＞
本書をコピーやスキャン等により複製される場合は，そのつど事前に出版者著作権管理機構（電話 03-5244-5088，FAX 03-5244-5089，e-mail：info@jcopy.or.jp）の許諾を得てください．